国家体育总局运动能力评价与研究综合重点实验室
北京市运动机能评定与技术分析重点实验室
国家重点研发计划课题 "冬残奥运动员运动表现提升的关键技术" （2018YFF0300603）
国家重点研发计划课题 "冬季潜优势及落后项目国际化训练平台关键技术研究 与示范：冬季技巧类运动项目专项国际化训练平台关键技术研究与应用" （2018YFF0300902）
科技创新服务能力建设–科研水平提高定额–科学健身示范区建设（PXM2017_014206_000011）

U0288870

冷疗与运动能力探索

吴　昊　等◎著

科学出版社
北　京

内 容 简 介

目前在高水平运动员训练以及国际重大比赛中，冷疗已经成为一种被广泛运用的恢复手段。本书遴选了近年来的七篇相互独立的冷疗与运动能力相关的优秀论文，反映了近几年国家体育总局重点实验室及北京市重点实验室探索冷疗这一物理康复手段在提高运动成绩、防止运动损伤方面的最新成果。内容涉及冷疗在不同方式、不同部位、不同温湿度、不同运动负荷形式条件下对不同运动能力的直接或间接的影响，并得到了冷疗对于心率、核心体温、热储备、运动能力等方面的影响及其可操作性等丰富全面的研究成果。

本书不仅给运动员、教练员、运动科学人士提供冷疗参考依据，也可以供广大健身爱好者阅读参考。

图书在版编目（CIP）数据

冷疗与运动能力探索 / 吴昊等著. —北京：科学出版社，2020.8
ISBN 978-7-03-065783-1

I. ①冷⋯ II. ①吴⋯ III. ①冷冻疗法-影响-运动能力-研究 IV. ①R454.5
②G804.83

中国版本图书馆 CIP 数据核字（2020）第 148511 号

责任编辑：朱丽娜　胡文俊 / 责任校对：何艳萍
责任印制：李　彤 / 封面设计：润一文化

科学出版社 出版
北京东黄城根北街 16 号
邮政编码：100717
http：//www.sciencep.com

北京中石油彩色印刷有限责任公司 印刷
科学出版社发行　各地新华书店经销

*

2020 年 8 月第 一 版　开本：720×1000　B5
2020 年 10 月第二次印刷　印张：18 3/4
字数：360 000
定价：99.00 元
（如有印装质量问题，我社负责调换）

作者简介

　　首都体育学院教授，运动生理学博士生导师。国家体育总局重点实验室主任，国家科技奖评审专家，国家体育总局奥运科技专家，中国体育科学学会运动生理生化分会常委，国际交流委员会秘书长，北京市体育科学学会副理事长，旋文化博物馆创始人、馆长，中国乡村发展基金会联合创始人。目前担任 2022 年北京冬季奥运会国家钢架雪车队、自由式滑雪 U 型场地队科研组长。

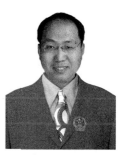

吴　昊

　　1995 年起开始进行中国水上项目高原训练的实践探索，2001 年起担任国家皮划艇队副领队、国家赛艇队副领队成功组织、实施了亚运会、奥运会科研攻关，获得奥运会金牌的多次突破。在运动生理、生化及运动营养学领域进行了大量理论研究和应用研究，已承担完成教育部博士点基金、国家体育总局奥运科技攻关、国家科技部科技支撑计划、国家重点研发计划等课题多项。受邀在国际学术会议如国际奥委会等发表英文主题报告多次；完成专著、译著 9 部；获得运动营养国家发明专利 2 项、实用新型专利技术 1 项。在国内外运动人体科学领域有一定学术影响。

序　言

在高水平运动训练与奥运会、足球世界杯等重大比赛中，在对运动员进行降温与急性运动损伤康复方面越来越多考虑的策略之一为冷疗。冷疗包括一些外部冷疗方法，如预冷、局部冰敷、冷空气暴露、冷水浸泡、冷却房、冰背心等。研究和实践表明，冷疗能够有效抵御高温高湿环境下热应力对运动能力的影响，延缓疲劳的发生，提高运动员运动时的耐力与力量水平，改善整体运动能力，进而提高成绩，防治运动损伤。目前，在实验室严格条件下进行的关于冷疗的多维度研究较少，且结果并不统一，尚需在实验室条件下进行深入、严格的探索。

本书遴选了近年的七篇相互独立又集中在冷疗与运动能力研究领域的优秀论文，这些论文是张泰铭、李泽、王爵、左科泽、殷越、徐文雅、王润极与吴昊老师合作撰写的。这些论文反映了2013年以来国家体育总局重点实验室及北京市重点实验室探索冷疗这一物理康复手段在提高运动成绩、防治运动损伤方面的最新成果。内容涉及冷疗在不同方式、不同部位、不同温湿度、不同运动负荷形式条件下对不同运动能力的直接或间接的影响。本书内容主要涉及以下几个方面：不同预冷方式对高温高湿环境下运动员功率自行车递增负荷运动能力的影响，高温高湿环境下自行车运动后冷疗对运动性疲劳恢复及再运动能力影响的研究，高温高湿环境下用 Wingate 测试评价预冷和预冷后热身对运动员无氧运动能力的影响，高温高湿环境下自行车运动后碳酸水冷疗对运动性疲劳恢复影响的研究，高温高湿环境下冷疗与交替疗法对自行车运动后疲劳恢复效果的对比研究，不同冷疗方式对足球运动员运动后恢复能力及无氧运动能力的影响，冷疗对不同项目类型运动员运动疲劳恢复效果的对比研究。

本书的冷疗系列研究对运动员运动后恢复效果做了对比研究，获得了以下结论：不同预冷方案都能有效降低运动员运动前心率和核心体温，增加心率储备和热储备，从而提高高温高湿环境下的运动能力和运动成绩；与全身预冷相比，下肢局部预冷可避免全身预冷带来的巨大生理应激，且应用更加方便等。相信本书中的冷疗系列研究能够为运动员今后在运动训练与参赛过程中选择更好的恢复方法提供理论依据，对在实验过程和实际运动比赛中可能出现的问题进行验证，使冷疗方案更加完善和有效。本书若有疏漏之处请明鉴指正，因条件限制，对更深层次的生理机制还未能探讨，相关生理机制有待研究。

本书成稿校对过程中得到殷越博士等的帮助，在此一并感谢！

2018 年 5 月 1 日于首都体育学院

目　　录

不同预冷方式对高温高湿环境下运动员功率
自行车递增负荷运动能力的影响

张泰铭　吴　昊

摘　要

包括奥运会在内的许多运动和比赛面临高温高湿环境问题，赛前预冷（precooling）是一项可以帮助运动员抵御高温高湿热压力的新兴"热身"活动。本研究旨在比较不同预冷方式对高温高湿环境下自行车运动员生理指标和运动能力的影响，探索合理的预冷方法。

本研究采用随机交叉自身对照设计，对 12 名自行车运动员[平均年龄（27.33±5.73）岁，平均训练年限（3±2.5）年]进行三次预冷干预试验，实验条件分别为无预冷（control，CON）、下肢预冷（low body immersion precooling，LBI）和全身预冷（whole body immersion precooling，WBI），每次试验间隔 7 天。同一名受试者采用不同预冷方式形成自身对照，同一个实验日 3 名受试者组成一组同时实验形成组间对照。预冷干预 20 分钟后，受试者立即进入温度为 35～38℃、湿度为 60%～70%的高温高湿环境中进行递增负荷至力竭的功率自行车运动。实验中采集相关生理指标和运动成绩，数据结果采用 SPSS20.0 统计软件进行分析。

本研究得到如下结果。

（1）较 CON 组而言，LBI 组运动时间平均增加 3.43 分钟，运动路程平均增加 1.13 千米，做功平均增加 42.89 千焦，提高显著（$p<0.05$）；WBI 组运动时间平均增加 2.62 分钟，运动路程平均增加 0.95 千米，做功平均增加 33.89 千焦，提高显著（$p<0.05$）。

（2）LBI 和 WBI 后心率下降非常显著，较预冷前分别降低（7.5±2.7）次/分和（7.0±3.3）次/分（$p<0.01$），同时 LBI 组和 WBI 组储备心率明显高于 CON 组（$p<0.05$），且 LBI 组心率储备能力高于 WBI 组（但无统计学意义）。

（3）LBI 组和 WBI 组受试者核心温度分别降低 0.3℃和 0.4℃，下降显著（$p<0.05$）；面部皮肤表面温度变化无统计学意义；LBI 组和 WBI 组热储备（heat storage）较 CON 组明显增加（$p<0.05$），且 LBI 组增加量大

于 WBI 组（但无统计学意义）。

（4）预冷对运动过程中血氧饱和度（blood oxygen saturation，SpO_2）、血乳酸（blood lactic acid，Bla）和主观疲劳程度量表（Rating of exertion，RpE）无明显影响。但运动员在高温高湿环境下运动时，预冷组血乳酸-时间曲线右移，血氧饱和度-时间曲线上移，主观疲劳程度-时间曲线右移。

（5）相关性分析表明，运动成绩与运动前心率、储备心率和热储备都显著性相关（$p<0.01$，$r>0.7$）。

本研究所得结论如下。

（1）本研究设计的两种预冷方案都能有效降低运动员运动前心率和核心体温，增加心率储备和热储备，延缓在高温高湿环境下运动时心率和体温上升的趋势，从而提高高温高湿环境下的运动能力和运动成绩。

（2）与全身预冷相比，下肢局部预冷可避免全身预冷带来的巨大生理应激，且应用更加方便，因此我们建议在实际应用时采用下肢局部预冷达到预冷效果。

（3）本研究仅对全身和局部冷水浸泡预冷效果进行了比较研究，结果表明，预冷导致的热储备和心率储备增加是运动能力改善的主要原因，但更深层次的生理机制未能探讨，相关生理机制有待研究。

关键词：高温高湿；预冷；递增负荷；运动能力

1 前　　言

1.1　选题依据

常规训练理论认为，运动前热身是最科学的，也是必需的训练方法。因为热身可以提前使体温升高，血流加快，神经兴奋性提高，从而迅速将机体调整到一个良好的赛前状态。但在实际情况中，许多运动和比赛在高温高湿环境下进行，如第 29 届夏季奥林匹克运动会（又称 2008 年北京奥运会）曾出现 38.3℃高温和70%相对湿度的高温高湿气候，对耐力型运动员来讲，常规的热身并不能达到满意的效果，甚至是不利于运动员运动的。已有研究表明，在高温环境下 20 分钟左右的热身对耐力型运动能力有负面效果[1]。

在高温高湿环境下运动，过高的环境温度足以使机体体温升高，代谢加快，特别是在耐力型运动项目中，高温成为影响运动能力发挥的主要因素。所以，在高温高湿环境下运动，降温或许比热身更加重要。因此，如何为高温高湿环境下的运动员特别是耐力型运动员降温，成为目前国外体育科学研究的一个热点。其中，通过预冷降温来提高高温环境下运动员的运动能力被广泛研究。

预冷是指在运动前通过一定的降温措施，如冷水浸泡，预先降低运动员的身体温度，产生热储备，用以抵御高温高湿环境带来的热应激，从而达到抵御高温、延缓疲劳、提高运动中耐热感的目的。预冷也是运动前准备活动的一种，我们暂且认为它是另一种"热身"，它对于高温高湿环境下的耐力型运动具有重大的现实意义，这也是本研究的出发点。

1）众多体育赛事涉及高温高湿问题

许多国际体育赛事在高温或/和高湿环境下举行，如 1996 年亚特兰大夏季奥林匹克运动会（以下简称 1996 年亚特兰大奥运会）、2004 年雅典夏季奥林匹克运动会（以下简称 2004 年雅典奥运会）和 2008 年北京奥运会，以及即将到来的 2022 年卡塔尔世界杯。以 1996 年亚特兰大奥运会为例，比赛期间高于 32℃ 的高温天就有 10 天，气温最高达 37.2℃，平均相对湿度 66%[2]，给运动比赛造成了不利影响。而 2008 年北京奥运会期间，最高气温达 38.3℃，平均相对湿度 75%[2]，在 28 个大项中，至少有 16 个运动项目涉及运动性热应激方面的问题[3]。这对运动员是极大的挑战，若没有有效的预防措施，会严重影响比赛成绩，甚至威胁生命安全。

2）高温高湿环境下人体运动能力显著下降

高温高湿环境对人产生过高的热应力，使人出现一系列应激反应：身体核心温度升高、代谢加快、出汗增加但汗液蒸发困难等，进而出现血液浓缩、心输出量减小、生理紧张、散热障碍、热量堆积、头晕等不良反应。研究表明，人在高温高湿环境下运动，强烈的热负荷（thermal stress/heat stress）使身体核心温度升高，出现脱水情况，极易疲劳，运动意志力低下，运动能力显著下降[4]，主要表现在疲劳提前、主观用力度降低、输出功率降低等。所以在高温高湿环境下运动和比赛需要有效的预防措施。也有研究指出，高温高湿环境使肌肉温度升高，导致神经肌肉工作能力下降，影响运动能力[5]。

3）预冷是改善高温高湿环境下运动能力的主要方法

面对越来越多高温高湿环境下的比赛，为运动员特别是耐力型运动员降温，以抵御热负荷，改善其在高温环境运动中的运动能力，提高运动安全性，成为目前国外体育科学研究的一个热点。2008 年北京奥运会的举办，更加促进了各国体育科研工作者对高温高湿环境下降温策略的研究。

目前应用于为运动员降温的策略主要为冷疗（cryotherapy），包括一些外部冷疗方法，如使用冷水浸泡、冷却房、冰背心、冷材料直接作用于皮肤，以及将它们结合使用的一些方法。另外，还有一种内部冷疗方法，即通过饮用冰冻饮料直接降低直肠温度。研究表明，运动前对运动员进行冷疗，即预冷，降低其赛前核心温度，产生热储备，能够有效抵御高温高湿环境下热应力对运动能力的影响，延缓疲劳的发生，提高运动员运动时的耐力水平，改善运动能力，进而提高成绩[6,7]。

4）预冷还广泛停留在理论研究阶段，且结果不统一，具体有效的实践应用还有待深入研究

查阅国内外关于预冷的研究发现，虽然大量的研究表明预冷后运动能力有改善，但大多数只停留在实验室，因为采用的设计方法，预冷形式，环境温度，预冷的部位、时间、温度、流程及运动项目的不同，所以结果大不相同，许多研究还存在逻辑上的不合理，并且对于在真实赛场的应用有些不切实际。例如，大多数比赛项目，在实际临场应用中很难采用实验室中的设备来全身浸泡（whole body immersion），所以局部冷疗如冰背心就非常值得研究。但有研究表明，预冷面积越大，效果越好[8]。而另外一些研究则表明，局部预冷更能够提高输出功率。一些新型口服冰浆（ice ingestion）预冷方式，被证明也有较好的效果[9]。对各种预冷方式的具体效果，以及全身和局部冷疗的效果有待深入研究。相比之下，国外对预冷的研究很多，而目前国内在预冷方面鲜有研究报告。

1.2　研究目的、意义

1.2.1　研究目的

在现有的理论基础上，进一步研究预冷对高温高湿环境下运动能力的影响，采用全身预冷和下肢预冷两种预冷方式，比较研究全身与局部预冷在改善运动员高温高湿环境下运动能力的效果差异，探索合理的预冷方法。

1.2.2　研究意义

对于运动员在高温高湿环境下的运动和训练来说，冷疗是抵抗热应力最主要的方式。研究已经证实，赛前预冷对高温高湿环境下运动员的运动能力具有良好的提升效果。本研究比较研究了不同预冷方式对于高温高湿环境下的运动的作用效果，为我国高温高湿环境下的体育训练和竞赛提供了科学理论依据和实际可行的降温方法，填补了国内体育科学研究中关于冷疗和预冷研究方面的空白。

1.3　研究任务

（1）研究自行车运动员在高温高湿环境下的生理指标变化和运动表现，并在

运动前实施不同的预冷干预措施，探究预冷措施在改善高温高湿环境下运动员运动能力的效果。

（2）比较研究全身预冷和下肢预冷措施对自行车运动员生理指标和运动能力的影响，探讨全身预冷和局部预冷的优劣，以及在实际应用中的可行性。

（3）根据实验结果，综合分析预冷对高温高湿环境下运动员运动能力的影响效果，并结合实际提出合理的预冷方法。

1.4　研究内容

（1）在实验室条件下模拟高温高湿环境，让受试者在高温高湿环境下进行递增负荷至力竭的功率自行车运动。

（2）在受试者进入高温高湿环境运动前，通过全身预冷、下肢预冷和无预冷对受试者进行干预。

（3）通过高温高湿环境下递增负荷的功率自行车运动前后运动员身体温度、心率、热储备、血乳酸、运动时间、运动总功和疲劳程度等指标的变化，比较全身预冷、下肢预冷及无预冷措施对运动员运动能力影响效果的差异。

1.5　文献综述

1.5.1　高温高湿环境概述

1.5.1.1　高温高湿环境

根据环境温度与人体热平衡之间的关系，通常把 35℃以上的生活环境和 32℃以上的生产环境视为高温环境，相对湿度在 60%以上的环境称为高湿环境[10]。夏季奥运会的举办不可避免地面临高温高湿环境问题。以 1996 年亚特兰大奥运会为例，比赛期间高于 32℃的高温天就有 10 天，最高达 37.2℃，平均相对湿度为 66%[2]，开幕式当天就有大批官员和观众中暑，甚至造成一名波兰奥林匹克委员会（以下简称奥委会）官员死亡，给运动比赛造成了不利影响。2008 年北京奥运会时，气温也高达 38.3℃，平均相对湿度 75%[2]，大部分运动项目涉及运动性热应激方面的问题[3]。有事实表明，第 18 届、19 届、24 届和 27 届奥林匹克运动会（以下简称奥运会）之所以没有在夏季举办，正是为了避开夏季高温高湿环境。2014 年巴西世界杯 8 强争夺赛，荷兰对阵墨西哥比赛第 33 分钟，主裁判突然叫停比赛，史无前例地出现了"Cooling Break"的字眼，国际足球联合会（以下简称国际足联）官方表示这场比赛的暂停是国际足联世界杯（以下简称世界杯）历史上第一次因为天气而官方叫停比赛。官方给出的球场内温度高达 38.8℃，相对湿度 70%。只有在美国男子职业篮球赛（National Basetball Association，NBA）出现过的暂停，在世界杯上出现了。高温高湿环境给运动竞赛带来的不利影响，逐渐成为各国运动队关注的热点。

1.5.1.2 高温高湿环境下对人体的应激

高温高湿环境对人体的影响主要体现在对人体产生过高的热负荷，导致人体体温、心率、血压和出汗率等生理参数出现变化。热负荷易使人感到疲劳、乏力、意识模糊、精力难以集中[10]。机体受到热负荷后，先产生热应激，然后会产生热适应，热适应产生后可缓解热引起的生理紧张，提高热耐受力。但当热负荷过高，就可能出现热损伤，继而出现热衰竭和热休克，严重时会导致死亡[2]。

机体的热应激变化过程与核心温度有直接的关系。研究表明，当出现热衰竭时，平均核心温度是（38.7±0.2）℃，且此时的平均耐受时间只有 32 分钟[11]，出现一系列生理反应，如心血管张力增高，高体温、湿热皮肤引起不适，骨骼肌血流减少，肌肉的无氧代谢和肝糖原利用增加，脑灌注减少导致晕厥，高组织温度导致与细胞膜及肌浆网电解质转运、肌动蛋白-肌浆球蛋白交互作用、线粒体呼吸链功能有关的蛋白结构和功能改变，这些改变可导致体能减弱、过高热甚至死亡[12]。若热负荷过高，引起核心体温升高到 40℃ 以上，将会造成中枢神经系统功能紊乱，导致热休克[13, 14]。例如，1996 年亚特兰大奥运会，一名波兰奥委会官员就是因热休克死亡。

1.5.2 高温高湿环境对运动能力的影响

人在高温高湿环境下运动，强烈的热负荷使身体核心温度升高，出现脱水、极易疲劳、运动意志力低下、运动能力显著下降[4]的情况。高温环境中运动能力下降的主要原因是体温升高[15-17]，部分原因是大量出汗造成逐渐脱水、心血管机能系统下降和体温调节能力降低[18]，主要表现为疲劳提前、主观用力度降低、输出功率降低等。所以在高温高湿环境下运动和比赛需要有效的预防措施。也有研究指出，高温高湿环境使肌肉温度升高，导致神经肌肉工作能力下降，从而影响运动能力[5]。

1.5.2.1 高温高湿环境下体温调节对运动能力的影响

在神经系统的调节下，机体通过辐射、对流、蒸发与外界环境进行热交换，维持产热和散热的动态平衡，使体温保持在相对稳定的状态。如果产热大于散热，就会导致机体热量堆积，体温升高。在高温环境中运动，体温升高主要有两个方面的效应。

第一，总热负荷增加。在高温高湿环境中运动，人体不仅要接受外界环境的热负荷作用，最主要的是身体自身活动代谢产热增加，导致总热负荷大于散热，体温随着热量堆积而上升。

第二，散热障碍。为了移除身体的生理产热，需要保持体表温度与环境温度间适当的温度梯度。当体表温度接近身体核心温度时，温度梯度随之减小，使身体散热量减小。处于高温高湿的环境中，人体的蒸发散热量和辐射散热量将会受到很大程度的限制，体表温度会逐渐升高，当体表温度与身体核心温度一致时，人体便达到热应力忍耐极限[19]。在正常 37℃体温的情况下，每蒸发 1 克水可带走热量 2.51 兆焦[10]，而在湿热环境下运动，虽然出汗量大，但汗珠覆盖在体表，很难起到蒸发散热作用，导致机体散热障碍，热量堆积，身体核心温度进一步升高。身体的体温如果过高，还会使散热机制遭到破坏，进一步影响散热，造成更大的热量堆积。世界卫生组织规定，在高温高湿环境中工作的个体，身体核心温度不能超过 38℃，口腔温度不能超过 37.5℃[19]。

众多研究认为，高温或/和高湿环境下，身体核心温度的升高是影响运动能力发挥最主要的因素[15-17]。有研究发现，在高温高湿环境下运动，存在临界核心温度值[16]。机体核心温度升高达到临界核心温度值，会严重影响中枢神经系统，减弱肌肉运动的神经冲动[20, 21]，以及出现心血管功能下降和代谢紊乱[22]，产生疲劳，显著影响运动能力，特别是那些耐力型运动项目[4]更是如此。

1.5.2.2 高温高湿环境下能量代谢对运动能力的影响

温度是影响能量代谢的主要因素之一。高温高湿环境导致体温、心率、基础代谢升高。通常身体核心温度升高 1.5℃，基础代谢率升高约 23%，同时脑温度调节部位（小脑和下丘脑）表现出代谢活动加快的特点[23]。热刺激还影响人体神经系统，造成精神紧张，激发交感神经系统的反应，引起蓄热量增加，使能量代谢加剧，自身产热增加，机体承受更重的热负荷。

在高温高湿环境下运动，过多的能量用于产热和散热，加上交感神经紧张，能量利用率降低，运动能力也随之降低。同时，高温条件下，大脑某些区域的代谢升高，刺激了脑部的糖供应，导致外周血液中血糖降低，也可导致运动能力降低[3]。

1.5.2.3 高温高湿环境下心血管功能变化对运动能力的影响

高温会导致心血管功能下降，容易疲劳，进而影响运动能力。心血管系统在体温调节中起着极其重要的作用，主要表现在血量重新分配方面。在高温高湿环境下运动，心率会升高加快，研究表明，心率升高到最大心率的 95%时疲劳就会出现[3]。同时，血液从心脏置换到皮肤，皮肤和骨骼肌血管扩张造成了心灌注不足，而加快的心率已无法代偿心灌注不足造成的心输出量减少，这很可能不能维持正常的心输出量、血压和脑供血量[11]，导致运动能力下降。另外，温度升高引起机体代谢率升高、出汗排热等，进而引起体液丢失、血液浓缩、能量和血氧消耗急剧增大，乳酸等代谢产物增多，血液黏度加大，这也对运动造成了不利影响。

1.5.2.4　高温高湿环境下消化异常对运动能力的影响

在高温高湿环境下，机体会出现热应激状态，交感神经兴奋、副交感神经抑制，同时，运动会使内脏血流减少，消化系统出现功能减退现象，引起胃肠道不适，加上大量出汗，造成脱水，引起口渴感[24]。

胃肠道功能虽然与运动没有直接的关系，但胃肠道功能异常会严重影响机体对水和营养物质的吸收，以及在运动过程中引起口渴感和胃肠道不适，导致主观用力度下降，出现主观疲劳。

1.5.2.5　高温高湿环境下神经内分泌对运动能力的影响

人体在高温高湿环境下，神经内分泌系统反应加强，导致血液中肾素-血管紧张素Ⅱ、抗利尿激素和醛固酮浓度显著升高，引起机体耗氧量和产热量升高。因此，中枢神经系统出现先兴奋后抑制的现象。如果抑制作用占优势，会导致注意力不集中，神经肌肉兴奋性降低，肌肉活动能力减弱，动作反应迟缓，动作的准确性和协调性降低，还容易发生运动损伤[3]。

1.5.3　预冷在体育运动中的应用研究

预冷是指在运动前将一些低温物质作用于人体，预先降低运动员的身体温度，产生热储备用以抵御高温高湿环境带来的热应激。预冷是目前体育运动中用来为运动员降温，抵御热负荷最流行的一种手段。虽然没有明确的研究或事实表明预冷与取得良好运动成绩之间有直接关系，但各种预冷方法已经在各种运动中被广泛应用，如冰背心、降温帽、冰袋、冷气喷雾，甚至有专门的冷却房[25]。广泛的研究认为，运动前对运动员进行预冷降低了运动员赛前核心温度，产生热储备，能够有效抵御高温高湿环境下热应力对运动能力的影响，延长运动员热耐受时间，延缓疲劳的发生，提高耐力水平，从而改善运动能力，提高成绩[6, 7, 26]。

预冷的方式很多，根据身体的内外预冷部位，分为外部预冷（external precooling）和内部预冷（internal precooling）；根据身体预冷的面积，分为全身预冷与局部预冷；根据采用的预冷媒介，分为空气、冷气喷雾、水、冰浆和冰镇饮料预冷等。一些具体的预冷手段有冰袋、冰背心、降温夹克和冷却房等。预冷温度和预冷时间是两个关键要素。在目前的预冷研究中，预冷的温度一般在 0～30℃[25-27]，也有采用零下温度进行冷冻研究的，甚至低至-110℃[28]。预冷时间一般在 15～90 分钟[25-27]。根据预冷时间长短，又可分为长时间预冷（30 分钟以上）和短时间预冷（30 分钟以内）。一般来讲，预冷温度越低，预冷时间就越短，反之就越长。下面就目前研究中最常见的预冷方式进行介绍。

1.5.3.1 外部预冷

外部预冷是指利用冷的物质或媒介作用于人身体表面，如冰/冷水、冷空气、冷/冰水衣服及冷气喷雾等，通过媒介与皮肤表面的温度差来降低身体温度。外部预冷是目前预冷研究中最常用的预冷方法，根据预冷媒介、部位、温度和时间的不同，有不同的预冷手段，效果也不相同。

1）冷空气暴露

早期的预冷研究已经证实，间歇性暴露在 0～5℃的冷空气中一段时间后，能够降低皮肤、鼓膜、口腔和直肠温度，并能保持一段时间，成为运动前降低身体温度的有效方法[7, 29, 30]。机体在冷空气中暴露，一开始会产生一系列自然的生理反应，用以保护核心体温的突然变化，如强烈的血管收缩，核心到外周的热传导降低[31]，导致外周温度较高的血液流向中央，核心温度大幅升高，可升高 0.5℃[29, 30]。随后，机体会产生适应性变化，血液从中央流向外周，而外周冷却的血液流回中央，进而导致体温下降，出现颤抖。若继续在冷空气中暴露，身体温度会进一步下降，机体通过增加代谢产热或运动来进行体温调节。

目前，大多数采用冷空气暴露（cold air exposure）预冷的研究表明冷空气暴露预冷能够改善运动能力，如增加了自行车[30]和长跑[7]运动员的耐力，甚至提高了运动成绩[29]。但冷空气暴露预冷对间歇性冲刺能力的影响目前还没有研究，同时对整个运动队表现能力的影响也还未知。

冷空气暴露的主要方式是冷却房，通过制冷设备向特定的房间输入冷气，或直接降低冷气房温度，这在实验室中很容易做到，但由于条件限制，在真实的比赛场上很难做到。但冷空气暴露预冷方法也逐渐被一些体育部门所接受。例如，当前澳大利亚澳式足球联盟公布的热策略就指出，当在高温环境下比赛时，场馆应配备冷疗设备，如冷却房、风扇、阴凉处和空调。然而，这些预冷方法的功效可能很大程度上取决于周围的环境温度、设备容纳量和暴露的时间。

2）全身浸泡

要降低相同的温度，水（4.2kJ/kg℃）中浸泡带走的热量是空气（1kJ/kg℃）的 4 倍。由于水具有优越的降温能力，冷水浸泡预冷被广泛地研究。因采用的水温和预冷的时间不同，冷水浸泡预冷大致可分为长时间冷水浸泡（时间在 30～60 分钟，水温控制在 22～30℃）和短时间冷水浸泡（时间在 20～30 分钟，水温控制在 17～18℃）。在冷水浸泡中，全身浸泡通常被认为是冷疗的"金标准"[32]。

Booth 等首次研究全身浸泡对运动能力的影响，受试者在冷水中浸泡 60 分钟后立即在跑步机上进行 30 分钟自由跑测试[6]。在此研究中，水温控制在 22～29℃，受试者没有出现强烈的、持续的颤抖和不适反应。此方法有效地降低了运动开始时受试者的皮肤和核心温度，延长了 30 分钟内的跑步距离。这种冷水浸泡有很多变化形式，包括水温和浸泡时间，如在 26～30℃的水中浸泡 60 分钟[33]，在 23.5～25℃的水中浸泡 30 分钟[34]，都能显著降低皮肤温度。皮肤是一个巨大的器官，皮肤温度降低后，能使机体有更强的热储能力，抵御运动时的热负荷，减少出汗，显著提高运动员的运动能力。在实际比赛中，由于时间限制，短时间（30分钟）的浸泡比长时间（60 分钟）预冷更实用。

另外，有一些研究者采用更低温度的水（17～18℃）进行浸泡，但得出了相互矛盾的结果。González-Alonso 和他的同事用 17℃的水让受试者浸泡 30 分钟，然后进行恒定速度的自行车运动，结果非常显著，运动成绩提高了 37%[16]。Castle 等的研究正相反，他采用类似的浸泡方法（在 18℃的水中浸泡 20 分钟），结果间歇性冲刺自行车运动员运动能力没有明显提高[5]。事实上，研究中人们发现预冷后进行间歇冲刺自行车测试时，在 20 个冲刺测试中前两个测试出现更低的峰值功率。原因可能是预冷后外周皮肤血管会明显收缩，肌肉温度降低，直接影响到肌纤维的代谢和收缩[32]。然而，肌肉短时间、小幅度温度变化似乎能够改善运动能力[16]，长时间、大强度的肌肉温度变化将影响肌肉快速收缩的能力[5]。

3）局部浸泡

除了全身浸泡外，还可以对身体局部进行浸泡降温，如躯干、手臂和腿，即局部浸泡（part body immersion）。直接在运动的肌肉组织部位进行局部预冷，可以降低皮肤温度，甚至是身体温度，进而形成热储备，减小热应激。另外，在非运动的肌肉组织部位进行预冷处理，可引起局部血管收缩，使血液重新分配，进一步改善运动肌肉的血流量。有研究证实，对非运动肢体部位如躯干或手臂，进行冷水浸泡预冷后，运动员进行高强度自行车运动的能力有所改善[35, 36]，而对运动的腿部预冷后则没有效果[37]。局部浸泡采用的温度和时间控制多为在 12～18℃的水中浸泡 30 分钟。

4）冷水灌注降温服、降温帽

穿戴冷水灌注的降温服、降温帽进行预冷，也是一种局部预冷方式，但这种方式效果并不明显。Palmer 的研究发现，尽管头部有相对较小的表面积，但戴1℃的冷水灌注的降温帽 60 分钟，能够暂时降低身体核心温度、心率和出汗率，明显减小运动员在 33℃的热环境下进行中长跑运动的热应激，但并没有明显延长随后 15 分钟内跑步的距离[26]。在一个采用穿着冷水灌注的长袖戴帽夹克进行预冷的实验中，预冷 75 分钟后，尽管皮肤和身体温度都有所下降，但对 10 秒间歇性冲刺跑测试的最大和平均功率输出并没有影响[38]。总之，研究显示，对上半身采用穿着冷水灌注的夹克的方式进行预冷，效果不明显[26]。另外，在实际中，采用穿着冷水灌注的夹克的方式，因为设备的局限性显得不切实际。

5）冰袋、冰背心与冰毛巾

在实际应用中，冰袋和冰背心是最常见的一种预冷降温手段。因为冰袋和冰背心方便、易制，只需在特制的带子或背心里面放置冰块就行。类似方式还有很多，如冰毛巾、冰夹克、胶体制品的冰带、降温服等，它们都是利用了冰融化能快速降温的特点制成便携式降温外套装置，具有很好的实用性。

冰袋的使用非常简单，可为头部、面部、颈部等身体的各个具体部位进行局部降温，还可以用于急性损伤的治疗。在运动前用在 5℃水中浸过的毛巾敷于头和颈部 20 分钟，对改善运动能力有很好的效果[8]。

较早用于预冷研究的是冰毛巾，随后发展成为冰背心，适用于运动员在高温高湿环境下比赛时赛前预冷，运动员可以在赛前热身时穿上冰背心。但冰背心的重量（4.5 千克）可能会增加运动员的能量消耗[39]。研究表明，赛前穿冰背心的降温效果很大程度上依赖于穿着的时间和冰背心的特质。在热身时穿着冰背心 15～65 分钟，就可以使局部皮肤温度下降[40]。另外，热身还可以促进局部预冷后冷却的血液向全身流动。许多研究发现，与对照组相比，在热身时使用冰背心，平均体温和核心体温都有所下降，但与基础值相比没有下降[40]，这表明冰背心的作用是吸收身体过多的热，而不是降低身体温度。而运动前穿着降温夹克、冰背心、速干 T 恤等降温外套静坐预冷 20～45 分钟，并不能降低核心温度，因为没有运动促进冷却的血液向全身流动，只是相对降低了皮肤温度、身体平均体温及皮肤的血流量[41]。大多研究资料表明，采用类似于冰背心的外套装置预冷，促进了皮肤与外套间的热交换，很少能降低身体核心体温，这可能是由穿着时间、环境条件、间歇时间和运动项目等多种条件因素造成的，有待进一步研究。

1.5.3.2 内部预冷

内部预冷是指通过摄入一些冷物质，如冰水、冰饮料等冷液体物质，达到为机体降温的目的。在实际应用中，运动员赛前摄入冷物质降温方便实用、可行性大，使其成为改善运动能力的一种新型预冷方法[9]，逐渐被广泛关注和研究。目前，内部预冷研究中采用的摄入物质主要有冰饮料、冰水和冷空气。其中摄入冷空气预冷的研究相对较少，大部分研究主要采用摄入冰饮料和冰水。

1）冷饮料摄入

在高温环境下进行耐力型运动，如自行车、马拉松及网球，摄入饮料在提高运动能力上有很重要的作用，可以维持体液，增加能源物质。在实际应用中，虽然很少有运动员和教练重视饮料的温度，但近来的研究逐渐关注这一方法。可以这样认为，冷饮料摄入（cold beverage ingestion）也能像外部预冷降低体表温度那样降低身体核心温度，使身体产生一系列生理反应，从而达到预冷效果。但摄入冷饮料不仅带来温度上的影响，还有饮料本身的营养功能，两者可能会出现混合效果，具体机制还不明确。

研究人员分别研究了在运动前 10 分钟内[42]、60 分钟内[43]和 90 分钟内[44]摄入 1～1.6 升冷饮料对运动能力的影响，结果表明，饮料温度可能是使运动能力得到改善的主要因素。Lee 等研究发现，在运动前 30 分钟内摄入 4℃的饮料 300 毫升（100 毫升/10 分钟）与摄入同身体核心温度的饮料相比，更能减小血管应激，降低运动前直肠温度（0.5℃）和心率，而且在开始 20 分钟的运动时，皮肤温度只轻微升高（0.96℃/小时），最终使运动员在高温高湿环境（35℃、相对湿度60%）下的骑行运动成绩提高了 23%[45]。类似的研究也发现，在运动前摄入 4℃[46]的饮料比摄入 10℃[42, 43]的饮料更能起到散热和降低体温的作用，改善运动能力。

摄入冷饮料在实际应用中并不是一个理想的预冷方法，因为摄入冷饮料可能会增强胃肠道的不适感。而 Mundel 等的研究表示，摄入 4℃的冷饮料（300 毫升/小时）比摄入自然温度下（19℃）同样的饮料更舒适[47]。Marino 等指出，摄入冷饮料的量不同，散热的效果也不相同[48]。另外，对于摄入冷饮料引起的体温下降，有证据表明，冷饮料可以引起温度感受器发挥作用。Guest 等利用功能性磁共振成像技术发现，与摄入热水（50℃）相比，摄入冷水（5℃）能够使大脑中感受口腔温度的区域被激活，产生愉快的感觉[49]。

然而，摄入冷饮料预冷在实际中还没有被广泛认可，将摄入冷饮料预冷的方法推广到实际运动训练和比赛前，摄入饮料的量、摄入时机、环境温度、热身运动和运动项目等各种因素对摄入冷饮料预冷效果的影响还需进一步研究。

2）口服冰浆

口服冰浆是另一种内部预冷的方法，与摄入冷饮料预冷方法类似，不同之处在于没有冷饮料附带的营养物质作用。对口服冰浆预冷的研究也很多。研究显示，运动前 30 分钟内口服 6.8～7.5 克/千克体重的冰浆，能够改善运动能力[34, 50]。Siegel 等的研究还表明，与摄入 4℃的饮料相比，摄入冰浆更能改善运动能力，跑步成绩提高了 23%[34]。大部分研究证实，口服冰浆可以引起直肠温度、胃肠舒适度、皮肤温度湿度下降，而热储备能力和热舒适度都明显增强。从这样的研究中还发现，他们实验的环境条件不同，外部环境温度较低

（25℃），口服冰浆的降温效果越好（与 34℃相比）。但也有在 37℃外部环境下进行口服冰浆实验的，结果发现，与摄入同量的饮料相比，跑步成绩提高了13%（6 分钟）[34]。

口服冰浆可能是通过内部寒冷产生积极的感觉，改善了神经肌肉功能，从而使运动能力得到改善。另外，口服冰浆也可能起到了安慰剂的作用。口服冰浆预冷对运动影响的具体机制还不明确，有待进一步研究。

1.5.3.3　联合预冷

联合预冷（combination precooling）通常采用两种或多种预冷方式同时作用于机体，进而在更大程度上提高热储备，降低热应激，改善运动能力。通常主要有两种结合形式，即外部预冷与外部预冷相结合、外部预冷与内部预冷相结合。例如，同时对头部和上肢进行预冷，穿冰背心预冷的同时摄入冷饮料等。研究表明，采用各种预冷方式合理结合进行预冷能进一步改善运动能力。Ross 等将摄入 14 克/千克体重的冰浆与使用冰毛巾相结合，降温效果更加明显，直肠温度产生了巨大的变化（0.12～0.76℃）[9]。

在过去的三十年里，预冷还广泛停留在实验室研究中，在各种预冷研究中，因采用的设计方法，预冷形式，环境温度，预冷的部位、时间、温度及运动项目的不同，结果都大不相同。虽然大量的研究都表明预冷后运动能力和运动成绩都有所改善，但许多研究存在逻辑上的不合理，并且在真实赛场的应用有些不切实际。关于预冷有待深入研究。

2　研究对象与方法

2.1　研究对象

通过自愿报名的方式在某自行车骑行俱乐部招募一定数量的男性自行车运动员，然后采用问卷调查和医学体检方式，筛选出身体健康、素质良好、在身体和心理上能够承受冷疗实验的受试者 12 名。受试者均自愿加入本研究，研究者明确告知其具体实验流程和要求，以及实验可能造成的不适反应，并签署知情同意书，并保证有充足的时间完成本项实验。医学筛查的目的是排除受试者患有或者潜在不良健康因素，主要包括心血管疾病（如高血压、心脏病）、神经系统疾病（如皮肤感觉不良）、呼吸系统疾病和代谢系统疾病等。受试者基本资料如表 1 所示。

表 1　研究对象基本资料

研究项目	年龄/岁	身高/厘米	体重/千克	BMI/（千克/平方米）	体脂百分比/%	训练年限/年
$n=12$	27.33±5.73	176.67±6.12	73.08±7.36	23.47±2.76	13.51±4.81	3±2.50

2.2　研究方法

2.2.1　实验设计

本研究采用随机交叉自身对照设计，12 名受试者随机分成 4 组，每组 3 人。每名受试者需进行三次试验，每次间隔 7 天，试验均在 13：00～17：00 进行。在同一个试验日，一组 3 名受试者同时实验，分别进行无预冷、下肢预冷和全身预冷干预，然后在高温高湿环境下进行递增负荷的功率自行车运动，以检验预冷效果。

2.2.2　实验流程和步骤

2.2.2.1　实验前期准备阶段

通过自愿报名和严格的筛查后，最终确定 12 名自行车运动员作为本研究受试者。在正式实验前一周，先集中召集受试者到实验室完成以下内容：第一，让受试者了解实验内容，熟悉并体验实验流程；第二，向受试者介绍实验要求、实验注意事项和可能出现的问题，并签订知情同意书；第三，对受试者的基本信息进行采集，包括年龄、体重、身高和体成分；第四，对受试者进行分组，安排实验日程。因为本研究采用随机交叉自身对照设计，每名受试者分组后都不能随意变动，所以受试者需保证严格按照安排的实验流程和日期完成实验。

2.2.2.2　实验具体步骤

在拟定的实验日，3 名受试者在餐后 2 小时进入实验室，在进入实验室前 24 小时内无吸烟、饮酒和服用药物，没有进行剧烈运动。接下来的整个实验分基础值采集和准备阶段、预冷阶段、运动阶段和运动力竭四个阶段。实验步骤流程图如图 1 所示。

1）第一步：基础值采集和准备阶段（–20 分钟）

受试者进入实验室后，先佩戴好心率表，换上预先准备的便携服装，并调试好功率自行车的座位，然后安静休息 15 分钟后进行基础值采集（–20 分钟）。测定指标有安静心率（heart rate，HR）、血氧饱和度、主观疲劳程度、核心温度（耳温）（core temperature，T_c）、面部皮肤表面温度（skin temperature，T_s）和血乳酸。

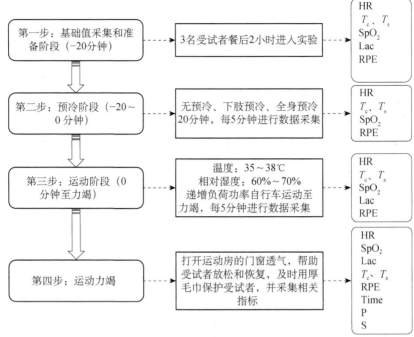

图 1　实验步骤流程图

2）第二步：预冷阶段（-20～0 分钟）

3 名受试者基础值采集完后，分别进行无预冷、下肢预冷和全身预冷三种预冷干预，时间为 20 分钟。在此过程中，每 5 分钟采集一次心率、血氧饱和度、耳温、面部皮肤表面温度、主观疲劳程度，即在-15 分钟、-10 分钟、-5 分钟和0 分钟时间点进行数据采集。

3）第三步：运动阶段（0 分钟至力竭）

20 分钟预冷后，受试者立即进入高温高湿的模拟房进行递增负荷的功率自行车运动，运动起始功率为 60 瓦，每 5 分钟增加 30 瓦，直至力竭。模拟房的环境条件为温度控制在 35～38℃，相对湿度控制在 60%～70%。运动过程中每 5 分钟采集相关指标，包括心率、血氧饱和度、血乳酸、耳温、面部皮肤表面温度和主观疲劳程度。运动过程中给予补水和干净毛巾擦汗。

4）第四步：运动力竭

运动力竭即刻采集最后一次相关指标，包括心率、血氧饱和度、血乳酸、耳温、面部皮肤表面温度和主观疲劳程度，同时记录功率自行车上的骑行完成的时间、路程、做功。然后打开模拟房的门窗透气，帮助受试者放松和恢复，给予受试者毛巾擦汗，待受试者放松和平静后，出模拟房休息，并给予厚毛巾保护身体，以免感冒。

2.2.3　实验环境及高温高湿条件的控制

在有关高温高湿环境的研究中，环境温度在 18～40℃，相对湿度在 19%～

90%，一般都是温度越高、湿度越低[25]。在本研究中，根据实验目的以及实际夏季奥运会可能遇到的高温高湿环境条件，我们设置预冷后递增负荷运动的环境条件为温度控制在 35～38℃，相对湿度控制在 60%～70%。

本研究在首都体育学院环境模拟实验室进行。该实验室内设环境气候模拟实验室，通过加热和加湿设备使气候模拟实验室内的温度和湿度控制在需要的范围，而气候模拟实验室外的实验温度保持在正常室温。

因此，本研究运动阶段在气候模拟实验室内进行，实验前准备和预冷等环节均在正常室温下进行，温度控制在 22～25℃，相对湿度在 45%左右。

2.2.4　预冷干预措施及设备

本研究预冷措施为冷水浸泡，采用澳大利亚 iCoolSport 公司生产的冷疗设备，设备主要由冷疗池、抽水泵、制冷设备和导水管构成。冷疗池类似一个大型浴缸，注入一定水位的水后，可容纳一人浸泡。冷疗池上有一个进水口和一个出水口。抽水泵通过导管一端连接到冷疗池的出水口，另一端连接到制冷设备，制冷设备的另一端再通过导管连接到冷疗池的进水口。设备工作时，抽水泵将冷疗池的水抽出，流经制冷设备进行制冷，再注入冷疗池，如此循环制冷，最终将冷疗池中的水温降到需要的温度范围。设备的最低制冷温度为 5℃。

在目前的预冷研究中，温度为 0～30℃，预冷时间为 15～90 分钟。有研究表明，有效的预冷温度为 5～20℃，时间控制在 5～30 分钟[25-27]。一般来讲，预冷温度越低，预冷时间就越短，反之就越长。根据实验目的和采用的冷疗设备性能，本研究预冷温度设计为 16～18℃，时间为 20 分钟，具体措施如下。

（1）无预冷，受试者进入气候模拟实验室运动前不进行任何预冷处理，在22～25℃实验室环境下静坐 20 分钟。

（2）全身预冷，采用澳大利亚 iCoolSport 公司生产的冷疗池，通过制冷设备使冷疗池中水的温度恒定在 16～18℃，受试者上身裸露，下身着泳裤，除头部外全身浸泡在冷疗池中，时间为 20 分钟。

（3）下肢预冷，采用澳大利亚 iCoolSport 公司生产的冷疗池，通过制冷设备使冷疗池中水的温度恒定在 16～18℃，受试者上身裸露，下身着泳裤，并将臀部以下浸泡在冷疗池中。

2.2.5　运动方式

受试者进入气候模拟实验室，在高温高湿环境下进行一次递增负荷的功率自行车运动。功率自行车为 Ergoline 100K 立体式自行车。为了方便运动，受试者需将座位及车把调节到自身舒适的位置。运动起始负荷为 60 瓦，每 5 分钟递增

30瓦，运动中保持转速60转/分钟，直至受试者力竭，运动结束。本研究力竭判断标准为：第一，根据受试者主观感觉程度，在任何时候，受试者主观感觉不能坚持运动，都立即结束；第二，受试者不能维持规定的转速；第三，随着运动负荷的增加，出现血乳酸拐点，并且心率临近人体生理学最高心率而不再增加。

2.2.6　指标数据采集

实验过程中，每5分钟采集一次数据，包括心率、耳温、面部皮肤表面温度、血氧饱和度、血乳酸、主观疲劳程度、运动时间、骑行路程和运动总功，最后计算出实验过程中热储备指标。数据采集步骤如图2所示。

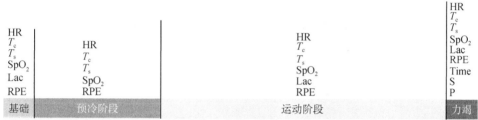

−20分钟−15分钟−10分钟−5分钟0分钟　5分钟　15分钟20分钟25分钟30分钟35分钟40分钟

图2　实验过程中数据采集方式示意图

（1）心率，受试者进入实验室就佩戴 Polar 遥测心率表，实时连续监测心率，并在需要的时间点记录下心率作为实验数据。

（2）采用指夹式血氧饱和度测试仪进行测试。在既定的时间点，将测试仪夹在受试者左手无名指上，5秒内即出结果，并记录。

（3）耳温，即核心温度，使用泰尔茂（型号 EM* 30CPL）电子体温计（产地为中国杭州）测量耳道鼓膜温度，用以代替核心温度。测量时将探测头插入受试者的外耳道。Muir 等[51]发现鼓膜温度比测量肛温稍准确，尤其是在体温峰值测量上。而且在一些临床研究中发现，鼓膜温度与直肠温度是吻合的[52]。所以本研究选择耳温作为核心温度指标。

（4）面部皮肤表面温度，采用 TIR1 红外热像仪测量头面部温度作为本研究监测的皮肤表面温度，测量时尽量保证测试位置一致。本研究涉及冷水浸泡，实验中受试者躯干都会有浸泡于水中的情况，因此常规的多点综合计算皮肤表面温度的方法不适用于本研究。所以本研究选择头面部皮肤表面温度作为数据采集指标，测量方式为红外热像测试。

（5）血乳酸，采用美国 Nova Biomedical 公司的 lactate plus™ 血乳酸分析仪，先采取安静血乳酸值，在递增负荷运动时，负荷每提高一台阶取指血一次，即每5分钟采血一次。

（6）主观疲劳程度，将已打印好的 Borg 量表贴于模拟房内功率自行车正前方向的墙壁上，受试者在进行功率自行车递增负荷测试时，根据自己的主观疲劳感觉选择一个对应的数字。

（7）运动路程，运动至力竭即刻，记录功率自行车上显示的路程。

（8）运动时间，运动至力竭即刻，记录功率自行车上从开始运动到运动结束总时间。

（9）运动总功，运动至力竭即刻，记录功率自行车上显示的总功。

（10）热储备公式：K=（0.8 ΔT_c+0.2 ΔT_s）×C_b[53]。其中 C_b 是身体组织的比热容，C_b=3.49J/（kg·k），ΔT_c 和 ΔT_s 分别为预冷结束即刻和运动结束即刻核心温度和皮肤表面温度的差值。

（11）储备心率，储备心率计算公式为：储备心率=力竭心率-预冷结束即刻心率。

2.3 数据统计和分析

本研究所有数据均表示为平均数±标准差（$\bar{X}$±SD）。统计学处理采用 SPSS20.0 统计软件进行。对于不同预冷方式对单一指标（如储备心率）的影响用单因素方差分析。对于前后具有绝对变化的指标（如预冷前后心率变化）用配对样本 T 检验。实验过程中随时间变化的指标（如心率、核心温度、面部皮肤表面温度、血乳酸、血氧饱和度和主观疲劳程度）通过双向方差分析进行分析（预冷方式×时间），出现显著性差异时再进行 Tukey 多重比较检验。取 $p<0.05$ 为显著性水平，$p<0.01$ 为非常显著性水平。在运动成绩指标与部分生理指标间做 Pearson 相关性分析。

3 研 究 结 果

3.1 不同预冷方式对递增负荷至力竭运动成绩的影响

3.1.1 不同预冷方式对运动时间的影响

表 2 为受试者经过不同预冷方式后在高温高湿环境下做功率自行车至力竭的运动时间成绩情况：CON 组运动时间为（23.75±6.11）分钟，LBI 组运动时间为（27.18±7.11）分钟，WBI 组运动时间为（26.38±7.55）分钟。与 CON 组相比，LBI 组运动时间平均增加 3.43 分钟，提高 15%，差异显著（$p<0.05$）；WBI 组运动时间平均增加 2.62 分钟，提高 11%，差异显著（$p<0.05$）；LBI 组与 WBI 组相比，运动时间无显著性差异，如图 3 所示。

表2 不同预冷方式后力竭运动时间成绩情况（$\bar{X} \pm SD$）

分组	CON 组	LBI 组	WBI 组
运动时间/分钟	23.75±6.11	27.18±7.11*	26.38±7.55*

注：*$p<0.05$，**$p<0.01$，***$p<0.001$，全书同。

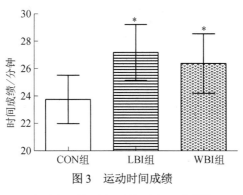

图3 运动时间成绩

*$p<0.05$，**$p<0.01$，***$p<0.001$，全书同

3.1.2 不同预冷方式对运动路程的影响

表 3 为受试者经过不同预冷方式后在高温高湿环境下做功率自行车至力竭的路程成绩情况：CON 组运动路程为（5.00±1.93）千米，LBI 组运动路程为（6.13±2.42）千米，WBI 组运动路程为（5.95±2.63）千米。与 CON 组相比，LBI 组运动路程平均增加 1.13 千米，提高 23%，差异显著（$p<0.05$）；WBI 组运动距离平均增加 0.95 千米，提高 19%，差异显著（$p<0.05$）；LBI 组与 WBI 组相比，运动路程无显著性差异，如图 4 所示。

表3 不同预冷方式后力竭运动路程成绩情况（$\bar{X} \pm SD$）

分组	CON 组	LBI 组	WBI 组
运动路程/千米	5.00±1.93	6.13±2.42*	5.95±2.63*

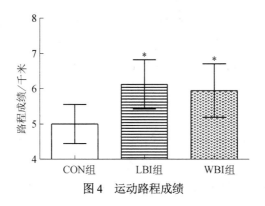

图4 运动路程成绩

3.1.3　不同预冷方式对运动总功的影响

表 4 和图 5 为受试者经过不同预冷方式后在高温高湿环境下做功率自行车至力竭的做功成绩情况：CON 组完成做功（172.51±79.27）千焦，LBI 组完成做功（215.40± 95.85）千焦，WBI 组完成做功（206.40±100.97）千焦。与 CON 相比，LBI 组运动做功平均增加 42.89 千焦，提高 25%，差异显著（$p<0.05$）；WBI 组运动做功平均增加 33.89 千焦，提高 20%，差异显著（$p<0.05$）；LBI 组与 WBI 组相比，运动做功无显著性差异。

表 4　不同预冷方式后至力竭运动做功成绩情况（$\bar{X}$ ±SD）

分组	CON 组	LBI 组	WBI 组
运动做功/千焦	172.51±79.27	215.40±95.85*	206.40 ±100.97*

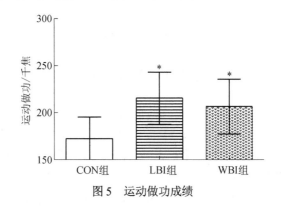

图 5　运动做功成绩

3.2　不同预冷方式对受试者生理指标的影响

本研究选择了递增负荷至力竭的运动方式，因受试者运动能力不同，不同受试者所能持续的运动时间会有差异。从实验结果来看，3 个试验组受试者均能坚持运动到 20 分钟左右。20 分钟以后，各受试者运动能力出现了差异。为了统计需要，我们对所有受试者都完成的测试点进行统计处理，而 20 分钟时间点后，由于部分受试者未能坚持运动，数据不予统计处理。

3.2.1　不同预冷方式对受试者心率的影响

如表 5 所示，CON 组、LBI 组和 WBI 组受试者基础心率（−20 分钟）分别为（67.4±5.9）次/分、（67.1±7.0）次/分和（67.5±6.6）次/分，相互间无显著性差异（$p>0.05$）。预冷 20 分钟后，CON 组、LBI 组和 WBI 组心率分别为（67.2±

5.5）次/分、（59.6±4.8）次/分、（60.5±5.7）次/分，较预冷前分别降低（0.3±1.3）次/分、（7.5±2.7）次/分和（7±3.3）次/分，预冷组下降非常显著（LBI 组为 $p<0.01$，WBI 组为 $p<0.01$）。

图 6 表示不同预冷方式下心率的变化情况。由双因素重复方差分析可得，在预冷阶段［−20～0 分钟，如图 6（a）］，CON、LBI 和 WBI 对心率影响组间比较差异不明显（$F=1.86$，$p=0.1710$），而预冷时间因素对心率具有明显影响（$F=33.39$，$p<0.01$），预冷与时间对心率具有显著的交互影响（$F=7.97$，$p<0.01$）。同时，由单因素方差分析可知，在 0 分钟时间点上，与 CON 组相比，LBI 组和 WBI 组心率具有非常显著性差异（$p=0.0025$），但 LBI 组与 WBI 组相比无显著性差异。又对 LBI 组和 WBI 组预冷前后心率进行配对样本 T 检验，结果表明，预冷前后两组心率都非常显著性下降了（LBI 组为 $p<0.01$，WBI 组为 $p<0.01$）。说明预冷对心率具有影响，但非独立影响因素。在运动阶段（0 分钟至力竭），LBI 组和 WBI 组心率变化组间比较差异不明显（$F=0.22$，$p=0.8021$），而运动时间对心率具有明显影响（$F=365.89$，$p<0.01$），预冷方式与时间对心率交互影响不明显（$F=1.92$，$p=0.0857$）。说明运动时间是影响此阶段心率变化的主要因素。

表 5　不同预冷方式下心率变化情况（$\bar{X} \pm SD$）

时间点/分钟	CON 组/（次/分）	LBI 组/（次/分）	WBI 组/（次/分）
−20	67.4±5.9	67.1±7.0	67.5±6.6
−15	67.2±6.2	63.1±6.4	63.6±6.7
−10	67.3±6.2	62.4±4.8	64.8±7.0
−5	67.1±6.6	61.3±5.2	63.0±7.9
0	67.2±5.5	59.6±4.8**	60.5±5.7**
5	100.5±11.7	96.9±10.3	94.3±10.6
10	116.7±15.9	113.3±12.9	110.5±14.9
15	136.4±20.7	130.8±19.4	127.3±19.3
20	152.8±15.7（$n=9$）	149.1±13.6（$n=11$）	142.4±13.2（$n=11$）
25	170.0±15.0（$n=3$）	170.5±13.2（$n=6$）	163.3±12.5（$n=6$）
30	176.0±8.5（$n=2$）	181.3±14.7（$n=3$）	170.5±7.8（$n=2$）
35	190.0（$n=1$）	181.5±13.4（$n=2$）	189.0±4.2（$n=2$）
40	（$n=0$）	199.0（$n=1$）	198.0（$n=1$）
力竭	173.9±14.1	183.1±12.6	183.6±9.0

在预冷阶段（−20～0 分钟），LBI 和 WBI 对心率影响差异不明显（$F=1.86$，$p=0.1710$），而时间对心率具有明显影响（$F=33.39$，$p<0.0001$），预冷与时间对心率具有显著的交互影响（$F=7.97$，$p<0.0001$）。在运动阶段（0 分钟至力竭），LBI

和 WBI 对心率影响差异不明显（$F=0.22$，$p=0.8021$），而时间对心率具有明显影响（$F=365.89$，$p<0.0001$），预冷方式与时间对心率交互影响不明显（$F=1.92$，$p=0.0857$）。

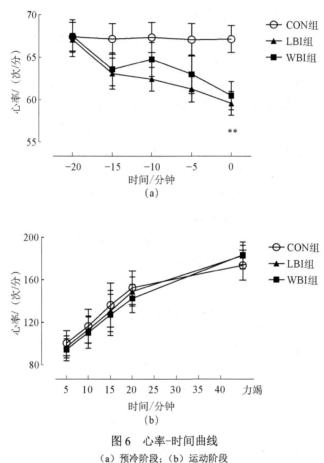

图6　心率–时间曲线

（a）预冷阶段；（b）运动阶段

3.2.2　不同预冷方式对受试者储备心率的影响

表 6 为受试者经过不同预冷方式后储备心率情况，由单因素方差分析可知，与 CON 组相比，两预冷组储备心率具有显著性差异（$p<0.05$），如图 7 所示，说明预冷增加了运动中的储备心率。但 LBI 组与 WBI 组间无显著性差异。

表6　不同预冷方式后储备心率情况（$\overline{X} \pm SD$）

分组	CON 组	LBI 组	WBI 组
储备心率/（次/分）	106.8±17.6	123.5±14.1*	123.1±12.7*

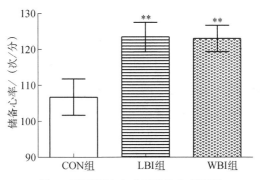

图7　不同预冷方式后储备心率情况

3.2.3　不同预冷方式对受试者核心温度的影响

表 7 为受试者经过不同预冷方式后运动各测定时间点上耳温的变化情况，其中 CON 组、LBI 组和 WBI 组基础耳温分别为（36.8±0.2）℃、（36.9±0.2）℃和（36.9±0.2）℃，无显著性差异。−20～0 分钟，LBI 组从（36.9±0.2）℃下降到（36.6±0.2）℃，降低了 0.3℃（$p<0.05$）；WBI 组从（36.9±0.2）℃下降到（36.5±0.3）℃，降低了 0.4℃（$p<0.05$），下降都非常显著。

表7　不同预冷方式对受试者耳温的影响（$\bar{X}\pm SD$）

时间/分钟	CON 组/℃	LBI 组/℃	WBI 组/℃
−20	36.8±0.2	36.9±0.2	36.9±0.2
−15	36.8±0.3	36.6±0.4	36.7±0.2
−10	36.8±0.3	36.6±0.3	36.7±0.2
−5	36.8±0.2	36.7±0.3	36.7±0.3
0	36.9±0.2	36.6±0.2*	36.5±0.3*
5	37.4±0.4	37.2±0.4	37.1±0.3
10	37.4±0.5	37.2±0.5	37.0±0.3
15	37.6±0.4	37.4±0.5	37.2±0.3
20	37.9±0.5（$n=9$）	37.6±0.5（$n=11$）	37.4±0.4（$n=11$）
25	38.4±0.3（$n=3$）	38.0±0.5（$n=6$）	37.6±0.4（$n=6$）
30	38.8±0.6（$n=2$）	38.3±0.2（$n=3$）	38.1±0.4（$n=2$）
35	39.1（$n=1$）	38.7±0.6（$n=2$）	38.6±0.7（$n=2$）
40	（$n=0$）	39.9（$n=1$）	39.9（$n=1$）
力竭	38.3±0.7	38.3±0.8	38.0±0.7

图 8 表示预冷阶段（−20～0 分钟）CON 组、LBI 组和 WBI 组耳温-时间变化趋势，由双因素重复测量方差分析可知，CON 组、LBI 组和 WBI 组间具有显著性差异（$F=3.52$，$p=0.0421$）；且预冷时间对耳温的影响也具有非常显著的差异（$F=10.39$，$p<0.0001$）；同时，预冷方式与时间对耳温具有非常显著性的交互影响

（$F=2.82$，$p=0.0065$）。另外，由单因素方差分析可知，在 0 分钟时，LBI 组和 WBI 组耳温也显著低于 CON 组（$p<0.05$），但 LBI 组和 WBI 组耳温相比不具有显著性差异。又对 LBI 组和 WBI 组预冷前后耳温进行配对样本 T 检验，结果显示，两预冷组心率都显著下降（LBI 组为 $p<0.05$，WBI 组为 $p<0.05$），说明在预冷阶段，预冷和预冷时间都成为影响耳温的独立因素。

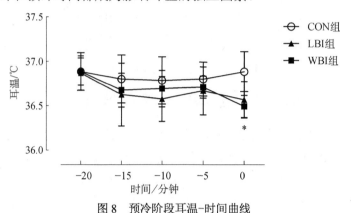

图 8　预冷阶段耳温-时间曲线

在运动阶段（0 分钟至力竭），如图 9 所示，三组耳温皆随时间显著上升，但 CON 组耳温上升更明显，CON 组在运动阶段的前 20 分钟耳温都显著高于 LBI 组和 WBI 组；而 WBI 组运动过程中耳温一直低于 LBI 组。由双因素重复测量方差分析可知，CON 组、LBI 组和 WBI 组间具有显著性差异（$F=4.47$，$p=0.0191$）；且随着运动时间的推移，组内耳温比较也具有非常显著性差异（$F=72.24$，$p<0.0001$）；而预冷方式与时间对耳温交互影响不明显（$F=0.29$，$p=0.9674$）。说明在运动阶段，时间和预冷都成为影响耳温的独立因素，两种预冷方式明显延缓预冷后运动过程中核心温度上升的趋势。

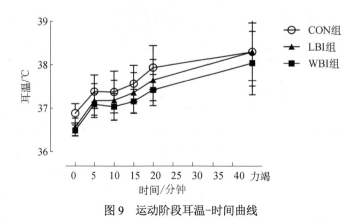

图 9　运动阶段耳温-时间曲线

3.2.4 不同预冷方式对受试者皮肤表面温度的影响

表 8 为受试者在预冷和运动各测定时间点上面部皮肤表面温度的变化情况，其中 CON 组、LBI 组和 WBI 组基础面部皮肤表面温度分别为（34.7±0.6）℃、（34.7±1.2）℃和（34.7±0.6）℃，无显著性差异。−20～0 分钟，LBI 组升高到（35.4±0.5）℃，升高了 0.7℃；WBI 组升高到了（35.2±0.7）℃，升高了 0.5℃，但结果不具有显著性差异。

表 8 不同预冷方式下面部皮肤表面温度的变化（$\bar{X} \pm SD$）

时间/分钟	CON 组/℃	LBI 组/℃	WBI 组/℃
−20	34.7±0.6	34.7±1.2	34.7±0.6
−15	34.8±1.3	34.8±1.4	34.4±1.5
−10	35.0±0.8	35.3±0.3	35.2±0.4
−5	35.6±0.4	35.4±0.4	35.6±0.7
0	34.8±0.6	35.4±0.5	35.2±0.7
5	36.9±0.6	37.1±0.6	36.9±0.6
10	36.7±0.8	37.2±0.5	36.7±0.6
15	37.0±0.2	37.2±0.6	36.6±0.7
20	37.7±0.2（$n=9$）	37.6±0.6（$n=11$）	37.1±0.6（$n=11$）
25	37.6±0.3（$n=3$）	37.6±0.4（$n=6$）	37.2±0.4（$n=6$）
30	38.9±0.4（$n=2$）	37.9±0.9（$n=3$）	38.0±0.9（$n=2$）
35	38.1（$n=1$）	38.0±0.2（$n=2$）	37.9±0.3（$n=2$）
40	（$n=0$）	39.5（$n=1$）	39.5（$n=1$）
力竭	37.9±0.9	37.8±0.8	37.7±0.8

图 10 表示 CON 组、LBI 组和 WBI 组面部皮肤表面温度随时间变化趋势，在预冷阶段（−20～0 分钟），由双因素重复测量方差分析可知，CON 组、LBI 组和 WBI 组间无显著性差异（$F=0.15$，$p=0.8592$）；而预冷时间对面部皮肤表面温度具有非常显著性影响（$F=7.69$，$p<0.0001$）；同时，预冷方式与时间对面部皮肤表面温度不具有交互影响（$F=0.38$，$p=0.9276$）。另外，由单因素方差分析可知，在 0 分钟时，与 CON 组相比，LBI 组和 WBI 组面部皮肤表面温度不具有显著性差异，同时 LBI 组与 WBI 组间也不具有显著性差异（$p=0.7088$）。又对 LBI 组和 WBI 组预冷前后面部皮肤表面温度进行配对样本 T 检验，结果显示不具有显著性差异（LBI 组 $p=0.0848$，WBI 组 $p=0.1574$）。说明预冷对面部皮肤表面温度不具有明显影响，而预冷时间成为影响面部皮肤表面温度的主要因素。

在运动阶段（0 分钟至力竭），三组受试者面部皮肤表面温度皆随时间显著上升。由双因素重复测量方差分析可知，CON 组、LBI 组和 WBI 组间不具有显著性差异（$F=1.27$，$p=0.2932$）；且运动时间对面部皮肤表面温度具有非常显著性影响（$F=91$，$p<0.0001$）；而预冷方式与时间对面部皮肤表面温度不具有交互影响（$F=0.81$，$p=0.5930$）。说明在运动阶段，运动时间成为影响面部皮肤表面温度的主要因素。

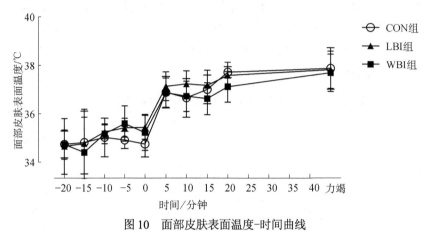

图 10　面部皮肤表面温度-时间曲线

3.2.5　不同预冷方式对受试者热储备的影响

不同预冷方式后受试者热储备情况如表 9 和图 11 所示，统计结果表明 LBI 组和 WBI 组热储备量明显高于 CON 组，而 LBI 组与 WBI 组相比无显著性差异。

表9　不同预冷方式后受试者热储备情况（$\bar{X}\pm SD$）

分组	CON 组	LBI 组	WBI 组
热储备/（焦/克）	4.43±2.10	6.69±2.06*	5.99±1.39*

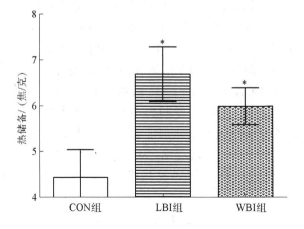

图 11　不同预冷方式后运动受试者热储备情况

3.2.6 不同预冷方式对受试者血氧饱和度的影响

由表 10 可知，受试者在不同预冷方式后基础血氧饱和度分别为（97.9±1）%、（98.0±0.4）%和（98.3±0.5）%，无显著性差异。

表 10 不同预冷方式的血氧饱和度变化（$\bar{X} \pm SD$）

时间/分钟	CON 组/%	LBI 组/%	WBI 组/%
−20	97.9±1.0	98.0±0.4	98.3±0.5
−15	97.8±0.9	98.3±0.7	98.1±1.6
−10	97.8±0.9	98.0±1.0	98.0±1.7
−5	97.8±1.1	98.7±0.8	98.3±1.2
0	97.8±0.9	98.5±0.7	98.4±1.2
5	97.2±1.3	98.0±1.4	98.4±0.8
10	97.3±1.4	98.1±0.5	97.8±1.5
15	96.8±1.4	97.2±0.8	97.5±1.1
20	96.9±1.3（n=9）	96.8±0.8（n=11）	96.8±1.0（n=11）
25	96.7±1.5（n=3）	96.2±1.0（n=6）	96.5±2.1（n=6）
30	95.0（n=2）	95.3±0.6（n=3）	96.5±2.1（n=2）
35	95.0（n=1）	95.0（n=2）	95.5±2.1（n=2）
40	（n=0）	93.0（n=1）	93（n=1）
力竭	96.0±1.8	95.8±1.3	95.9±1.4

由图 12 可知，预冷 20 分钟后（0 分钟时间点），LBI 组和 WBI 组血氧饱和度略上升，但差异不明显（p=0.1087）。在运动阶段，各组血氧饱和度皆下降。运动初期，LBI 组和 WBI 组血氧饱和度都显著高于 CON 组（5 分钟、10 分钟、15 分钟）。运动至力竭时，三组受试者血氧饱和度降到最低，分别为（96.0±1.8）%、（95.8±1.3）%和（95.9±1.4）%，但统计结果并无显著性差异。由双因素重复方差分析可知，在预冷阶段（−20～0 分钟），时间对血氧饱和度影响不显著（F=1.53，p=0.1983），预冷对血氧饱和度影响也不显著（F=1.08，p=0.3518），且时间和预冷对血氧饱和度相互影响也不明显（F=1.22，p=0.2897），说明预冷对血氧饱和度几乎没有影响。

在运动阶段，由双因素重复方差分析可知，仅运动时间对血氧饱和度产生显著性影响（F=26.73，p<0.0001），而不同预冷方式间没有明显差异（F=2.42，p=0.1044），且预冷方式与时间对血氧饱和度没有明显交互影响（F=1.85，p=0.0966），说明预冷对血氧饱和度几乎没有影响。

3.2.7 不同预冷方式对受试者血乳酸的影响

表 11 为不同预冷方式受试者在高温高湿环境下递增负荷运动时血乳酸变化情况。

由表 11 可知，安静状态下受试者的血乳酸浓度分别为（1.5±0.3）毫摩尔/升、（1.6±0.3）毫摩尔/升和（1.7±0.3）毫摩尔/升，无显著性差异；运动至力竭时的血乳酸浓度分别为（7.9±2.2）毫摩尔/升、（9.3±3）毫摩尔/升和（8.9±3.2）毫摩尔/升，统计结果显示并无显著性差异。

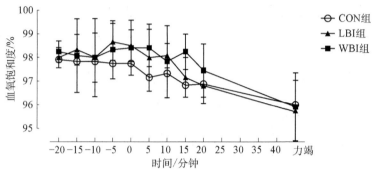

图 12　血氧饱和度-时间曲线

表 11　不同预冷方式对受试者血乳酸的影响（$\bar{X} \pm SD$）

时间/分钟	CON 组/（毫摩尔/升）	LBI 组/（毫摩尔/升）	WBI 组/（毫摩尔/升）
0	1.5±0.3	1.6±0.3	1.7±0.3
5	2.1±0.5	2.4±0.7	2.2±0.6
10	2.5±1.0	2.8±1.2	2.6±1.1
15	4.4±2.2	4.2±2.6	3.8±2.1
20	6.1±2.5（$n=9$）	6.0±3.8（$n=11$）	5.2±2.7（$n=11$）
25	6.6±2.1（$n=3$）	6.1±3.6（$n=6$）	5.2±3.1（$n=6$）
30	6.8±2.7（$n=2$）	3.5±0.9（$n=3$）	4.9±0.1（$n=2$）
35	5.1（$n=1$）	5.6±0.6（$n=2$）	6.2±0.1（$n=2$）
40	（$n=0$）	8.8（$n=1$）	9.2（$n=1$）
力竭	7.9±2.2	9.3±3.0	8.9±3.2

图 13 表示血乳酸随运动时间变化的趋势，由图 13 可看出，LBI 和 WBI 后血乳酸曲线有右移趋势，且在运动结束即刻，LBI 组和 WBI 组血乳酸浓度高于 CON 组，由双因素重复测量方差分析可知，不同预冷方式间血乳酸变化不具有显著性差异（$F=0.19$，$p=0.7352$），而运动时间对血乳酸变化具有非常显著性的影响（$F=102.19$，$p<0.00001$），但预冷方式和时间对血乳酸也并不具有显著的交互影响（$F=0.69$，$p=0.7352$），说明预冷对运动中血乳酸变化不具有明显影响。

3.2.8　不同预冷方式中主观疲劳程度的变化

由图 14 可知，运动过程中各组受试者主观疲劳程度一直上升，CON 组受试者主观疲劳高于两预冷组，但统计结果显示不具有显著性差异（$F=0.37$，$p=0.9364$）。

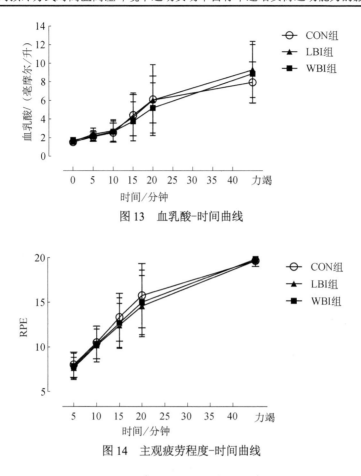

图 13　血乳酸-时间曲线

图 14　主观疲劳程度-时间曲线

3.3　具有显著性变化的指标与运动成绩的相关性分析

3.3.1　身体温度与运动成绩之间的相关性分析

由表 12 可知，运动前耳温和皮肤温度与运动成绩之间不具有显著性相关，而热储备与运动成绩之间具有非常显著性相关，如图 15 所示（$p<0.01$，$r>0.7$）。

表 12　运动前耳温、运动前皮肤温度、热储备与运动成绩之间相关性分析

运动成绩		运动前耳温/0 分钟	运动前皮肤温度/0 分钟	热储备
时间	r	−0.075	0.253	0.737**
	p	0.664	0.149	0.000
路程	r	−0.075	0.252	0.732**
	p	0.665	0.150	0.000
做功	r	−0.068	0.250	0.725**
	p	0.692	0.154	0.000

3.3.2　心率与运动成绩间的相关性分析

由表 13 可知，运动前心率（0 分钟）和储备心率与运动成绩之间都具有非常显著性相关，其中运动前心率（0 分钟）与运动成绩之间相关系数为 $r<-0.6$，$p<0.01$，运动前后储备心率与运动成绩相关系数为 $r>0.7$，$p<0.01$。图 16 为运动时间成绩与运动前心率、储备心率相关性图例。

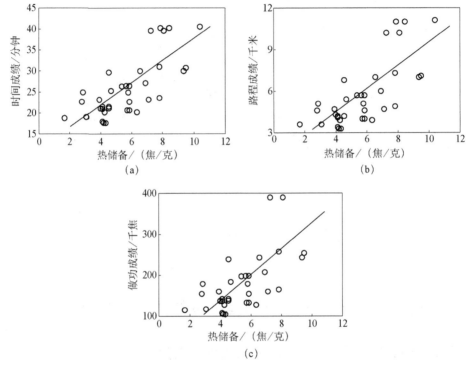

图 15　运动成绩与热储备相关性图例

（a）、（b）、（c）$p<0.01$，$r>0.7$

表 13　运动前心率、储备心率与运动成绩之间相关性分析

运动成绩	r/p	运动前心率/（次/分）	储备心率/（次/分）
时间	r	−0.6280**	0.7134##
	p	0.000	0.000
路程	r	−0.6279**	0.7182##
	p	0.000	0.000
做功	r	−0.6269**	0.7100##
	p	0.000	0.000

注：##表示热储备与时间路程、做功之间有非常显著的相关性。

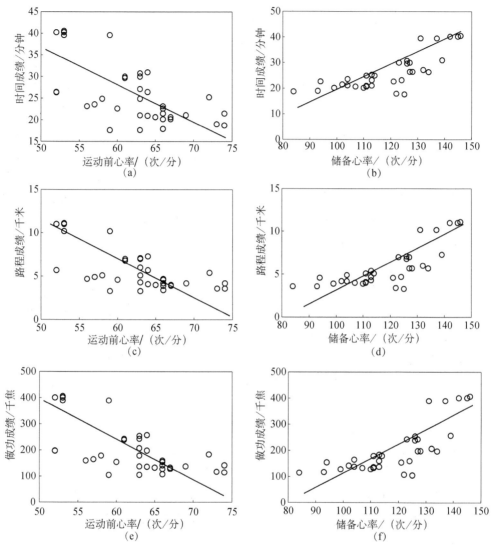

图 16　运动成绩与运动前心率和储备心率 Person 相关性图例

（a）、（c）、（e）$p<0.01$；$r<-0.6$　　（b）、（d）、（f）$p<0.01$，$r>0.7$

4　分析与讨论

　　多年来，大量研究指出，在高温高湿环境下，运动前预冷可以减轻运动员运动时的热压力，有益于他们发挥出更好的运动能力。实际中确实也有许多为运动员冷疗降温的商业产品出现在运动训练场上，如冰背心、冰桶，甚至大型的冷疗池。但这些预冷措施与运动成绩是否有直接关系还无法确定。

　　早在 20 世纪 30 年代，就有研究人员开始研究人体在不同温度下的反应情况，并认为高温高湿环境不利于人体活动[54]。随后的关于高温高湿对人体影响的研究主要集中在军队和工业生产中，并有大量研究涉及改善人体在高温高湿环境中的活动能力[55]。直到 20 世纪 80 年代，体育科研工作者广泛意识到高温高湿环境对运动能力和运动成绩产生的不利影响，如高温高湿环境下运动机体受到过高的热应力，表现为核心温度升高、代谢加快、热量堆积、疲劳提前、运动意志力降低等，并开始研究用于改善高温高湿环境下运动能力的方法，其中冷疗成为研究热点[21, 29, 30, 32]。随后的研究者研究了大量不同冷疗方法对人体生理指标的影响，并研发了预冷技术，即在运动前通过一定的降温措施，如冷水浸泡，预先降低运动员的身体温度，产生热储备，用以抵御高温高湿环境带来的热压力[27]。有研究还专门比较了热身和预冷两种赛前准备方式对高温高湿环境下耐力型项目中运动员运动能力的影响，结果显示，高温高湿环境下热身对耐力型运动能力起到负面效果；相反，预冷则提高了耐力水平[1]。特别是经过 1996 年亚特兰大奥运会和 2004 年悉尼奥运会后，一些具体的预冷方法被用到了实际运动训练和比赛场上来，如 1996 年亚特兰大奥运会时，澳大利亚国家队就装备上了由澳大利亚体育学院研发的冰背心，引起了大家的广泛关注。2008 年北京奥运会举办时的气候也属于高温高湿气候（气温高达 38.3℃，平均相对湿度为 75%），这更加引发了各国体育科研工作者对预冷的研究热潮，出现了大量的预冷方法，如冷水浸泡、冷却房、冰背心、冰浆饮料、降温帽、冰袋、冷气喷雾等。

　　研究资料显示，预冷基于这样的理论基础：预冷可以降低运动员的身体核心温度，增加热储备，从而提高他们对高温高湿环境的抵抗力，延缓运动疲劳的发生。此领域的研究者们一致认为，预冷在改善高温高湿环境下运动员的运动能力方面是有效的，其主要作用在于增加热储备。热储备的增加有两方面的意义：一是可以延缓高温高湿环境下耐力型运动过程中疲劳的发生；二是运动前身体温度越低，就有更多的热储备，可以使运动员在身体达到极限温度前完成更多的运动。虽然大量的研究表明预冷有这样的效果，但并没有研究表明预冷与运动成绩直接相关。因为大多数研究只是在关注预冷对生理指标的影响，如是否降低了核心温度，是否增加了热储备，而在对运动成绩的关注上，因采用的检验预冷效果的运动方式不同（有的采用了固定时间的运动，有的采用了固定负荷的运动），得出的运动成绩也不一样。并且，这些研究大多数只停留在实验室，又因为采用的预冷方式、预冷部位、预冷时间和预冷温度不同，结果也存在很大差异。同时，让我们遗憾的是，这些研究几乎都来自国外，而国内没有相关研究。于是，预冷也引起了我们研究的兴趣。

本研究的主要目的是在现有的理论基础上，进一步研究预冷对高温高湿环境下运动能力的影响。本研究采用前人研究中常见的全身冷水浸泡预冷和下肢预冷来作为预冷干预方式，另外还设置无预冷组作为对照。根据前人研究和实验室条件，我们将预冷水温控制在 16～18℃，时间是 20 分钟。整个预冷过程在正常室温下进行，而预冷后的运动在高温高湿环境气候模拟室内进行，模拟室环境参考夏季奥运会气候条件，温度控制在 35～38℃，相对湿度控制在 60%～70%。

我们选择递增负荷至力竭的功率自行车运动来检验预冷效果。递增负荷的功率自行车运动是实验室测试运动员运动能力的经典方法[56]，与其他研究采用固定时间或固定运动量的测试不同，递增负荷至力竭可以使运动员充分发挥自己的运动能力，最终检验出运动水平，进而检验预冷对运动成绩的实际影响。因此，受试者能坚持运动的时间也直接体现了他们的运动表现。从时间结果来看，所有受试者均能坚持到 20 分钟。20 分钟以后，各受试者运动能力出现了差异。为了统计需要，我们对所有受试者都完成的测试点进行统计处理，而 20 分钟后，由于部分受试者未能坚持运动，没能采集相关指标，不予进行统计处理。

从实验结果来看，无论是全身预冷还是局部（下肢）预冷，对受试者的核心温度和心率都产生了明显影响。20 分钟 16～18℃的全身预冷使受试者心率下降了（7.0±3.3）次/分，核心温度降低了 0.4℃；下肢预冷使受试者心率下降了（7.5±2.7）次/分，核心温度降低了 0.3℃；最关键的是，两预冷组热储备和心率储备都显著高于无预冷组，且下肢预冷组热储备和心率储备都高于全身预冷组，这也直接造成了运动成绩的差异。结果显示，两种预冷方式都显著提高了高温高湿环境下功率自行车运动员的运动成绩，并且下肢预冷改善效果明显好于全身预冷，具体改善效果为：与无预冷相比，下肢预冷使运动时间、运动路程和做功分别提高了 3.43 分钟、1.13 千米和 42.89 千焦，全身预冷使运动时间、运动路程和做功分别提高了 2.62 分钟、0.95 千米和 33.89 千焦，差异都非常显著。可见，预冷对改善高温高湿环境下运动成绩的效果是明显的，大多数国外研究也得出了同样的结果。进行相关性分析后我们发现，运动成绩的改善与热储备和心率储备呈现显著的相关性。

4.1 预冷对运动员生理指标的影响分析

本研究采用的两种预冷方式（全身预冷和下肢预冷）均为冷水浸泡，时间是 20 分钟（−20～0 分钟），水温 16～18℃。与无预冷相比，两种预冷方式对受试者的心率和身体温度都产生了不同程度的影响。

4.1.1　预冷对心率的影响

从实验结果来看，无论是全身预冷还是下肢预冷，预冷后心率都明显下降，全身预冷组心率从（67.5±6.6）次/分降到（60.5±5.7）次/分，下降（7.0±3.3）次/分；下肢预冷组心率从（67.1±7.0）次/分降到（59.6±4.8）次/分，下降（7.5±2.7）次/分，下降非常明显（$p<0.01$）；而无预冷组心率几乎无变化。这说明 20 分钟 16~18℃的冷水浸泡预冷明显降低了受试者的心率。并且由数据可知，下肢预冷组心率下降幅度比全身预冷组更大。这与国外研究结果类似，原因可能是全身预冷会使机体产生更大的应激，从而导致心率上升[57]。

为了探究预冷过程中心率变化情况，我们每 5 分钟采集一次心率指标。从图 6（a）预冷阶段心率-时间曲线上看，虽然统计显示 CON 组、LBI 组和 WBI 组的三条曲线在统计学上不具有明显差异（$F=1.86$，$p=0.1710$），但下肢预冷组受试者心率随预冷时间的延长一直呈下降趋势，而全身预冷组心率在预冷 10 分钟时有小幅上升。统计分析显示，预冷时间的不同会对心率产生不同的影响，差异具有显著性（$F=33.39$，$p<0.0001$）。分析还显示，随着预冷时间的延长，不同预冷方式与预冷时间对心率存在明显的交互影响（$F=7.97$，$p<0.0001$）。这表明，不同预冷方式并非心率变化的独立影响因素，其中预冷时间是影响心率变化的重要因素。而且相关性分析显示，预冷结束即刻心率（运动前心率）与运动成绩之间具有非常显著的相关性（$p<0.01$，$r>0.6$）。由此可见，下肢预冷和全身预冷对心率的影响是有差异的，下肢预冷属于局部预冷，能够避免全身预冷带来的巨大应激反应，因此更加有利于对心率的改善。

4.1.2　预冷对核心温度的影响分析

临床研究表明，鼓膜温度与直肠温度几乎吻合[52]，所以本研究通过测量耳道鼓膜温度来反映受试者的核心温度的变化。测量采用泰尔茂（型号 EM* 30CPL）电子体温计（产地为中国杭州），测量时将探测头插入受试者的外耳道，在每个时间点都进行三次测量，取平均值进行统计分析。

实验结果显示，预冷 20 分钟后（0 分钟），LBI 组核心温度从（36.9±0.2）℃下降到（36.6±0.2）℃，降低了 0.3℃；WBI 组从（36.9±0.2）℃下降到（36.5±0.3）℃，降低了 0.4℃，下降显著（$p<0.05$）。又由图 8 预冷阶段耳温-时间曲线可知，随着预冷的进行（-20~0 分钟），LBI 组和 WBI 组耳温都有升有降。在预冷结束即刻（0 分钟），虽然 LBI 组和 WBI 组相比没有明显统计学差异，但数值上 WBI 组核心温度低于 LBI 组，并且 LBI 组和 WBI 组核心温度都显著低于 CON 组（$p<0.05$）。可见，20 分钟的预冷对运动员核心温度产生了明显的影响，

虽然下肢局部预冷和全身预冷对核心温度的影响相比较不具有显著性差异，但综合分析可看出全身预冷对核心温度影响更大。

为了探究预冷过程中核心温度的变化情况，我们同样每 5 分钟采集一次鼓膜耳温。由图 8 预冷阶段耳温-时间曲线分析可知，CON 组、LBI 组和 WBI 组三条曲线组间比较存在明显的差异（$F=3.52$，$p=0.0421$），这说明不同的预冷干预方式对核心温度具有独立显著性影响。同时，随着预冷时间的进行，三组核心温度也具有明显的纵向变化，分析显示预冷时间不同，核心温度也具有非常显著性差异（$F=10.39$，$p<0.0001$），且不同的预冷方式和预冷时间对核心温度具有非常显著的交互影响（$F=2.82$，$p=0.0065$）。这表明，不同的预冷方式不仅是影响核心温度的独立因素，且随着预冷时间的延长，预冷对核心温度的影响更加明显。

4.1.3 预冷对皮肤表面温度的影响分析

人体皮肤表面温度因部位不同可能会有不同差异，因此对皮肤表面温度的测试多是胸部、上臂、大腿和小腿皮肤温度相加权计算的结果[58]。本研究因要对受试者进行冷水浸泡，胸部、上臂、大腿和小腿皮肤表面温度难以测试，因此我们选择对面部皮肤表面温度进行测试。测试仪器是 TIR1 红外热像仪。

由结果可知，经过 20 分钟的预冷后，LBI 组和 WBI 组面部皮肤表面温度略有上升趋势，LBI 组升高到（35.4±0.5）℃，升高了 0.7℃；WBI 组升高到（35.2±0.7）℃，升高了 0.5℃，但结果不具有显著性差异。而 CON 组面部皮肤表面温度几乎无变化。从图 10 面部皮肤表面温度-时间曲线可知，随着预冷时间的不同，预冷组面部皮肤表面温度都发生了明显变化，统计分析显示，不同预冷方式组间曲线不具有显著性差异（$F=0.15$，$p=0.8592$），而预冷时间成为影响面部皮肤表面温度的主要因素（$F=7.69$，$p<0.0001$），但预冷方式与时间对面部皮肤表面温度不具交互影响（$F=0.38$，$p=0.9276$）。这说明不同预冷方式对面部皮肤表面温度影响不明显，而预冷时间成为影响面部皮肤表面温度的主要因素。

4.1.4 预冷对血氧饱和度的影响分析

结果显示，预冷 20 分钟后，LBI 组和 WBI 组血氧饱和度略上升，但差异并不明显。并且，根据图 12 血氧饱和度-时间曲线可知，CON 组、LBI 组和 WBI 组间比较并无显著性差异（$F=1.08$，$p=0.3518$），且随着预冷的进行，血氧饱和度也无显著性变化（$F=1.53$，$p=0.1983$），同时不同预冷方式和时间也不存在显著性交互影响（$F=1.22$，$p=0.2897$）。这表明预冷对血氧饱和度几乎没有影响。

4.2　不同预冷方式对高温高湿环境下运动能力的影响分析

众多关于预冷改善运动能力的研究都是以运动前降低核心温度为目的的。大量文献表明,在耐力型运动前通过降低核心温度、减小热应激的方式,可以提高运动能力和运动成绩[9, 27, 59]。并且有研究认为,高温高湿环境下运动疲劳的主要原因是核心温度的升高[60]。从上面的结果分析可知,本研究通过 20 分钟 16～18℃的全身预冷和局部(下肢)冷水浸泡都明显降低了运动员的核心温度和心率。结果显示,在 20 分钟 16～18℃全身预冷或下肢预冷后,运动员在高温高湿环境下做递增负荷的功率自行车运动成绩明显好于无预冷组,并且两预冷组的热储备和心率储备也都明显高于无预冷组。运动过程中的血乳酸、血氧饱和度和主观疲劳程度结果在统计上没有显著性差异,但相对于无预冷组,两预冷组曲线明显右移。

4.2.1　不同预冷方式对高温高湿环境下运动成绩的影响分析

预冷干预后运动员在高温高湿环境下进行至力竭的运动的运动时间、运动路程和总做功都明显升高。相较无预冷组而言,下肢预冷组运动时间平均增加 3.43 分钟,提高 15%($p<0.05$);运动路程平均增加 1.13 千米,提高 22%($p<0.05$);做功平均增加 42.89 千焦,提高 25%($p<0.05$)。与无预冷组相比,全身预冷组运动时间平均增加 2.62 分钟,提高 11%($p<0.05$);运动距离平均增加 0.95 千米,提高 19%($p<0.05$);做功平均增加 33.89 千焦,提高 19%($p<0.05$)。显然,下肢预冷对运动成绩的改善好于全身预冷。

4.2.2　不同预冷方式对高温高湿环境下运动生理指标的影响分析

由上面的结果分析可知,预冷明显降低了运动员的核心温度和心率。这种影响将一直持续到随后的运动过程中,从而对运动表现和运动成绩产生影响。结果显示,不同预冷后,运动过程中运动员的心率、身体核心温度、主观疲劳程度、热储备和心率储备等生理指标都有不同程度的差异。

4.2.2.1　不同预冷方式对高温高湿环境下运动时心率的影响分析

由图 6(b)运动阶段心率-时间曲线可知,随着运动时间的推移,无预冷组、下肢预冷组和全身预冷组三组心率都呈上升趋势,虽然统计分析显示三组心率随时间变化具有明显差异($F=365.89$,$p<0.0001$),但三组间比较不具有显著性差异($F=0.22$,$p=0.8021$),且不同预冷方式与时间对心率不具有明显的交互影响($F=1.92$,$p=0.0857$)。这说明,在高温高湿环境下运动时,受试者心率的变化主

要是由于运动时间的延长，不同的预冷方式对心率的影响并不具有明显差异。但通过对曲线的观察可知，相对无预冷组，预冷组曲线明显右移，这表明预冷有效延缓了运动员在高温高湿环境下运动时心率的上升。

计算运动前后运动员心率储备能力可知，无预冷组、下肢预冷组和全身预冷组储备心率分别为（106.8±17.6）次/分、（123.5±14.1）次/分和（123.1±12.7）次/分，统计分析显示，两预冷组储备心率明显高于预冷组（$p<0.05$）。虽然下肢预冷组和全身预冷组储备心率没有明显差异，但从数值上看，下肢预冷组储备心率略高于全身预冷组。而且相关性分析显示，储备心率与运动成绩之间具有非常显著性相关（$p<0.01$），如表 13 所示，相关系数 $r>0.7$。这说明预冷增加了运动员的心率储备，对预冷后其在高温高湿环境下的运动能力起到明显的改善作用，并且下肢预冷对心率的改善略好于全身预冷，这可能由于全身预冷比局部预冷引起的生理应激更大，导致局部预冷对心率的改善上略好于全身预冷。

4.2.2.2　不同预冷方式对高温高湿环境下运动时身体温度的影响分析

大量的关于预冷的研究认为，预冷对运动能力的改善主要在于降低了核心温度[59]，而皮肤温度对运动没有明显影响[61]。本研究得出了同样的结果。20 分钟 16～18℃的预冷使运动员核心温度明显下降，皮肤表面温度没有有意义的明显变化。

由图 9 运动阶段耳温-时间曲线可知，预冷后在高温高湿环境下运动时（0 分钟至力竭），三组受试者耳温随时间都明显上升（$F=72.24$，$p<0.0001$），且不同预冷组耳温变化组间比较具有显著性差异（$F=4.47$，$p=0.0191$），具体表现为预冷组耳温-曲线明显右移，且全身预冷组右移更明显，无预冷组在所有检测时间点上的耳温明显高于预冷组。同时，分析还显示，不同预冷方式与运动时间对耳温不具有明显的交互影响（$F=0.29$，$p=0.9674$）。这充分说明，不同的预冷方式对高温高湿环境下的耳温具有独立影响，全身预冷和下肢预冷都明显延缓了高温高湿环境下运动时核心温度上升趋势。

从运动前后运动员热储备情况来看，下肢预冷组和全身预冷组两预冷组明显增加了运动员的热储备，如图 11 所示，下肢预冷组热储备明显高于无预冷组（$p<0.05$）；下肢预冷组热储备与全身预冷组相比虽然不具有统计学差异，但数值高于全身预冷组。又由相关性分析可知，热储备与运动时间、路程和做功都存在非常显著性相关（$p<0.01$，$r>0.7$）。所以，即使全身预冷对耳温改善效果好于下肢预冷，但从整个热储备情况看，下肢预冷对运动能力的改善更具有优势。这表明，本研究中高温高湿环境下运动成绩的提高与预冷所引起的热储备增加有明显关系，下肢预冷对运动能力的提高稍好于全身预冷。

4.2.2.3　不同预冷方式对高温高湿环境下运动时血乳酸的影响分析

如图 13 所示，预冷后在高温高湿环境下的运动过程中（0 分钟至力竭），三组血乳酸都随时间变化逐渐上升，直到力竭时血乳酸值升到最大，血乳酸随时间变化具有非常显著性差异（$F=102.19$，$p<0.00001$）。但分析可知，无预冷组、下肢预冷组和全身预冷组血乳酸变化组间比较不存在显著性差异（$F=0.19$，$p=0.7352$），且不同预冷方式与时间对血乳酸也不具有显著的交互影响（$F=0.69$，$p=0.7352$）。这表明，预冷对高温高湿环境下运动时血乳酸不具有直接影响。

又由图 13 血乳酸-时间曲线可看出，两预冷组血乳酸曲线有右移趋势。同时在力竭时间点上，两预冷组血乳酸浓度明显高于无预冷组，且数值上下肢预冷组高于全身预冷组。这说明相对于无预冷组，预冷组运动员表现出更好的运动能力。

4.2.2.4　不同预冷方式对高温高湿环境下运动时血氧饱和度的影响分析

由图 12 血氧饱和度-时间曲线可看出，随着运动时间的延长，三组血氧饱和度都明显下降（$F=26.73$，$p<0.0001$），力竭时三组血氧饱和度都降到了 96%左右，这可能与气候模拟实验室内的氧含量消耗有关。并且，从图 12 上还可看出，无预冷组血氧饱和度都低于两预冷组，预冷组血氧饱和度曲线有上移趋势，但统计结果显示三者间不存在显著性差异（$F=2.42$，$p=0.1044$）。说明预冷对高温高湿环境下运动中血氧饱和度变化没有直接影响。

4.2.2.5　不同预冷方式对高温高湿环境下运动时主观疲劳程度的影响分析

运动过程中受试者主观疲劳程度变化如图 14 所示，结果显示，无预冷组、下肢预冷组和全身预冷组主观疲劳变化基本一致，不具有显著性差异（$F=0.37$，$p=0.9364$）。但由图可以看出，两预冷组主观疲劳曲线略有右移。这说明，预冷对主观疲劳有一定改善作用。

4.3　主要生理指标的相关性分析

由相关性分析可知，受试者在高温高湿环境下的运动成绩与运动前后热储备、运动前心率和心率储备都有高度的相关性（$p<0.01$，$r>0.7$），但运动成绩与运动前核心温度和皮肤表面温度不具有明显相关性。其中热储备与运动前耳温，心率储备与运动前心率都具有非常显著性相关（$p<0.01$）。同时热储备和心率储备间也具有高度相关性（$p<0.01$，$r=0.6563$）。由此可以看出，预冷使运动前核心温

度降低和基础心率降低，从而增加了热储备和心率储备，是预冷后高温高湿环境下运动能力改善的主要因素。

5　结论与建议

（1）本研究设计的两种预冷方案都能有效降低运动员运动前心率和核心体温，增加心率储备和热储备，延缓在高温高湿环境下运动时心率和体温的上升趋势，从而改善高温高湿环境下的运动能力和运动成绩。

（2）与全身预冷相比，下肢预冷可避免全身预冷带来的巨大生理应激，且应用更加方便，因此我们建议在实际应用时采用下肢预冷即可。

（3）本研究仅对全身和局部冷水浸泡预冷效果进行了比较研究，结果表明，预冷导致的热储备和心率储备增加是运动能力改善的主要原因，但更深层次的生理机制未能探讨，相关生理机制有待研究。

参 考 文 献

[1] 桑德拉·尤柯特，温菲尔德·约克，王磊. 预冷对高温环境下耐力项目运动能力的影响[J]. 中国体育教练员，2008，16（1）：62、63.

[2] 吴正华. 闷热多雨天气对奥运会的影响与对策[A]//北京市社会科学界联合会、北京市科学技术学会. 北京自然科学界和社会科学界联席会议 2008·高峰论坛文集[C]. 北京：北京市社会科学界联合会、北京市科学技术协会，2008：5.

[3] 赵杰修，冯连世. 高温高湿环境与运动性疲劳[J]. 中国运动医学杂志，2008，27（2）：238-242.

[4] Montain S J，Coyle E F. Influence of graded dehydration on hyperthermia and cardiovascular drift during exercise[J]. Journal of Applied Physiology，1992，73（4）：1340-1350.

[5] Castle P C，Macdonald A L，Philp A，et al. Precooling leg muscle improves intermittent sprint exercise performance in hot，humid conditions[J]. Journal of applied physiology，2006，100（4）：1377-1384.

[6] Booth J，Marino F，Ward J J. Improved running performance in hot humid conditions following whole body precooling[J]. Medicine and Science in Sports and Exercise，1997，29（7）：943-949.

[7] Lee D T，Haymes E M. Exercise duration and thermoregulatory responses after whole body precooling[J]. Journal of Applied Physiology，1995，79（6）：1971-1976.

[8] Minett G M，Duffield R，Marino F E，et al. Volume-dependent response of precooling for intermittent-sprint exercise in the heat[J]. Medicine & Science in Sports & Exercise，2011，43（9）：1760-1769.

[9] Ross M L，Garvican L A，Jeacocke N A，et al. Novel precooling strategy enhances time trial cycling in the heat[J]. Medicine & Science in Sports & Exercise，2011，43（1）：123-133.

[10] 李国建. 高温高湿低氧环境下人体热耐受性研究[D]. 天津：天津大学，2008.

[11] Latzka W A，Sawka M N，Montain S J，et al. Hyperhydration：tolerance and cardiovascular effects during uncompensable exercise-heat stress[J]. Journal of Applied Physiology，1998，84（6）：1858-1864.

[12] Febbraio M A，Snow R J，Stathis C G，et al. Effect of heat stress on muscle energy metabolism during exercise[J]. Journal of Applied Physiology，1994，77（6）：2827-2831.

[13] Dematte J E，O'Mara K，Buescher J，et al. Near-fatal heat stroke during the 1995 heat wave in Chicago[J]. Annals of Internal Medicine，1998，129（3）：173-181.

[14] Bouchama A，Knochel J P. Heat stroke[J]. New England Journal of Medicine，2002，346（25）：1978-1988.

[15] Thomas M M，Cheung S S，Elder G C，et al. Voluntary muscle activation is impaired by core temperature rather than local muscle temperature[J]. Journal of Applied Physiology，2006，100（4）：1361-1369.

[16] González-Alonso J，Teller C，Andersen S L，et al. Influence of body temperature on the development of fatigue during prolonged exercise in the heat[J]. Journal of Applied Physiology，1999，86（3）：1032-1039.

[17] Nielsen B，Strange S，Christensen N J，et al . Acute and adaptive responses in humans to exercise in a warm，humid environment[J]. Pflugers Archiv European Journal of Physiology，1997，434（1）：49-56.

[18] González-Alonso J，Calbet J A，Nielsen B. Metabolic and thermodynamic responses to dehydration-induced reductions in muscle blood flow in exercising humans[J]. Journal of Applied Physiology，1999，520（2）：577-589.

[19] 孙丽婧，朱能. 高温高湿下人体热应力评价指标的研究[J]. 煤气与热力，2006，26（10）：67-70.

[20] Nybo L，Nielsen B. Hyperthermia and central fatigue during prolonged exercise in humans[J]. Journal of Applied Physiology，2001，91（3）：1055-1060.

[21] Bruck K，Olschewski H. Body temperature related factors diminishing the drive to exercise[J]. Canadian Journal of Physiology and Pharmacology，1987，65（6）：1274-1280.

[22] Marino F E. Methods，advantages，and limitations of body cooling for exercise performance. [J]. British Journal of Sports Medicine，2002，36（2）：89-94.

[23] Nunneley S A，Martin C C，Slauson J W，et al. Changes in regional cerebral metabolism during systemic hyperthermia in humans[J]. Journal of Applied Physiology，2002，92（2）：846-851.

[24] Supinski G, Nethery D, Nosek T M, et al. Endotoxin administration alters the force vs. pCa relationship of skeletal muscle fibers[J]. American Journal of Physiology Regulatory Integrative and Comparative Physiology, 2000, 278 (4): R891-896.

[25] Wegmann M, Faude O, Poppendieck W, et al. Pre-cooling and sports performance: A meta-analytical review [J]. Sports Medicine, 2012, 42 (7): 545-564.

[26] 转引自 Ross M, Abbiss C, Laursen P, et al. Precooling methods and their effects on athletic perfor-mance: A systematic review and practical applications[J]. Sports Medicine, 2013, 43 (3): 225.

[27] Quod M J, Martin D T, Laursen P B. Cooling athletes before competition in the heat [J]. Sports Medicine, 2006, 36 (8): 671-682.

[28] Banfi G, Melegati G, Barassi A, et al. Beneficia Effects of the Whole-Body Cryotherapy on Sport Haemolysis[J]. Journal of Human Sport and Exercise, 2009, 4 (2): 189-193.

[29] Hessemer V, Langusch D, Bruck LK, et al. Effect of slightly lowered body temperatures on endurance performance in humans[J]. Journal of Applied Physiology: Respir, Environ, Exerc Physiol, 1984, 57 (6): 1731-1737.

[30] Olschewski H, Bruck K. Thermoregulatory, cardiovascular, and muscular factors related to exercise after precooling[J]. Journal of Applied Physiology, 1988, 64 (2): 803-811.

[31] Charkoudian N. Mechanisms and modifiers of reflex induced cutaneous vasodilation and vasoconstriction in humans[J]. Journal of Applied Physiology, 2010, 109 (4): 1221-1228.

[32] Blomstrand E, Essén-Gustavsson B. Influence of reduced muscle temperature on metabolism in type I and type II human muscle fibres during intensive exercise[J]. Acta Physiologica Scandinavica, 1987, 131 (4): 569-574.

[33] Kay D, Taaffe D R, Marino F E. Whole-body pre-cooling and heat storage during self-paced cycling performance in warm humid conditions[J]. Journal of Sports Sciences, 1999, 17 (12): 937-944.

[34] Siegel R, Mate J, Watson G, et al. Pre-cooling with ice slurry ingestion leads to similar run times to exhaustion in the heat as cold water immersion[J]. Journal of Sports Sciences, 2012, 30 (2): 155-165.

[35] Goosey-Tolfrey V, Swainson M, Boyd C, et al. The effectiveness of hand cooling at reducing exercise-induced hyperthermia and improving distance-race performance in wheelchair and able-bodied athletes[J]. Journal of Applied Physiology, 2008, 105 (1): 37-43.

[36] Marsh D, Sleivert G. Effect of precooling on high intensity cycling performance[J]. British Journal of Sports Medicine, 1999, 33 (6): 393-397.

[37] Racinais S, Blonc S, Oksa J, et al. Does the diurnal increase in central temperature interact with

pre-cooling or passive warm-up of the leg? [J]. Journal of Science & Medicine in Sport, 2009, 12 (1): 97-100.

[38] Cheung S S, Robinson A M. The influence of upper-body pre-cooling on repeated sprint performance in moderate ambient temperatures[J]. Journal of Sports Sciences, 2004, 22 (7): 605-612.

[39] Webster J, Holland E J, Sleivert G, et al. A light-weight cooling vest enhances performance of athletes in the heat[J]. Ergonomics, 2005, 48 (7): 821-837.

[40] Arngrimsson S A, Petitt D S, Stueck M G, et al. Cooling vest worn during active warm-up improves 5-km run performance in the heat[J]. Journal of Applied Physiology, 2004, 96 (5): 1867-1874.

[41] Bogerd N, Perret C, Bogerd C P, et al. The effect of pre-cooling intensity on cooling efficiency and exercise performance[J]. Journal of Sports Sciences, 2010, 28 (7): 771-779.

[42] Lee J K, Shirreffs S M, Maughan R J. Cold drink ingestion improves exercise endurance capacity in the heat[J]. Medicine & Science in Sports & Exercise, 2008, 40 (9): 1637-1644.

[43] Lee J K W, Maughan R J, Shirreffs S M. The influence of serial feeding of drinks at different temperatures on thermoregulatory responses during cycling[J]. Journal of Sports Sciences, 2008, 26 (6): 583-590.

[44] Burdon C A, O'Connor H T, Gifford J A, et al. Influence of beverage temperature on exercise performance in the heat: a systematic review[J]. Internation Journal of Sport Nutrition & Exercise Metabolism, 2010, 20 (2): 166-174.

[45] Lee J K, Shirreffs S M. The influence of drink temperature on thermoregulatory responses during prolonged exercise in a moderate environment[J]. Journal of Sports Sciences, 2007, 25 (9): 975-985.

[46] Burdon C, O'Connor H, Gifford J, et al. Effect of drink temperature on core temperature and endurance cycling performance in warm, humid conditions[J]. Journal of Sports Sciences, 2010, 28 (11): 1147-1156.

[47] Mundel T, King J, Collacott E, et al. Drink temperature influences fluid intake and endurance capacity in men during exercise in a hot, dry environment[J]. Experimental Physiology, 2006, 91 (5): 925-933.

[48] Marino F. Evidence for anticipatory regulation mediated by drink temperature during fixed intensity exercise in the heat[J]. Experimental Physiology, 2007, 92 (2): 467-468; author reply 469.

[49] Guest S, Grabenhorst F, Essick G, et al. Human cortical representation of oral temperature[J]. Physiology & Behavior, 2007, 92 (5): 975-984.

[50] Siegel R, Maté J, Brearley M B, et al. Ice slurry ingestion increases core temperature capacity and running time in the heat[J]. Medicine & Science in Sports & Exercise, 2010, 42 (4): 717-725.

[51] Muir I H, Bishop P A, Lomax R G, et al. Prediction of rectal temperature from ear canal temperature[J]. Ergonomics, 2001, 44 (11): 962-972.

[52] Christensen H, Boysen G. Acceptable agreement between tympanic and rectal temperature in acute stroke patients[J]. International Journal of Clinical Practice, 2002, 56 (2): 82-84.

[53] Havenith G, Inoue Y, Luttikholt V, et al. Age predicts cardiovascular, but not thermoregulatory, responses to humid heat stress[J]. European Journal of Applied Physiology and Occupational Physiology, 1995, 70 (1): 88-96.

[54] Bazett H, Scott J, Maxfield M, et al. Effect of baths at different temperatures on oxygen exchange and on the circulation[J]. American Journal of Physiology-Legacy Content, 1937, 119: 193.

[55] Bell C R, Provins K A. Effects of high temperature environmental conditions on human performance[J]. Journal of Occupational and Environmental Medicine, 1962, 4 (4): 202-211.

[56] 李鹏飞, 冯葆欣, 尚文元, 等. 自行车运动员进行功率自行车 3 种递增负荷运动实验比较有氧耐力研究[J]. 中国体育科技, 2010, 46 (2): 123-125.

[57] White A T, Davis S L, Wilson T E. Metabolic, thermoregulatory, and perceptual responses during exercise after lower vs. whole body precooling[J]. Journal of Applied Physiology, 2003, 94 (3): 1039-1044.

[58] Ramanathan N. A new weighting system for mean surface temperature of the human body[J]. Journal of Applied Physiology, 1964, 19 (3): 531-533.

[59] Marino F E. Methods, advantages, and limitations of body cooling for exercise performance[J]. British Journal of Sports Medicine, 2002, 36 (2): 89-94.

[60] Thomas M M, Cheung S S, Elder G C, et al. Voluntary muscle activation is impaired by core temperature rather than local muscle temperature[J]. Journal of Applied Physiology, 2006, 100 (4): 1361-1369.

[61] Levels K, de Koning J J, Foster C, et al. The effect of skin temperature on performance during a 7.5-km cycling time trial[J]. European Journal of Applied Physiology, 2012, 112 (9): 3387-3395.

高温高湿环境下自行车运动后冷疗对运动性疲劳恢复及再运动能力影响的研究

李 泽 吴 昊

摘 要

　　高温高湿环境下，湿热引起的运动性疲劳是在运动训练和竞赛过程中常见的问题之一，湿热环境下运动疲劳的恢复以及恢复后再次参与训练和竞赛时运动能力的表现尤为重要。本研究通过对 30 名自行车运动员采用不同形式的恢复方式进行干预，探究在运动后进行局部冷疗恢复对运动员运动性疲劳恢复的影响以及恢复后再次参与运动时对运动能力的影响，在运动训练和竞赛实践过程中为教练员和运动员选择合理有效的恢复方案提供参考。

　　本研究采用受试者自身对照实验设计，将受试者分为实验组 G 组和对照组 C 组，分别将递增负荷至力竭运动后下肢局部冷疗恢复和安静状态恢复两种恢复方式进行对比，并在恢复过程中连续监测心率（heart rate，HR）、核心体温、血乳酸等指标，恢复后再次进行运动时，监测运动时间、主观疲劳程度量表（rating of perceived exertion，RPE）、心率、核心体温、血乳酸等指标，实验最后测试反应时指标。实验受试者为来自北京骑联社和首都体育学院运动训练系的 30 名自行车运动员。平均年龄（26.60±4.82）岁，受试者均符合实验要求并进行两次测试。数据通过 SPSS20.0 进行统计，分析讨论并得出结论。

　　本研究得到如下结果。

　　（1）在恢复的 6～10 分钟时，实验组 G 组心率值显著低于对照组 C 组，有显著性差异（$p<0.05$）；运动后实验组 G 组和对照组 C 组核心体温在恢复结束 10 分钟即刻核心体温分别为（36.96±0.30）℃和（37.12±0.30）℃，有显著性差异（$p<0.05$）；恢复过程中实验组 G 组血乳酸下降速度显著快于对照组 C 组，在恢复结束后即刻实验组 G 组血乳酸浓度为（3.59±1.28）毫摩尔/升，显著低于对照组 C 组的（4.48±1.65）毫摩尔/升，有非常显著性差异（$p<0.01$）。

　　（2）不同恢复方式后再次运动实验组 G 组在湿热环境中骑行时间为

（22.03±4.06）分钟，长于对照组 C 组的（19.43±3.57）分钟，有非常显著性差异（$p<0.01$）；实验组 G 组运动员的 RPE 下降；实验组 G 组受试者平均心率为（131.58±27.00）次/分，低于对照组 C 组的（134.55±25.11）次/分，有显著性差异（$p<0.05$）；实验组 G 组运动后即刻的血乳酸值显著低于对照组 C 组，分别为（6.41±1.50）毫摩尔/升、（6.90±1.06）毫摩尔/升，分析结果有显著性差异（$p<0.01$）。

（3）第二次运动后对受试者反应时进行了测试，实验组 G 组第二次运动结束后平均反应时为（0.163±0.014）秒，低于对照组 C 组的（0.170±0.018）秒，有非常显著性差异（$p<0.01$）。

本研究所得结论如下。

本研究为对受试者进行自身对照实验，实验过程中所有受试者均没有出现不适应冷疗环境和运动环境的反应，冷疗恢复方式合理；冷疗恢复对运动员运动疲劳的恢复以及再次参与运动训练和竞赛运动能力有积极的影响；冷疗恢复改善了运动员的身体机能。本次实验只是对一种冷疗方式进行了研究，今后研究者还可以将多种冷疗方式结合进行研究。本研究没有对冷疗与运动疲劳恢复的机制进行深入研究，建议今后研究者进行冷疗与运动疲劳恢复内在机制的研究。

关键词：高温；高湿；局部冷疗；运动疲劳；恢复；运动能力

1　前　　言

1.1　选题依据

自行车运动属于周期性体能类项目，对运动员的体能要求极高[1, 2]。在自行车训练过程中，尤其是大强度训练过后，机体产生强烈疲劳感，需要采取积极有效的消除疲劳的措施改善运动员的机体水平和体能状态，这对保证训练强度，提高训练质量有重要的意义。另外，在自行车运动中，在长距离的比赛中会有间歇，这个时间段的体能和技能恢复也尤为重要，恢复效果直接影响再次进入比赛后运动员的运动能力和表现。如果选择有效的恢复手段，可能会达到更好的恢复效果，对竞赛中运动能力有积极的影响。对全身及局部重点按摩、恢复性骑行是国内外自行车运动中常用的消除疲劳的方法[3]。有研究表明，按摩放松可以在一定程度上减小力量训练导致男子短距离自行车运动员白细胞和淋巴细胞百分比变化，而恢复性骑行可能会加快体内代谢产物的清除，并加速第二天血红蛋白基础值等指标的恢复。运用正确的方式和选择合适的时机在比赛过程中对运动员进行物理治疗，往往能决定运动员的恢复效果和继续比赛的能力。在比赛过程中进行短时间的有效恢复也是决定比赛胜负的关键。随着比赛强度的增大，疲劳程度也随之增加，在比赛间歇的过程中，运动员经常没有足够的时间去休息和恢复，这使运动员在进行下一次负荷或竞赛时显得很疲惫，在准备某些关键的比赛时他们会进行更大强度的、一周几次的训练。这会使身体负荷过大，这时再进行大强度的运动很容易受伤。在高水平的竞技中，一个运动员会在短时间内参加很多比赛。所以教练员和科研人员需要找到一种快速的恢复手段，以应用在训练和比赛之间[4]。

在一些大型的国际自行车赛事中，比赛通常分段进行，在每一赛段间隔，运动员都会进行恢复和调整，这个阶段的体能恢复效果可能直接影响运动员再次进行比赛时的运动能力和表现，如选择更有效的恢复手段可能会达到更好的恢复效果。一些学者在研究中指出，在比赛过程中进行冷水浸泡（cold water immersion，CWI）能够快速恢复肌肉耐力，有效降低肌肉疼痛，并且使运动员快速恢复到训练前的状态。冷水浴冷水浸泡已经越来越在国际比赛中受欢迎[5]，如在世界田径联赛以及奥运会当中。在训练或比赛中应用 CWI 可以促进恢复，缓解肌肉酸痛，使运动员的体能恢复到训练之前的水平[6]。冷疗是一种先进的快速恢复机体状态的方法，在运动过程中已经有很多冷疗方法，包括冰背心、低温冷却房间、冰块按摩和冰冻饮料[7]，这些方法运用在不同的实际情况中，除了恢复之外，还包括预冷处理，受伤后的 CWI 冷疗已经被广泛地应用[8]。在湿热环境中，核心体温在运动过程中迅速升高，水分大量流失，肌肉乳酸堆积，尤其是腿部肌肉很快达到疲劳状态，在运动后对腿部进行局部冷疗可以迅速降低核心体温，减缓疲劳，甚至产生超量恢复[9]。冷水浸泡可以使运动员在竞技比赛和运动训练后进行有效恢复，并对之后进行的训练和比赛有积极的影响。

1.2　研究目的、意义

1.2.1　研究目的

本研究针对自行车运动项目在高温高湿环境进行后，对运动员局部进行冷疗（冷水浸泡）后对身体各项指标的恢复情况（心率、血乳酸、血氧饱和度等生理指标以及交感神经、副交感神经和反应时等指标）进行统计分析，为今后在运动训练过程中选择更好的恢复方法提供理论依据，并且对运动员冷疗后的运动能力进行评价，对可能出现的特征进行验证（如超量恢复[3]），之后提出修改方案，使运动后冷疗方案更加完善和有效。

1.2.2　研究意义

国外已有很多关于冷疗、局部冷疗（冷水浸泡）对运动能力以及运动后恢复能力的影响的研究，主要是针对运动场环境下，集中在短跑类和对抗类的项目上，关于高温高湿环境下的自行车运动中生理生化指标的研究较少。本研究通过对自行车运动员在高温高湿环境运动后进行局部冷疗后进行较全面的生理生化指标采集和分析，并对神经系统疲劳恢复进行研究，寻找冷疗方案的恢复效果，并通过对冷疗后再运动的运动能力进行评价，发现运动员在运动间歇休息过程中进行冷疗对之后运动的效果和影响。

1.3　研究任务

（1）研究在高温高湿环境下自行车运动员运动后进行冷疗恢复的效果以及身体多方面机能指标的恢复情况，以及和未进行冷疗干预恢复的对照组的差异，包括心率、核心体温、主观疲劳度及神经疲劳。

（2）比较和分析在运动后进行冷疗干预和非冷疗干预后，运动员再运动的体温调节能力、运动能力的差异。

（3）分析运动员在高温高湿环境下进行自行车运动后，冷疗干预组和非冷疗干预组神经系统（交感神经、副交感神经、反应时）的恢复情况的差异。

1.4　文献综述

1.4.1　高温高湿环境与运动性疲劳

1.4.1.1　高温高湿环境概述

综合国内外研究，高温环境被定义为 35℃以上的外周生活环境和 32℃以上的生产劳动环境或训练环境，高湿环境定义为相对湿度持续在 60%以上的环境。综合历年北京高温高湿环境天气特点并参照前人的研究结果，本研究设定为温度为 35℃、相对湿度为 60%的高温高湿环境。

1.4.1.2　高温高湿环境对身体的影响

在高温高湿环境中，人体机能和健康都会受到一定的影响。研究表明，在高温环境下，人体的免疫功能会有一定程度的减退，免疫细胞在 40℃时即可受到抑制，43℃时则可发生不可逆性损伤。当外周环境湿度过高，同时温度升高至 30℃时，人体体温随之升高，心率加快，排汗能力下降。当外周环境温度达到 35℃时影响更加明显，所以研究认为，在湿度较高的环境中对人体机能和健康产生不利影响的温度是 35℃[10]。而且高温高湿也是诱发心脑血管疾病的重要因素之一[11-13]。还有学者认为，在运动竞赛和训练的过程中，身体要适应高温高湿环境，皮肤血管扩张与骨骼肌血管床的形成造成了心灌注不足，当训练的强度逐渐增加后，心率过快不能代偿心灌注不足造成的心输出量减少。这一定程度上是因为心脏泵血至外周循环，导致不能维持正常心输出量、血压和脑供血量[14]。在高温高湿环境中进行大强度运动训练和竞赛过程中，人体对高温高湿环境的本体感受也出现不适应的现象[15]。一些研究表明，高温高湿环境对人体生理功能的不利影响在第 14 天仍然存在[16]，而且在高温高湿环境中进行高强度、长时间的运动训练也会导致身体的体温调节功能出现超负荷的现象，心脏出现不良反应[17]。研究显示，在湿热环境下进行运动训练时，人体存在临界核心温度值，当人体温度达到该值就会产生疲劳。González-Alonso 等[18]研究发现，参加系统运动训练的运动员在 40℃外周环境温度下会产生疲劳，当核心体温升高至 40.1～40.3℃时机体处于主动性疲劳状态。研究发现，运动性疲劳会提前出现并随着外周环境温度的升高不断升高，提示机体疲劳发生于一个临界核心温度，且此温度与运动持续时间无关。国内还有研究表明，当环境温度/湿度为 36℃/80%、38℃/80%、40℃/40%、40℃/60%时，机体对湿热环境的耐受时间随着运动负荷的增加显著缩短[19]。

1.4.1.3　高温高湿环境中心血管系统反应

高温环境中运动性疲劳出现的主要原因之一可能是人体的心血管系统功能下降。Gonsál-Alonso 等[18]在研究中发现，在高温高湿环境下进行自行车运动，心率达到最高心率的 98%左右时会出现疲劳。另外，一些研究[20]也认为，疲劳出现在最高心率的 95%。所有在高温高湿环境下的运动过程中，体温达到一定温度时，心血管系统出现各种变化，如心血管的应激反应或者体内的代谢变化都是加速产生疲劳的原因。我们可以理解为，在高温高湿环境下进行大强度的运动训练会使身体的核心体温快速升高，超出了机体自身调节温度的能力，大脑温度升高，机体代谢率升高，大量出汗流失水分，同时产生大量乳酸，产生疲劳。在高温环境中，大脑一些部分对能量需求增加，会导致人在高温情况下出现低血糖，继而引起疲劳的发生[21]。

1.4.1.4　高温高湿环境中神经内分泌系统反应

运动员在高温高湿环境中进行运动竞赛或高强度的运动训练，神经内分泌系统会出现强烈的反应，引起血液中的抗利尿激素和醛固酮浓度升高，这将会提高机体的氧耗，并使机体产生大量的热量。从而使神经系统先兴奋后抑制，这时会出现注意力下降，反应变慢，动作的准确性和协调性降低的现象，会导致不必要的运动性疲劳，甚至造成运动损伤[22]。

1.4.1.5　高温高湿环境对运动能力的影响

大量实践表明，在高温高湿环境下进行高强度的运动训练和竞赛会影响运动员的运动能力和表现，尤其是在耐力型运动项目中。研究表明，耐力型运动项目最佳的运动环境大约为 10℃，在温度越来越高的情况下，会造成不同程度的运动能力的下降，下降的程度随热应激加剧而增加。一些研究表明，在高温高湿环境下运动能力的下降主要由以下几个原因造成：第一，在高温高湿环境下，会大量出汗引起脱水，导致运动能力下降；第二，人体对体温调节能力降低，热适应能力降低，从而引起运动能力下降。在高温高湿环境中，由于热应激造成交感神经系统活动兴奋，同样会导致机体能量代谢增加，产生大量热量，直接影响运动能力。

1.4.2　高温高湿环境中运动疲劳恢复方法

1.4.2.1　提高运动员的高温高湿环境适应性

研究发现，运动员对高温高湿环境的适应周期为 7～14 天[23]。这种适应性表现在安静和运动状态下的心率、核心温度、心血管功能及出汗率等方面[24]。对于训练时间，有研究表明，最低要保证 3 天一次的高温高湿环境训练，才可以有效提高运动员对高温高湿环境的适应性[24]。运动强度以最大摄氧量评定，应当控制在不低于 $50\% V_{O_2}$ max 的强度[24]。每次在高温高湿环境下训练的时间应低于 100 分钟，时间延长效果不佳[25]。

1.4.2.2　高温高湿环境中科学补液

在高温高湿环境中进行运动或大负荷训练很容易导致机体脱水，出汗明显增多，致使体内水分和无机盐缺失。研究表明，人体所补充的液体会在 20～30 分钟消耗殆尽，所以 20 分钟内的运动进行运动中补液效果不够明显[25]，建议在超过 30 分钟的比赛或训练中进行赛前和运动中的持续补液。运动中补液成分应当根据不同专项进行配备，在补液中加入适量的糖类，可以防止人在高温高湿环境中出现低血糖的状况，并且可以加强胃肠对水分的吸收。补液中糖的含量不应超过总量的 7%，补液中糖浓度高会引起渗透压改变，不利于对水分的吸收。另外，在高温高湿环境中的补液中还应加入 Na^+，控制体液平衡，防止尿液排出过多而影响补液效果。

1.4.2.3　高温高湿环境中物理降温策略

目前国内外物理降温策略大概包含降温背心和冷水淋洒两种方式。一种方式是降温背心，主要用于快速降低机体温度，从而提高运动能力，这项手段已被广泛应用于各类大型国际赛事中，起到了积极有效的作用。研究发现，在高温高湿环境中使用降温背心可以有效提高运动成绩并且保持运动能力。另一种方式是在运动过程中进行冷水喷洒，英国伯明翰人体机能实验室对这一方面进行了研究。受试者在实验室的高温高湿环境中进行 40 分钟的有氧耐力功率自行车运动，在运动过程中进行面部冷水（4℃）淋洒，降低身体表面温度。这项研究发现，在运动过程中进行面部冷水淋洒可以有效降低核心温度升高速度，并延长运动时间，提高运动成绩。我们也可以在大型田径比赛和奥运会赛场中看到超跑运动员在跑步过程中进行冷水淋洒，这种手段在一些大型自行车比赛中也被广泛应用。

1.4.3　冷疗研究趋势

1.4.3.1　全身冷疗在高水平运动员中的应用

冷疗措施用于缓解各种疼痛和炎症等运动损伤，现在冷疗已经是专业运动员进行运动损伤恢复的一种常用的方法。全身冷疗（whole body cryotherapy，WBC）已经很普遍了。例如，在俄罗斯，冬泳是很常见的运动方式，而且研究发现，冬泳对人的身心健康有好处。近年来冷疗普遍应用于专业运动员当中，以促进他们在运动中疲劳和损伤的恢复。初期全身冷疗是人在寒冷空气中暴露 1～3 分钟，同时穿比较少的衣服。现在全身冷疗是通过大型的冷疗室进行的[26]，一般分为两部分，先进入一个-60℃的准备室，进行寒冷适应，随后进入冷疗室（温度为-140～-110℃）。为了达到这样的温度，冷疗室使用液氮进行冷却，在这种温度下有冻伤组织的危险，为了避免这些风险，需要做一些适当的保护，包括面罩、口罩、手套等保护措施。最重要的是冷疗之前要保证皮肤的干燥，如果体表有水分会立即结冰，对身体组织造成伤害。

全身冷疗不会对运动员机体造成损害，没有消极或特殊反应。对它的研究大多从生理生化、血液学参数等方面进行。研究发现，全身冷疗可以抑制促炎性细胞因子产生和体内的氧化应激反应。已发表的研究专注于生理生化和血液方面的研究，发现都没有消极的反应，然而现在应该进行特定的物理指标和对受伤后恢复的研究。冷疗可以降低炎症反应，起到减少氧化分子和稳定细胞膜的作用，可能对大强度运动下导致的红细胞溶解、细胞和组织的破坏有积极影响。相反，冷疗不会影响除睾酮和雌二醇外其他的功能，如免疫系统和荷尔蒙的分泌。冷疗可以稀释白介素浓度。

1.4.3.2 全身冷疗应用现状

过去的 10 年内,对于全身冷疗的研究越来越多,欧洲的一个科研小组始终在积极地探索一系列关于冷疗对人体的作用。这一系列研究涉及意大利、波兰、德国及爱尔兰。早期,研究者致力于研究冷疗对患有风湿类疾病和全身关节疾病的病人的治疗作用,研究其如何减轻疼痛以及改善健康[27]。近些年,研究者开始更倾向于关注全身冷疗对运动人群的影响,一些英文文献中的研究针对优秀的橄榄球运动员,研究过程中没有对运动员的心脏造成影响,并降低了红细胞溶解。研究发现,全身冷疗有潜在的消极影响,研究者通过研究一组专业皮划艇运动员和非专业运动员在大强度训练后进行全身冷疗,发现了冷疗对氧化应激反应的消极影响。但是,也有一些研究似乎说明全身冷疗对运动员有很多积极的影响,但是也不能完全说明全身冷疗对运动员没有伤害。更重要的是,我们还需更多地了解冷疗对生理生化反应以及血液的影响。

总体而言,全身冷疗干预措施缺少标准化的干预和温度控制方案,特别是对全身冷疗低温暴露的温度和时间的控制。研究者认为,应该通过更多的数据比较来制定标准化的全身冷疗方案,而且在今后的实验中应当选取更多的样本进行实验组和对照组的比较。另外,大部分对全身冷疗的研究没有提及实验主体间的差异性。例如,对肥胖个体进行冷疗可能会影响冷疗的效果,但是对于身体质量指数和全身冷疗之间的关系并没有研究和评估[28]。

1.4.3.3 运动后进行冷疗(冷水浸泡)恢复研究现状

在冷水中浸泡会引起体内许多生理反应,促进血液和血细胞在体内的循环,缓解肿胀,在不增加能量消耗的情况下增加心输出量,增加血流量,同时增加向各组织营养的运输,并且产生更多的代谢产物[29],Lievens 和 Meeusen 发现,在温度为 14~42℃的热水浴中人体的血流量是降低的,但是在温度低于 10℃的冷水中浸泡,机体的血液循环更加流畅,在温度为 10~15℃的冷水中浸泡会有效降低肌肉的温度,并对机体产生有益的影响[30]。

身体浸泡在冷水中会减少重力对身体的作用,使骨骼肌系统得到放松,是在冷水浸泡过程中降低肌肉疲劳感觉的主要因素[29, 30]。

综上所述(表 1),我们可以假设在进行冷水浸泡措施以后可以缓解肌肉酸痛、肌肉僵硬及改善各项生理生化指标。在对照组中,进行积极有效的恢复或其他恢复方式。在表 1 中我们可以看到国外一些研究者对不同人群(普通个体、专业运动员等)进行了不同类型的训练,最终给予不同冷疗干预措施的结果[31]。

表 1　冷疗对运动疲劳恢复和运动能力影响研究现状

研究者	受试者	运动类型	恢复方法	检测方法	结果
Ascensao 等 2011[32]	20 名足球运动员	足球比赛	实验组：髂嵴进行 10 分钟 10℃冷水浸泡；对照组：髂嵴进行 10 分钟 35℃休息	（CK、Mb、CRP、弹跳能力、冲刺能力、股四头肌收缩力、肌肉酸痛）赛前 24 小时；赛后 24 小时和 48 小时	实验组：肌肉疼痛下降，力量恢复加快，肌酸激酶产生减慢，Mb 浓度降低，CRP 降低
Eston 等 1999[33]	15 名男性	测功器上做肘关节屈肌	实验组：前臂进行 15 分钟 15℃冷水浸泡；对照组：不进行干预	持续 3 天监测肌肉张力、CK、放松手臂角度、MIVC、肿胀	实验组：放松手臂角度增加，肌酸激酶产生减慢
Ingram 等 2009[34]	11 名男性 3 天筛选测试	80 分钟折返跑测试，模拟团队训练	实验组：进行两次 5 分钟的 10℃腰部以下冷水浸泡，两次间隔 5 分钟；对照组：无干预	（MIVC、冲刺测试、肌肉酸痛、CK、CRP）运动前后测试，持续 2 天	实验组：肌肉酸痛下降，力量提高，冲刺能力提高，肌酸激酶和 CRP 产生减慢（无明显变化）
Montgomery 等 2008[35]	29 名男子篮球运动员	3 天进行 3 场篮球比赛	对照组：拉伸运动，补充运动饮料；实验组：颈部以下浸泡 5 次，每次 1 分钟，间歇 2 分钟，温度 11℃	小腿周长、肌肉疼痛、纵跳、坐位体前屈、20 米加速跑	实验组：速度、灵活性、弹跳能力下降，肌肉疼痛和肿胀缓解
Pournot 等 2011[36]	11 名耐力训练男性	45 分钟上坡跑	实验组：每 24 小时 3 分钟全身冷疗，温度 −110℃，持续 96 小时；对照组：积极恢复	促炎性和抗炎性细胞因子活动	实验组：抗炎性细胞因子增加，促炎性细胞因子减少
Vaile 等 2008[37]	38 名男性 8 个月内进行 2 次测试	连续 7 组，每组 10 次腿部运动	第一组：对 12 名男性冷水浸泡；第二组：对 11 名男性进行热水浸泡	加重蹲跳起、普通蹲起、血液标记、肌肉酸痛和大腿周长	实验组：肌肉酸痛和肿胀缓解，绝对力量增加
Rowsell 等 2011[38]	13 名足球运动员	4 天进行 4 场足球赛	第一组：6 名运动员进行 5 次颈部以下冷水浸泡，每次 1 分钟，间隔 1 分钟，温度 10℃；第二组：7 名运动员进行 5 次膝盖以下温水浸泡，每次 1 分钟，间隔 1 分钟，温度 34℃	肌肉疼痛、奔跑距离、HR	实验组：肌肉疼痛降低，在较高心率下可以跑得更远

注：相关指标英汉对照为 CK-肌酸激酶；Mb-肌红蛋白；CRP-反应蛋白；MIVC-最大等长收缩。

1.4.3.4　运动后进行冷疗（冷水浸泡）恢复对神经系统的影响

在湿热环境中力竭运动后进行冷水浸泡对恢复和继续运动能力的影响越来越受到研究者的关注。尽管有研究表明，在冷水中浸泡（14～18℃）可以提升恢复之后的耐力运动能力，但是冷水浸泡也会经常引起心律失常的发生[39]。例如，身体健康状况良好的优秀潜水运动员在冷水浸泡的过程中出现心率过快和发生率较高的心脏跳动异常。此外，冷水浸泡增加了心脏的工作负荷，使心跳过快，诱发血管收缩，会导致心血管功能下降和溺水事故发生。每年在开放水域都有一定的人员是由于冷水浸泡后产生冷休克而死亡。所以在运动训练和竞赛过程中这种安全的、值得推荐的恢复方式受到了质疑，尤其是运动员在湿热环境下进行了超大负荷运动后，身体温度和水温形成了极大的反差，会引起副交感神经活动的减慢[40]。

冷水浸泡相对于普通环境会引发交感神经对心脏的控制，以及刺激心脏自我保护。例如，冷水浸泡引起的潜水反应特点包括心动过缓、末梢血管收缩、心输出量减少等。相对而言，周围水压的上升会导致迷走神经指数的上升，可能与心脏血流量增加、心输出量、每搏输出量及中央静脉压有关[41]。动脉血压的增高可以提高迷走神经的神经活动并且抑制交感神经活动，导致心率过缓，迷走神经指数上升。所以很难预测冷水浸泡在运动过程中进行干预的效果。

1.4.4 冷疗进行运动后恢复相关常用指标极其意义

1.4.4.1 心率

心率是评定机体运动能力最常用的指标，能直观反应运动员在运动过程中的机能状况，运动训练和运动竞赛后心率恢复速度提高，表明有效提高了心脏功能，同时提高了运动员的有氧运动能力。在短时间内运动员的心率如果突然升高，则反应运动员对当前运动负荷无法适应，可能会造成运动损伤。在实验中记录运动员的安静心率和运动中心率的变化，并以此为基础，观察冷疗后心率恢复速度的变化以及再次运动时心率的变化，可以看出冷疗是否对心脏功能和有氧能力以及身体疲劳有积极作用。

1.4.4.2 核心体温

核心体温是运动员在高温高湿环境中，身体状态的另一个直观表现。在运动过程中核心体温过高会直接导致运动能力的下降、水分的丢失。本研究意图探究冷疗是否可以使运动员核心体温快速下降，是否有再次进行运动时提高机体调解体温的能力。

1.4.4.3 血清肌酸激酶

在大负荷、高强度运动过程中，骨骼肌细胞受损害或死亡时，血清肌酸激酶会从骨骼肌细胞渗透到血液当中。血清肌酸激酶的异常升高，表明肌肉耐力下降，甚至造成肌肉损伤。恢复过程中，血清肌酸激酶的下降速度也能反映机体的恢复能力。本研究通过冷疗，检测运动员血清肌酸激酶的变化情况，判断冷疗对骨骼肌的作用以及运动后恢复效果。

1.4.4.4　血清睾酮

在运动员结束大负荷、高强度运动后的恢复阶段，较高水平的血清睾酮表明运动员的身体状态良好，恢复能力较强，反之，则表示运动员的恢复能力较差。

1.4.4.5　血乳酸

在运动员运动过程中，血乳酸的变化也能直接反应运动员的运动能力，本研究关注运动员运动后进行恢复过程中实验组 G 组和对照组 C 组血乳酸的恢复速度和变化情况，以及再次运动过程中血乳酸的变化情况，评价冷疗对有氧耐力运动的恢复作用。

1.4.4.6　Omegawave 综合机能测试有氧能力指数

Omegawave 系统可以对运动员的不良身体状态发出预警提示，如训练的不适应、过度训练、疾病等。这些研究可以帮助教练员、队医及科研人员准确及时地采取有效的应急措施，减少伤病。如果一名运动员受伤，此系统可以根据运动员的机能状态帮助队医和教练员制定相应的康复计划，帮助其快速恢复。Omegawave 可以全面地检测运动员的身体机能状况，包括心脏系统、能量代谢、神经肌肉的潜力、下丘脑-垂体-肾上腺轴的神经控制系统、气体交换、心肺系统的神经控制机制、中枢神经系统、自主神经系统等。通过冷疗干预后进行 Omegawave 检测，能够清晰地了解运动员疲劳恢复情况，以及神经系统疲劳的恢复状况。

2　研究对象与方法

2.1　研究对象

研究对象为北京市业余自行车协会 30 名男性自行车运动员（20～25 周岁），经过严格的医学筛查，他们身体健康，符合各项测试要求。受试者被明确告知实验过程和要求，以及实验中可能出现的不适等问题，签署知情同意书，自愿参加测试，并有足够时间完成实验。实验期间，3 人因故中途放弃实验，2 人身体不符合实验要求，最终选择25 名受试者完成实验和数据统计，受试者资料见表2。

表 2　研究对象基本资料

分组	年龄/岁	身高/厘米	体重/千克
实验组（$n=25$）	26.6±4.82	176.00±5.28	73.31±6.21
对照组（$n=25$）	26.6±4.82	176.00±5.28	73.31±6.21

2.2　研究方法

2.2.1　实验设计

实验采用自身对照，每位受试者参加两次实验并被分为两组：运动后进行冷疗干预恢复组（实验组 G 组）和运动后不进行冷疗干预，只在安静状态下休息组（对照组 C 组）。

2.2.1.1　研究路线

研究路线如图 1 所示。

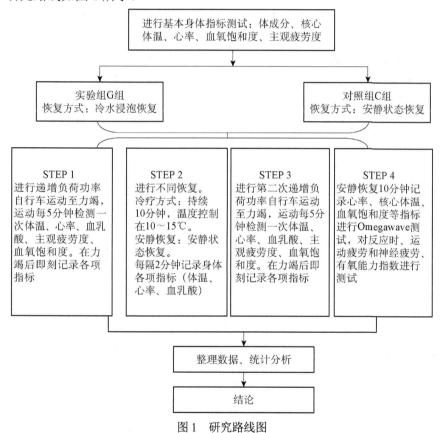

图 1　研究路线图

2.2.1.2　实验室高温高湿环境设计

赵杰修[42]在综合了国内外大量研究资料后对高温高湿环境进行了进一步描述，将高温环境定义为 35℃以上的生活环境和 32℃以上的训练环境，将高湿环境定义为相对湿度在 60%以上的环境。综上所述，本研究设定的高温高湿环境为温度 33℃、相对湿度 60%的湿热环境[43]。

2.2.1.3　冷疗（冷水浸泡）恢复设计方案

进行功率自行车运动至力竭后休息 3 分钟，实验组 G 组进入冷疗池，腰部以下进行冷水浸泡，持续 10 分钟，温度控制在 10～15℃。离开冷疗池后在室温环境下休息 3 分钟，进行第二次功率自行车运动至力竭[44]。

2.2.1.4　递增负荷功率自行车运动至力竭测试

（1）起始负荷：男子 60 瓦。

（2）递增负荷：每 5 分钟提高 30 瓦至力竭。

（3）测试指标：体成分、血氧饱和度、血流灌注指数、主观疲劳度、有氧能力指数、神经疲劳、反应时、心率、核心体温、血乳酸。

（4）力竭判断标准：①当达到一定强度后，最大摄氧量不随心率增加而出现平台；②呼吸商>1.1，心率大于 180 次/分，血乳酸>7 毫摩尔/升；③体力达到力竭，受试者不能保持原有的运动速度[45]。

2.2.2　测试指标及方法

2.2.2.1　体成分测试

实验前对受试者进行体成分测试，包括标准体重、体脂肪率、身体水分、肌肉量，并记录基本信息。

2.2.2.2　核心体温测量

采用耳温测试仪测试受试者核心体温，连续测试 3 次，并记录受试者核心体温和测试时间。

2.2.2.3　血氧饱和度、血流灌注指数测试

将 Masimo radical 7 脉搏血氧仪的脉搏氧探头连接到受试者无名指上，并避光包裹、固定，连续监测受试者血液各项指标。

2.2.2.4　心率测试

采用 Polar 表，全程连续监测受试者心率变化并记录。

2.2.2.5　血乳酸测试

采用 Lactate plus 血乳酸分析仪（美国），首先进行定标测试，定标完成后在实验运动前、分级负荷及运动结束取指尖血进行血乳酸测试，并记录结果。

2.2.2.6　主观疲劳度测试

将 Borg 主观疲劳量表放在受试者运动过程中的可视范围，受试者在运动过程中每增加一级负荷便可选择疲劳感对应数字并记录。

2.2.2.7　有氧能力、神经疲劳、反应时测试

在运动前后受试者应平卧，并保持体位舒适；尽量避免肩部或颈部蜷缩；保持身体放松，呼吸正常平稳。电极夹与胸导联吸盘应在测试前进行消毒和涂抹耦合剂，帮助信号传导与消除噪声，检查各个电极片、电极夹与吸盘，使其连接在正确的测试位置。在头部、心脏、手腕部连上电极，计算机系统通过电极收集测试者的心电和脑部数据，5 分钟后可得出中枢神经系统结果。

2.2.3　主要实验器材

主要实验器材如表 3 所示。

表 3　主要实验器材

器材名称	型号
体成分测试仪	IN BODY 3.0
耳温测试仪	GLEW-2
血氧饱和度、血流灌注指数测试仪	Masimo radical7
心率测试仪 Polar 心率表	RS800CXbike
血乳酸测试仪	h/p/cosmos
综合能力和神经疲劳测试仪 Omegawave	Version3
高温高湿环境训练测试系统	HYP-100
功率自行车	Ergoline 100K

2.2.4　数据统计方法

测得数据采用 SPSS20.0 统计软件进行数据分析，表示为平均数±标准差（ $\bar{X} \pm SD$ ），数据保留 1～3 位小数点，进行正态性检验，对符合正态分布的数据，进行配对样本 T 检验，检验各变量之间的差异；对不符合正态分布的数据，采用非参数检验中两个相关样本检验。用 Pearson 进行相关性分析。取 $p < 0.05$ 为显著性水平，$p < 0.01$ 为非常显著性水平。

3　研　究　结　果

3.1　自行车运动员进行冷疗恢复生理指标的变化特点与规律

3.1.1　恢复中心率的变化特点与规律

表 4 为实验组 G 组和对照组 C 组运动员在运动后恢复过程中心率的变化情况。从表 4 结果可以看出，在冷疗恢复的前 6 分钟，心率变化无显著性差异，在 6～10 分钟时，实验组 G 组心率下降速度明显快于对照组 C 组，有显著性差异（$p<0.05$）。由图 2 可知，在恢复过程中相同的时间点，实验组 G 组心率均低于对照组 C 组。

表 4　实验组 G 组与对照组 C 组恢复过程中心率的变化（$\bar{X} \pm SD$）

时间/分钟	实验组 G 组/（次/分）	对照组 C 组/（次/分）	p
0	172.33±14.32	170.46±10.69	0.532
2	109.06±15.07	112.13±18.18	0.345
4	99.73±10.78	101.46±13.23	0.408
6	92.73±8.52	95.73±10.53	0.216
8	86.00±8.38*	90.86±8.60	0.018
10	82.53±7.70*	86.40±8.39	0.027

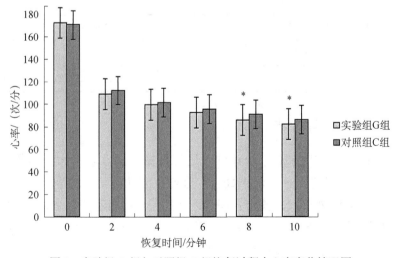

图 2　实验组 G 组与对照组 C 组恢复过程中心率变化情况图

3.1.2 恢复中血乳酸的变化特点与规律

表 5 为实验组 G 组和对照组 C 组运动员在运动后恢复过程中血乳酸的变化情况。运动后即刻血乳酸值无显著性差异，恢复过程中实验组 G 组和对照组 C 组血乳酸变化有显著性差异，实验组 G 组血乳酸下降速度显著快于对照组 C 组，在恢复结束后实验组 G 组血乳酸浓度为（3.59±1.28）毫摩尔/升，明显低于对照组 C 组的（4.48±1.65）毫摩尔/升，有非常显著性差异（$p<0.01$）。由图 3 可知，在相同时间点，恢复过程中实验组 G 组血乳酸值均低于对照组 C 组。

表 5　实验组 G 组和对照组 C 组恢复过程中血乳酸的变化情况（$\bar{X}\pm SD$）

时间/分钟	实验组 G 组/（毫摩尔/升）	对照组 C 组/（毫摩尔/升）	p
0	7.28±1.50	7.46±1.24	0.357
3	5.91±2.13*	6.50±1.89	0.017
5	4.62±2.05**	5.38±1.86	0.008
10	3.59±1.28**	4.48±1.65	0.003

3.1.3 恢复中核心体温的变化特点与规律

表 6 为实验组 G 组和对照组 C 组恢复过程中核心体温变化情况。从表 6 结果可以看出，运动后实验组 G 组和对照组 C 组核心体温变化在恢复结束前无显著性差异，但在恢复 10 分钟时显示有显著性差异（$p<0.05$）。由图 4 可知，实验组 G 组核心体温恢复速度快于对照组 C 组。

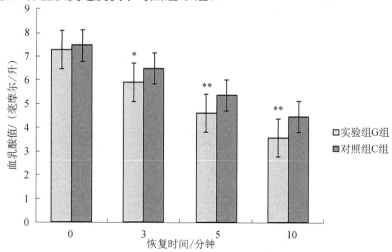

图 3　实验组 G 组与对照组 C 组恢复过程中血乳酸变化情况图

表6　实验组 G 组和对照组 C 组恢复过程中核心体温变化情况（$\bar{X} \pm SD$）

时间/分钟	实验组 G 组/℃	对照组 C 组/℃	p
0	38.34±0.49	38.16±0.42	0.229
2	37.92±0.38	37.87±0.40	0.648
4	37.66±0.40	37.57±0.31	0.446
6	37.38±0.34	37.43±0.28	0.629
8	37.15±0.34	37.22±0.24	0.473
10	36.96±0.30*	37.12±0.30	0.047

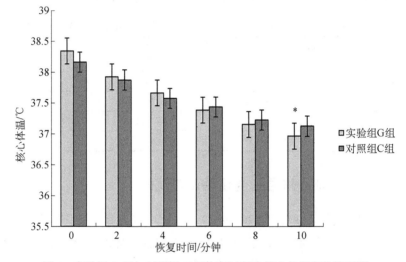

图4　实验组 G 组与对照组 C 组恢复过程中核心体温变化情况图

3.1.4　恢复中血氧饱和度的变化特点与规律

表 7、图 5 列出了实验组 G 组和对照组 C 组恢复过程中血氧饱和度的变化情况与恢复过程中血氧饱和度指标的平均值。在恢复的前 8 分钟，血氧饱和度并无显著性差异，在恢复至第 10 分钟时，实验组 G 组血氧饱和度的值显著高于对照组 C 组，并且统计分析有显著性差异（$p < 0.01$）。

表7　实验组 G 组和对照组 C 组恢复过程中血氧饱和度变化情况（$\bar{X} \pm SD$）

时间/分钟	实验组 G 组/%	对照组 C 组/%	p
0	96.40±1.40	96.40±1.40	0.124
2	97.47±0.99	97.73±1.22	0.300
4	98.06±0.88	97.53±1.50	0.139
6	98.26±1.09	97.93±0.96	0.429
8	97.73±1.48	97.66±0.97	0.771
10	98.46±1.12**	98.33±1.11	0.001

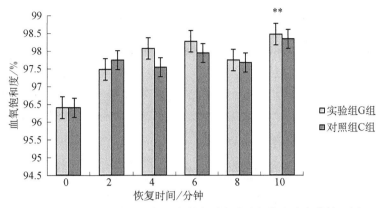

图5　实验组 G 组与对照组 C 组恢复过程中血氧饱和度变化情况图

3.2　冷疗恢复后自行车运动员再次运动能力的变化特点与规律

3.2.1　再次运动中运动时间的变化特点与规律

表 8、图 6 为实验组 G 组和对照组 C 组恢复后再次运动的持续时间的情况。对照组 C 组再运动时间为（19.43±3.57）分钟，实验组 G 组再运动时间为（22.03±4.06）分钟。由表 8 可知，运动员进行冷疗恢复后再运动较安静恢复后运动时间显著增加（$p<0.01$），两组有非常显著性差异。

表 8　实验组 G 组和对照组 C 组恢复后再次运动持续时间情况（$\bar{X} \pm SD$）

指标	实验组 G 组	对照组 C 组	p
运动时间/分钟	22.03±4.06**	19.43±3.57	0.001

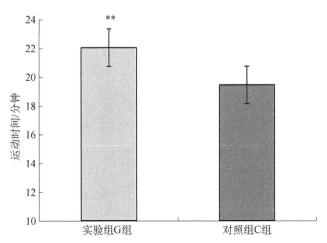

图6　实验组 G 组与对照组 C 组恢复后再次运动时间比较图

3.2.2　再次运动主观疲劳的变化特点与规律

表 9 为实验组 G 组和对照组 C 组恢复后再次运动时主观疲劳的变化情况。从表 9 可以看出，在恢复结束后再次运动开始主观疲劳没有显著性变化，但是在运动 5～10 分钟，实验组 G 组主观疲劳低于对照组 C 组，有显著性差异（$p<0.05$）。由图 7 可知，在恢复后再次运动过程中每个相同的时间点，实验组 G 组受试者的主观疲劳程度均低于对照组 C 组。

表 9　实验组 G 组和对照组 C 组恢复后再次运动时主观疲劳的变化情况（$\overline{X}\pm SD$）

时间/分钟	实验组 G 组	对照组 C 组	p
0	6.20±0.41	6.40±0.50	0.082
5	7.53±1.30*	8.73±1.53	0.010
10	10.40±1.76*	11.73±1.57	0.019
15	14.00±1.30*	15.00±1.92	0.023
20	16.60±1.12*	17.46±2.38	0.121
25	18.00±0.00	18.25±0.95	0.638

3.2.3　再次运动中心率的变化特点与规律

表 10 为实验组 G 组和对照组 C 组恢复后再次运动时平均心率的变化情况。从表 10、图 8 可知，恢复后再运动过程中实验组 G 组受试者平均心率为（131.58±27）次/分，低于对照组的（134.55±25.11）次/分，有显著性差异（$p<0.05$）。

表 10　实验组 G 组和对照组 C 组在恢复后再次运动时平均心率的变化情况（$\overline{X}\pm SD$）

指标	实验组 G 组	对照组 C 组	p
平均心率/（次/分）	131.58±27.00*	134.55±25.11	0.023

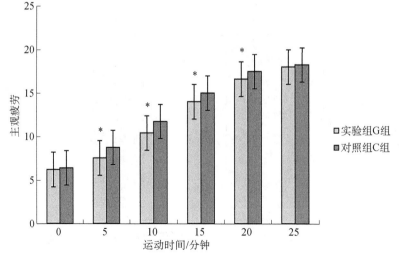

图 7　实验组 G 组与对照组 C 组恢复后再次运动过程中主观疲劳变化情况图

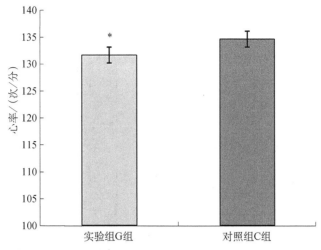

图 8　实验组 G 组与对照组 C 组恢复后再次运动过程中平均心率比较图

3.2.4　再次运动中血乳酸的变化特点与规律

表 11、图 9 为对照组 C 组和实验组 G 组运动员在恢复结束安静状态下与再次运动结束后即刻血乳酸指标的变化。恢复结束安静状态下受试者的血乳酸浓度为：对照组 C 组（4.48±1.65）毫摩尔/升，实验组 G 组（3.59±1.28）毫摩尔/升，有非常显著性差异（$p<0.01$）；实验组 G 组再次运动后即刻的血乳酸值显著低于对照组 C 组，分别为（6.41±1.50）毫摩尔/升、（6.90±1.06）毫摩尔/升，分析结果有显著性差异（$p<0.05$）。

表 11　实验组 G 组和对照组 C 组恢复结束安静状态下与
运动结束后即刻血乳酸指标的变化（$\bar{X} \pm SD$）

指标	实验组 G 组	对照组 C 组	p
恢复结束安静状态/（毫摩尔/升）	3.59±1.28**	4.48±1.65	0.003
再次运动后即刻/（毫摩尔/升）	6.41±1.50*	6.90±1.06	0.023

3.2.5　再次运动中核心体温的变化特点与规律

表 12 为实验组 G 组和对照组 C 组恢复后再次运动过程中核心体温变化情况。从表 12、图 10 结果可以看出，再次运动后实验组 G 组和对照组 C 组核心体温变化在前 10 分钟无显著性差异，但在运动 10～20 分钟显示有显著性差异（$p<0.05$）。

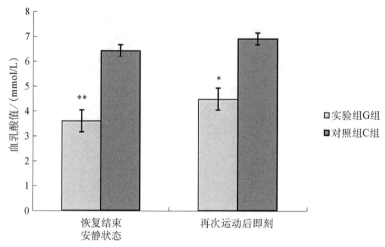

图9 实验组 G 组与对照组 C 组运动员恢复结束安静状态血乳酸
以及运动后即刻血乳酸浓度的变化图

表12 实验组 G 组和对照组 C 组恢复后再次运动过程中核心体温变化情况（$\bar{X} \pm SD$）

时间/分钟	实验组 G 组/℃	对照组 C 组/℃	p
0	37.20±0.39	37.14±0.43	0.532
5	37.46±0.28	37.58±0.29	0.150
10	37.56±0.24*	37.74±0.23	0.037
15	37.65±0.25*	37.91±0.29	0.024
20	37.97±0.25	38.20±0.41	0.100
25	38.46±0.50	38.53±0.57	0.843

3.2.6 再次运动血氧饱和度的变化特点与规律

表13、图11列出了受试者再次运动前进行不同方式恢复后，运动过程中血氧饱和度指标的变化情况。在运动开始前和运动进行第 5 分钟时，血氧饱和度并无显著差异；在运动时间增加至 15 分钟时，实验组 G 组血氧饱和度的值开始显著高于对照组 C 组，并且统计分析有显著性差异（$p<0.05$）；至运动 20 分钟时，实验组血氧饱和度均值仍高于对照组，并且统计分析有显著性差异（$p<0.05$）

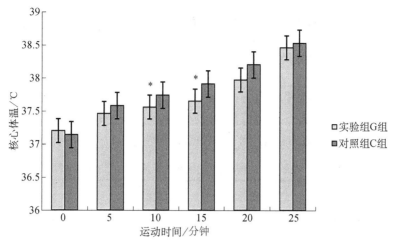

图 10　实验组 G 组与对照组 C 组恢复后再次运动过程中核心体温变化情况图

表 13　实验组 G 组和对照组 C 组恢复后再次运动过程中血氧饱和度变化情况（$\overline{X} \pm SD$）

时间/分钟	实验组 G 组/%	对照组 C 组/%	p
0	97.76±1.09	97.44±1.42	0.455
10	97.36±1.70	97.32±1.22	0.380
15	97.88±1.01*	97.28±1.10	0.039
20	97.60±1.29*	96.80±1.08	0.022
25	97.32±1.28	96.84±1.37	0.184
30	97.36±1.41*	96.52±1.23	0.012

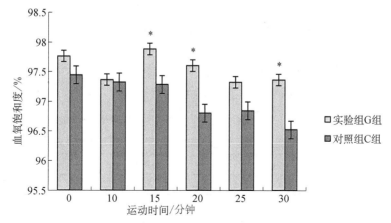

图 11　实验组 G 组与对照组 C 组恢复后再次运动过程中血氧饱和度变化情况图

3.3　自行车运动员再次运动后身体机能状况的变化特点与规律

3.3.1　再次运动后反应时的变化特点与规律

表 14 为实验组 G 组和对照组 C 组再次运动结束后反应时指标的变化情况。从表 14、图 12 可知，实验组 G 组再次运动结束后平均反应时为（0.163±0.014）秒，低于对照组 C 组（0.170±0.018）秒，有非常显著性差异（$p<0.01$）。

表 14　实验组 G 组和对照组 C 组再次运动结束后反应时指标的变化情况（$\overline{X} \pm SD$）

指标	实验组 G 组	对照组 C 组	p
反应时/秒	0.163±0.014**	0.170±0.018	0.001

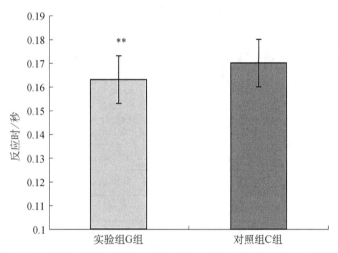

图 12　实验组 G 组与对照组 C 组再次运动结束后反应时指标对比图

3.3.2　再次运动后有氧能力指数的变化特点与规律

表 15 为实验组 G 组和对照组 C 组再次运动结束后有氧能力指数的变化情况。从表 15、图 13 可知，实验组 G 组再次运动结束后有氧能力指数为（119.73± 8.68），高于对照组 C 组的（118.40±10.23），有非常显著性差异（$p<0.01$）。

表 15　实验组 G 组和对照组 C 组再次运动结束后有氧能力指数的变化情况（$\overline{X} \pm SD$）

指标	实验组 G 组	对照组 C 组	p
有氧能力指数	119.73±8.68**	118.40±10.23	0.001

3.3.3　再次运动后神经紧张度指标的变化特点与规律

表 16 为实验组 G 组和对照组 C 组再次运动结束后神经紧张度指标的变化情

况。从表 16、图 14 可知，实验组 G 组再次运动结束后神经紧张度指数为（344.26±176.84），低于对照组 C 组的（406.60±225.34），有非常显著的差异（$p<0.01$）。

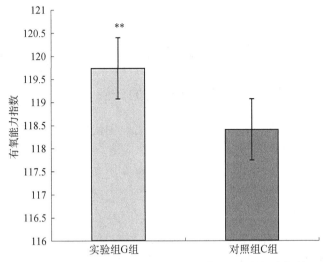

图 13　实验组 G 组与对照组 C 组再次运动结束后有氧能力指数对比图

表 16　实验组 G 组和对照组 C 组再次运动结束后神经紧张度指数的变化情况（$\overline{X} \pm SD$）

指标	实验组 G 组	对照组 C 组	p
神经紧张指数	344.26±176.84**	406.60±225.34	0.001

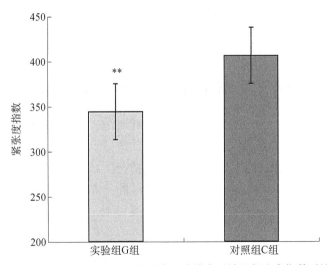

图 14　实验组 G 组对照组 C 组再次运动结束后神经紧张度指数对比图

4　分析讨论

4.1　冷疗恢复对自行车运动员机体恢复的影响分析

4.1.1　对冷疗恢复中心率发生变化的分析

心率是评价运动员运动训练的重要的生理生化指标，通过运动后即刻心率下降和对恢复过程中心率进行监控，能够客观地了解运动员的基本机能状态和身体情况[46]。在恢复过程中，心率的下降恢复更是反映运动员恢复情况的重要指标，心率在运动员运动后恢复的速度可以说明运动员对训练负荷的承受能力和身体机能状态[34]。在运动员进行强度和负荷相同的运动后，心率恢复越快，心脏功能越好，同时表明有氧能力越好，说明身体机能状态越好。

本研究对实验组 G 组和对照组 C 组第一次力竭运动后在不同方式的恢复过程中进行了连续的心率监控，恢复过程中 1～6 分钟心率指标无显著性差异，但是在相同的时间点，实验组 G 组的平均心率均低于对照组 C 组；在恢复到第 8 分钟时，实验组 G 组的平均心率低于对照组 C 组，分别为（86.00±8.38）次/分、（90.86±8.60）次/分，分析结果有显著性差异（$p<0.05$）；在恢复到第 10 分钟时，实验组 G 组的平均心率显著低于对照组 C 组，分别为（82.53±7.70）次/分、（86.40±8.39）次/分，分析结果有显著性差异（$p<0.05$）。说明冷疗恢复较安静恢复运动员心率恢复速度更快，身体机能状态更好。

4.1.2　对冷疗恢复中血乳酸发生变化的分析

在运动员进行相同耐力型运动达到力竭状态后，血乳酸的清除速率提高可以说明运动员有氧能力的提高[47]。作为糖代谢的中间产物，在体内葡萄糖代谢过程中，糖酵解的速度提高，在剧烈运动和脱水情况下，运动强度增加导致体内氧供给不足，产生血乳酸，会引起体内血乳酸指标的升高[48]。在运动训练中，通过血乳酸指标评定运动员的训练负荷以及训练强度可知，高强度运动后血乳酸在体内大量堆积，所以恢复阶段血乳酸的清除显得尤为重要，恢复过程中血乳酸能否快速清除直接影响到运动员继续进行训练或比赛的能力。

本研究在实验组 G 组和对照组 C 组第一次力竭运动后采用不同方式恢复过程中进行了连续的血乳酸指标测试，运动后即刻血乳酸值无显著性差异，恢复过程中实验组 G 组和对照组 C 组血乳酸变化有显著性差异。实验组 G 组血乳酸下降速度显著快于对照组 C 组，在恢复结束后实验组 G 组血乳酸浓度为（3.59±1.28）毫摩尔/升，明显低于对照组 C 组的（4.48±1.65）毫摩尔/升，有非常显著性差异（$p<0.01$）。说明在力竭运动后，实验组 G 组血乳酸清除速度更快，进行这种方式的恢复有助于运动员血乳酸的快速清除，提高运动员的有氧能力和运动能力。

4.1.3　对冷疗恢复中核心体温发生变化的分析

核心体温是在高温高湿环境下影响运动员运动能力和身体机能的重要指标，自行车运动属于持续时间较长的运动，在运动过程中会造成核心体温升高，进而加速运动疲劳的产生，所以在运动后疲劳恢复的过程中，对核心体温的控制和它的下降显得尤为重要，核心体温下降的速度标志着运动员疲劳恢复的情况，在恢复过程中核心体温下降越快，运动员本体感觉越良好。对于神经系统来说，核心体温升高后，中枢神经系统会先产生兴奋，之后会出现兴奋抑制，在这种情况下，人体会注意力不集中，动作反应变慢，神经肌肉的兴奋度降低，所以在恢复过程中神经系统功能恢复也尤为重要。

本研究对实验组 G 组和对照组 C 组第一次力竭运动后在不同方式的恢复过程中进行了连续的核心体温的监控，在恢复的前 4 分钟，实验组 G 组的核心体温高于对照组 C 组的核心体温，可能是由于刚刚从高温高湿环境中进入较冷环境中，身体无法适应，不能进行有效的降温，但在 4 分钟以后，实验组 G 组的核心体温低于对照组 C 组，在第 10 分钟时，实验组 G 组和核心体温显著低于对照组 C 组，分别为（36.96±0.30）℃、（37.12±0.30）℃，分析结果有显著性差异（$p<0.05$）。说明冷疗恢复对运动员核心体温的恢复有积极显著的影响。

4.1.4　对冷疗恢复中血氧饱和度发生变化的分析

常氧状态运动初期血氧饱和度的变化可能与运动初期的机能惰性、机体不能快速供氧有关[49]。研究表明，常氧状态下，人体安静时血氧饱和度一般可以保持在 97%～99%，运动员在高温高湿环境下进行自行车运动过程中，虽然动脉氧分压没有下降，但血氧饱和度也很有可能下降到 95% 以下。血氧饱和度的下降同递增负荷运动强度的增加、心率上升、身体的耗氧量增加有直接的关系。那么在恢复过程中，运动员血氧饱和度的恢复取决于对冷疗环境的适应性、心率的变化及肺通气量的变化[49]。

本研究在受试者采用不同方式恢复过程中连续监控其血氧饱和度的变化情况，试图分析在力竭运动后，血氧饱和度达到一个较低的水平，那么冷疗恢复是不是可以改善其恢复能力，通过统计分析恢复过程中血氧饱和度指标的平均值发现，在恢复的前 8 分钟，血氧饱和度并无显著性差异；在恢复至第 10 分钟

时，实验组 G 组血氧饱和度的值显著高于对照组 C 组，并且统计分析有显著性
差异（$p<0.01$）。在恢复过程中，实验组 G 组的血氧饱和度与对照组 C 组并无明
显差异，可能是由于在冷刺激环境下，血液的活性降低，不能直接改善血液的携
氧和运氧的能力。同时肺通气量和在安静环境下恢复也没有明显的差异。那么在
恢复结束即刻，两组血氧饱和度指标出现了显著性差异，原因可能是在恢复过程
中冷疗恢复较安静恢复心率下降更快，恢复后即刻心率更低，同时促进了血氧饱
和度的恢复。在本研究中，血氧饱和度指标测量环境没有做到非常严谨。例如，
在测试过程中没有完全清除受试者手指的汗渍，可能会对测试结果造成影响，导
致该指标的不精确，今后再做类似研究需注意对指标测试环境的控制。

4.2　冷疗恢复后对自行车运动员再次运动能力的影响分析

4.2.1　对再次运动时间发生变化的分析

自行车运动属于有氧耐力型运动，在实验室环境中运动员运动到达力竭的运
动时间是评价运动员运动能力和身体机能状态的重要指标[49]。运动员在运动过程
中到达力竭状态包括主观疲劳和客观的身体机能状态，在运动过程中有效降低运
动员的主观疲劳感和提高身体机能状态对运动员运动时间的延长有很大的影响[50]。
运动员到达力竭状态主要是通过判断心率、血乳酸和主观疲劳感来评定的，运动过
程中几项指标的变化直接影响到运动员的运动时间。所以运动员到达力竭的运动
时间越长说明运动员运动能力和身体机能状态越好。

本研究在实验过程中严格控制实验条件和实验流程，准确记录运动员力竭运
动时间，发现恢复后再次运动过程中实验组 G 组平均运动时间显著高于对照组 C
组，分别为（22.03±4.06）分钟、（19.43±3.57）分钟，分析结果有显著性差异
（$p<0.01$）。说明冷疗恢复能够有效延长运动员再次运动的时间。从其他结果分析
可知，其原因为冷疗恢复后再次运动可以有效减慢心率以及主观疲劳感的升高速
度，从而延缓运动员力竭时间，延长运动时间，提高运动能力。

4.2.2　对再次运动主观疲劳发生变化的分析

主观疲劳是运动员在训练和运动的过程中的主观疲劳和用力的感觉，是评定
运动员在运动过程中疲劳和用力程度的重要指标[51]。包括流汗、肌肉酸痛、呼吸
不均匀、注意力不集中及心血管系统等因素导致的身心疲劳的状态，可以反映当
前运动员的运动强度，同时反映当前运动员的运动状态。

本研究对实验组 G 组和对照组 C 组恢复后再次运动过程中，连续监控运动
员的主观疲劳的变化情况，受试者在整个运动过程中，实验组 G 组主观疲劳度值

与对照组 C 组有显著性差异，对照组 C 组在再次运动的 5～20 分钟主观疲劳度值显著高于实验组 G 组，在自行车骑行的开始阶段（特指 0 分钟）和结束阶段，主观疲劳程度数据经分析没有显著性差异，可能的原因是实验组和对照组受试者均达到了力竭状态，导致主观疲劳程度无显著差异。同样说明，本研究严格控制了受试者的力竭条件，排除实验环境和语言暗示影响。由研究结果可以知，运动员经过冷疗恢复后主观疲劳程度会显著低于普通恢复，冷疗恢复可以有效地缓解运动员运动后产生的疲劳，并且在再次进行运动时降低疲劳程度，提升运动状态，提高运动能力。

4.2.3　对再次运动中心率发生变化的分析

在运动员运动的过程中，心率是非常重要的监控其运动状态和运动强度的指标[42]，运动过程中的心率变化直接反映运动员当前运动状态和运动适应性。教练员通过对运动员在运动过程中全程的心率监控，了解运动员心率变化和对训练强度的适应，制订相应的训练计划，更有利于提高运动员的运动能力[52]。研究已证实，心率变化在 110～180 次/分时与能量代谢、摄氧量、运动强度等指标有着显著的正态关系。这里所指的训练强度是指运动员进行一定强度的训练后，引起机体发生的反应和对训练过程的适应性以及身体反应程度，如机体在单位时间消耗的卡路里，或在单位时间消耗的氧气量等，所以心率可看作反映机体自身生理负荷的一个重要指标[53]。

本研究对实验组 G 组和对照组 C 组在恢复后再次运动过程中连续监控受试者的心率变化，实验组 G 组恢复后再次运动过程中的平均心率为（131.58 ± 27.00）次/分，显著低于对照组 C 组（134.55 ± 25.11）次/分，有显著性差异（$p < 0.05$）。说明在冷疗恢复后，运动员对于相同运动强度的适应性更好，运动状态也更好。因为心率是反应机体自身负荷的重要指标，所以在冷疗恢复后，机体的运动能力有所提升，心率上升较安静恢复更加缓慢。实验组 G 组平均心率低于对照组 C 组，说明在相同强度下，对照组 C 组相对生理负荷更大，与实验组 G 组相比相对运动强度较小。

4.2.4　对再次运动中血乳酸发生变化的分析

人体在运动过程中，会通过不同的方式供给能量，在有氧耐力型运动中运动员主要通过有氧氧化系统供能，当氧气供应不足、机体需求的氧气量不足时会使用糖酵解系统对机体供能。血乳酸是糖酵解的产物，在功能系统中起重要的作用。人体血乳酸值随着运动强度的增加而增加，血乳酸过多会对内环境的酸碱平衡产生负面的影响，导致疲劳产生，因此，在运动训练和运动竞赛中，血乳酸指标是运动训练监控中的重要指标之一[50]。教练员通常会通过监控运动员的血乳酸值来控制运动和训练强度。在评定有氧运动能力时，血乳酸是反映骨骼肌有氧工作能力和代谢水平的重要指标，实验组 G 组通过多级负荷血乳酸值变化来评定运动员的有氧耐力[54]。

本研究对实验组 G 组和对照组 C 组在恢复后再次运动过程中连续监控受试者的血乳酸指标变化，取恢复结束后即刻指标和力竭后即刻的血乳酸指标进行分析，实验组 G 组再次运动后即刻血乳酸值为（6.41±1.50）毫摩尔/升，对照组 C 组再次运动后即刻血乳酸值为（6.90±1.06）毫摩尔/升，显著高于实验组 G 组，有显著性差异（$p<0.05$），说明在相同负荷中，运动员达到力竭后，产生的血乳酸浓度更低，通过冷疗恢复后再次进行运动提高了运动员的运动能力。而再次运动开始阶段，实验组 G 组血乳酸值为（3.59±1.28）毫摩尔/升，同样非常显著低于对照组 C 组的（4.48±1.65）毫摩尔/升，该结果在对冷疗恢复阶段血乳酸的恢复程度中分析说明，在力竭运动后，实验组 G 组血乳酸清除速度更快，进行这种方式的恢复有助于运动员血乳酸的快速清除，从而提高运动员的有氧能力和运动能力。

4.2.5　对再次运动中核心体温发生变化的分析

核心体温是运动员在高温高湿环境下进行运动的重要生理指标。在运动过程中，运动员核心体温的上升对各个系统都有不同的影响，包括心血管系统。体温升高虽然会导致心血管功能下降，并不直接影响运动能力，但是会加速疲劳的产生。当核心体温升高，而机体自身的调节能力有限时，就会导致代谢率的提高以及血氧消耗的增加，同时，乳酸等代谢产物也会相对增多，导致运动能力下降。高温高湿环境下核心体温的升高还会对神经系统造成影响。核心体温的升高会导致神经内分泌系统的反应加强，这样就会造成血液中的醛固酮和抗利尿激素等升高，机体在这样的情况下热量和氧耗都会显著增加，之后神经系统出现先兴奋后抑制的现象，当抑制效果高于兴奋效果时，就会引起肌肉兴奋度下降、肌肉活动能力减慢、注意力不集中、动作反应慢等情况，直接影响到运动员的运动能力[55]。

本研究对实验组 G 组和对照组 C 组在恢复后再次运动过程中连续监控受试者的核心体温指标。运动后实验组和对照组核心体温变化在前 10 分钟无显著性差异，但在运动 10 分钟后显示有显著性差异，实验组 G 组再次运动时核心体温显著低于对照组 C 组。说明在进行冷疗恢复后，运动员在核心体温的升高上有了显著的改善，对内分泌系统和神经系统的影响小于安静恢复，一定程度上提高了运动员的运动能力，延缓了疲劳的产生，使运动员在运动的过程中注意力更加集中，兴奋度更高。改善了在高温高湿环境下运动过程中核心温度急剧上升的情况。

4.2.6　对再次运动中血氧饱和度发生变化的分析

血氧饱和度是血液中与氧气结合的氧合血红蛋白量同全部血红蛋白的百分

比，是呼吸循环的重要生理参数。正常人体动脉血氧饱和度为 98%，静脉为 75%。在研究中，一般用血氧饱和度来衡量血液携氧和运氧的能力[56]。在有氧耐力型运动过程中，运动员在运动和训练过程中会进行大量的能量消耗，而血液运输氧气的能力会直接影响到身体供能系统，从而影响运动能力，在热应激情况下，进行大强度的运动训练和竞赛，血氧饱和度会随着湿热情况发生不同程度的变化，所以通过不同恢复方式恢复后再次运动时血氧饱和度的变化可以在一定程度上了解不同恢复方式对运动员再次进行运动的影响。

本次实验中，实验设计为同一受试者的前后自身对照，以期最大程度减少个体差异的影响。对照组 C 组和实验组 G 组受试者在运动前 15 分钟血氧饱和度无显著性差异，说明血氧饱和度在高温高湿环境中第二次运动前进行冷疗恢复与否在低强度运动时并无差异，在运动开始后的 15～20 分钟，实验组 G 组的值均略高于对照组 C 组，且有显著性差异，该结果说明加上高温高湿环境的作用后，受试者在进行耐力骑行前进行冷疗恢复，从运动 15 分钟开始一定程度上减缓了血氧饱和度的下降速度。综上，冷疗恢复能一定程度上缓解运动性动脉血氧下降，且这种缓解程度在整个运动过程中会有波动。而且血氧饱和度前后对比不明显，可能是由于其他血液指标的影响，本研究未对其干扰因素进行研究。

4.3 冷疗恢复对自行车运动员运动后身体机能状况影响分析

4.3.1 对再次运动后反应时间发生变化的分析

反应时是从人体接收到外界刺激到做出反应所需的时间，其数值随着中枢神经疲劳程度的升高而升高。运动员在训练后，血糖水平下降，兴奋性神经递质减少，抑制性神经递质增加造成神经疲劳，因而反应时可以直接反映出运动后的神经疲劳程度，也能够影响到运动员动作的精准度和协调性[57]，其改变会影响运动过程中竞技能力的改变。

本研究对实验组 G 组和对照组 C 组在再次运动后进行了反应时指标的测试。再次运动后实验组 G 组平均反应时为（0.163±0.014）秒，显著低于对照组 C 组的（0.170±0.018）秒，有非常显著性差异（$p<0.01$），说明在进行冷疗恢复后，运动员再次运动力竭后的反应时显著下降，对运动员有积极的影响，但对原因及其机制并没有深入研究，实验中受试者两次实验恢复方式为盲选，排除第二次进行反应时测试的适应性。

4.3.2　对再次运动后有氧能力指数发生变化的分析

本研究采用 Omegawave 身体机能测试，在第二次运动后对实验组和对照组运动员进行身体机能测试，此系统通过监测心率变异性（heart rate variability，HRV）来测量和评价运动员神经疲劳程度以及心脏功能，其评价指标有：迷走神经和交感神经的活动的活性调节系统影响因素、紧张度指数、相对最大摄氧量指数、有氧和无氧能力指数、能量代谢系统适应指数以及反应时等。此方法可以用来监测运动员对运动负荷的适应能力、身体机能储备能力以及对于不同训练负荷的身体活动能力。研究表明[58]，经过比较，Omegawave 系统的测试结果与传统的实验室机能测试结果具有较高的相关性，有氧机能和无氧机能相关系数分别为 0.78 和 0.82 说明利用此系统对运动员进行机能检测是有效的。

本研究重点关注了运动员在运动后有氧能力指标的变化情况。实验组 G 组第二次运动结束后有氧能力指数为（119.73±8.68），高于对照组 C 组的（118.40±10.23），有非常显著性差异（$p<0.01$）。在冷水浸泡的过程中可能有效地提高了运动员恢复效果，一定程度上提高了运动员的有氧运动能力。心率的快速降低、核心体温的调节及血乳酸的快速清除引起运动员在进行冷疗后再次运动有氧能力的提升。但是由于测试的环境和设备的调试可能会出现一些误差，测试结果也同运动员自身的调节能力有关，所以此结果只作为今后进行深入研究的参考。为了更全面地了解冷疗对运动员运动机能和有氧能力的影响，应当尝试通过传统的实验室检测方式进行论证。

4.3.3　对再次运动后神经紧张度指数发生变化的分析

肌肉和大脑神经紧张度与人体血液循环速度成反比，紧张程度高，血管受到挤压，血管血流量相对减少，如果神经紧张度偏高，则机体疲劳程度深[59]。

本研究通过 Omegawave 对运动员进行神经紧张度指标的测试，测试结果为实验组 G 组再次运动结束后神经紧张度指标为（344.26±176.84），低于对照组 C 组的（406.60±225.34），有非常显著性差异（$p<0.01$）。该项测试结果同样受到环境因素和运动员自身调节能力的影响，不同个体数据差异性非常大，但是能够在一定程度上说明在进行冷疗恢复后，运动员运动后的神经紧张度得到了一定程度上的缓解，但其内在机制尚不明确，可能是由于主观疲劳程度的缓解调节了运动员的神经紧张。该分析结果有待于进一步论证。

5 结 论

（1）运动员进行冷疗恢复较安静恢复心率恢复速度加快；实验组 G 组恢复后即刻血乳酸浓度显著低于对照组 C 组，血乳酸清除速度加快，核心体温下降速度加快。说明冷疗恢复对于运动员运动疲劳的恢复有积极的影响。

（2）运动员在进行冷疗恢复和安静恢复后再次运动，实验组 G 组骑行时间显著高于对照组 C 组，心率上升速度减慢；实验组 G 组主观疲劳度下降，实验组 G 组运动后即刻血乳酸浓度显著低于对照 C 组，实验组 G 组的有氧运动能力更强，冷疗恢复对运动员再次运动有积极影响。

（3）运动员在完成第二次力竭运动后，实验组 G 组运动后反应时间显著快于对照组 C 组，实验组 G 组运动员运动后即刻疲劳程度低于对照组 C 组，身体机能状况好于对照组 C 组。

（4）在实验过程中，所有受试者均没有出现不适应冷疗环境和运动环境的反应，冷疗恢复方式合理。

6 建 议

（1）实验中只采用了局部冷水浸泡方式进行冷疗恢复，今后研究者可以采用多种冷疗方式进行研究，同时针对不同的运动项目制定不同方式的冷疗干预措施，完善冷疗恢复策略。

（2）本研究冷疗恢复时间相对单一和固定，今后可以探究不同冷疗恢复时间对运动员恢复效果的影响，从时间角度横向比较不同时间的冷疗恢复效果，从而得到最佳的冷疗恢复时间。

（3）实验仅对比了冷疗恢复和安静恢复两种恢复干预状态下运动员的恢复情况和再运动能力，还可探究多种冷疗方式相结合，如口服冰浆、冰马甲等方式，对比研究其差异和效果。

（4）实验中血流灌注指数等指标使用仪器在高温高湿环境下测得数据波动较大，原因是实验室环境无法满足仪器精准测量条件，导致指标无法使用和分析，今后研究中可以设计更好的测试指标方法，精确测量指标，通过更多方面证明冷疗恢复对作用和意义。

（5）本研究没有深入讨论冷疗与运动疲劳恢复机制之间的关系的研究，今后研究者应侧重研究两者之间内在机制的研究。

参 考 文 献

[1] 李之俊. 自行车运动的科学与实践[M]. 上海：上海科学技术文献出版社，2009：107-127.

[2] Impellizzeri F，Sassi A，Rodriguez-Alonso M，et al. Exercise intensity during off-road cycling competitions[J]. Medicine & Science in Sport & Exercise，2002，34（11）：1808-1813.

[3] 王广虎. 超量恢复与超量恢复训练原理的审视与思考[J]. 成都体育学院学报，1998，24（2）：87-89.

[4] 马国强. 按摩放松和恢复骑行应用于男子短距离自行车运动员力量训练疲劳消除的比较研究[J]. 中国运动医学杂志，2011，30（3）：224-229.

[5] Michal Kaczmarek，Dariusz Mucha，Natalia Jarawka. Cold water immersion as a Post-exercise Recovery Strategy[J]. Medicine Sport，2013，17（1）：35-39.

[6] Parouty J，Al Haddad H，Quod M，et al. Effect of cold water immersion on 100-m sprint performance in well-trained swimmers[J]. European Journal of Applied Physiology，2010，109（3）：483-490.

[7] Ingram J，Dawson B，Goodman C，et al. Effect of water immersion methods on post-exercise recovery from simulated team sport exercise[J]. Journal of Science and Medicine in Sport，12，2009，12（3）：417-421.

[8] Wegmann M，Faude O，Poppendieck W，et al. Pre-cooling and sports performance：a meta-analytical review[J]. Sports Medicine，2012，42（7）：545-564.

[9] Marino F E. Methods，advantages，and limitations of body cooling for exercise performance[J]. British Journal of Sports Medicine，2002：36（2）：89-94.

[10] 裴国献. 重视热带地区战创伤救治研究[J]. 解放军医学杂志，2003，28（4）：285-288.

[11] 郭琳芳，董惠青，覃天信. 南宁市居民心脑血管疾病与气象要素关系探讨[J]. 广西预防医学，2000，6（6）：341-343.

[12] 赵瑞祥，高翔. 杭州地区季节变化与脑血管病关系的调查分析[J]. 中国疗养医学，2000，9（3）：1-3.

[13] 李庆滨，盛丽，何燕，等. 气象因素对急性心肌梗死发病的影响及因时护理措施[J]. 中华护理杂志，1997，32（11）：621-624.

[14] Latzka W A，Sawka M N，Montain S J，et al. Hyperhydration：Tolerance and cardiovascular effects during uncompensable exercise-heat stress[J]. Journal of Applied Physiology，1998，

84（6）：1858-1864.

[15] Gallagher S，Vercruyssen M，Deno N S. Hot air breathing：Effects of elevated wet bulb temperatures on tissue temperatures of the mouth[J]. American Industrial Hygiene Association Journal，1985，46（6）：332-335.

[16] Voltaire B，Galy O，Coste O，et al. Effect of fourteen days of acclimatization on athletic performance in tropical climate[J]. Canadian Journal of Applied Physiology，2002，27（6）：551-562.

[17] Voltaire B，Berthouze-Aranda S，Hue O. Influence of a hot/wet environment on exercise performance in natives to ropical climate[J]. The Journal of Sports Medicine and Physical Fitness，2003，43（3）：306-311.

[18] González-Alonso J，Teller C，Andersen S L，et al. Influence of body temperature on the development of fatigue during prolonged exercise in the heat[J]. Journal of Applied Physiology，1999，86（3）：1032-1039.

[19] 孙丽婧. 高温高湿下人体热应力评价指标的研究[J]. 煤气与热力，2001，26（10）：67-71.

[20] Cheung S S，McLellan T M. Heat acclimation，aerobic fitness，and hydration effects on tolerance during uncompensable heat stress[J]. Journal of Applied Physiology，1998，84（5）：1731-1739.

[21] Davis J M，Bailey S P. Possible mechanisms of central nervous system fatigue during exercise[J]. Medicine & Science in Sport & Exercise，1997，29（1）：45-57.

[22] 赵杰修，冯连世. 高温高湿环境与运动性疲劳[J]. 中国运动医学杂志，2008，27（2）：238-239.

[23] Wendt D，van Loon L J，Lichtenbelt W D. Thermoreg ulation during exercise in the heat：strategies for maintaining health and performance[J]. Sports Medicine，2007，37（8）：669-682.

[24] Armstrong L E，Maresh C M.The induction and decay of heat acclimatisation in trained athletes[J]. Sports Medicine，1991，12（5）：302-212.

[25] Lind A R，Bass D E. Optimal exposure time for development of heat acclimation[J]. Federation Proceedings，1963，14（22）：704-708.

[26] Maughan R J，Leiper J B，Vist G E. Gastric emptying and fluid availability after ingestion of glucose and so yprotein hydrolysate solutions in man[J]. Experimental Physiology，2003，89（1）：101- 108.

[27] Shirreffs S M，Maughan R J. Volume repletion after exercise induced volume depletion in humans：replacement of water and sodium losses[J]. American Journal of Physiology-Renal

Physiology, 1998, 274 (5Pt2): F868-875.

[28] Webster J, Holland E J, Sleivert G, et al. A light-weight cooling vest enhances performance of athletes in the heat[J]. Ergonomics, 2005, 48 (7): 821- 837.

[29] Lucy Hammond, Jon Meyler, Richard Moss, et al.Whole body cryotherapy: a "cool" new therApeutic technology? [J]. Sportex Dynamics, 2013, 35 (January): 30-34

[30] Versey N G, Halson S L, Dawson B T. Water Immersion Recovery for Athets: Effect on Exercise Performance and Practical Recommendations. Sports Medicine, 2013, 43 (11): 1101-1130.

[31] Wozniak A, Wozniak B, et al. The effect of whole-body cryostimulation on the prooxidant-antioxidant balance in blood of elite kayakers after training[J]. European Journal of Applied Physiology, 2007, 101: 533-537

[32] Ascensão A, Leite M, Rebelo A N, et al. Effects of cold water immersion on the recovery of physical performance and muscle damage following a one-off soccer match[J]. Journal of Sports Sciences, 2011, 29 (3): 217-225.

[33] Eston R, Peters D. Effects of cold water immersion on the symptoms of exercise induced muscle damage[J]. Journal of Sports Sciences, 1999, 17 (3): 231-238.

[34] Ingram J, Dawson B, Goodman C, et al. Effect of water immersion methods on post-exercise recovery from simulated team sport exercise[J]. Journal of Science and Medicine in Sport, 2009; 12: 417-421.

[35] Montgomery P G, Pyne D B, Hopkins W G, et al. The effect of recovery strategies on physical performance and cumulative fatigue in competitive basketball[J]. Journal of Sports Sciences, 2008, 26 (11): 1135-1145.

[36] Pournot H, Bieuzen F, Louis J, et al. Correction: time-course of changes in inflammatory response after whole-body cryotherapy multi exposures following severe exercise[J]. Plos One, 2011; 6 (7): e22748.

[37] Vaile J, Shona H, Nicholas G, et al. Effect of hydrotherapy on the signs and symptoms of delayed onset muscle soreness[J]. European Journal of Applied Physiology, 2008, 102 (4): 447-455.

[38] Rowsell G, Aaron-J C, Peter R, et al. Effect of post-match cold-water immersion on subsequent match running performance in junior soccer players during tournament play[J]. J Sport Sci, 2011, 29 (1): 1-6.

[39] Park K S, Choi J K, Park Y S. Cardiovascular regulation during water immersion[J]. Applied Human Science Journal of Physiological Anthropology, 1999, 18 (6): 233-241

[40] Miyamoto T，Kawada T，Takaki H，et al. High plasma norepinephrine attenuates the dynamic heart rate response to vagal stimulation[J]. American Journal of Physiology-Heart and Circulatory Physiology，2003，284（6）：H2412-H2418.

[41] 引自 Montgomery P G，Pyne D B，Hopkins W G，et al. The effect of recovery strategies on physical performance and cumulative fatigue in competitive basketball[J]. Journal of Sports Sciences，2008，26（11）：1135-1145.

[42] 赵杰修. 高温高湿条件下的训练与比赛[J]. 中国体育教练员 2007，15（4）：10-11.

[43] Howatson G，van Someren K A. Prevention and treatment of exercises-Induced Muscle Damage[J]. Sports Medicine，2008，38（6）：483-503.

[44] Peiffer J J，Abbiss C R，Watson G，et al. Effect of cold-water immersion duration on body temperature and muscle function[J]. Journal of Sports Science，2009，27（10）：987-993.

[45] Barnett A. Using recovery modalities between training sessions in elite athletes. Does it help？[J]. Sports Medicine，2006，36（9）：781-796.

[46] Buchheit M，Gindre C. Cardiac parasympathetic regulation：respective associations with cardiorespiratory fitness and training load[J]. American Journal of Physiology，2006，291（1）：451-458.

[47] Megan L R Ross，Nikki A Jeacocke，Paul B Laursen，David T Martin，et al. Effects of lowering body temperature viahyperhydration，with and without glycerolingestion and practical precooling on cyclingtime trial performance in hot and humidconditions[J]. Journal of the International Society of Sports Nutrition，2012，9（1）：55.

[48] 张芳，王伟，王能才，等. 海拔 3680m 体力活动时氧耗量及血氧饱和度的观察[J]. 解放军预防医学杂志，2002，（2）：110- 111.

[49] 郑晓鸿. 体教系学生跑台递增负荷中心率、血乳酸、表面肌电变化特征研究——以首都体育学院学生为例[J]. 2011，5（11）：16-17.

[50] 王瑞锋，林争平，李纳新，等. 男大学生中长跑运动员训练过程生理生化指标研究——心率恢复率、血乳酸清除率变化情况[J]. 湖州师范学院学报，2012，1（6）：86-91.

[51] 李梦. 优秀女子跆拳道运动员赛前一周调整训练理化指标诊断与评价[J]. 2009，12（5）：123-128.

[52] 尚文元，常芸，刘爱杰，等. 中国优秀皮划艇运动员有氧能力测试分析[J]. 中国运动医学杂志，2006，25（4）：443-446.

[53] 岳新坡. 我国优秀中跑运动员专项素质结构及形态机能特征的研究[D]. 北京体育大学，2005.

[54] Geiser J，Vogt M，Billeter R，et al. Training high-living low：changes of aerobic performancem

and muscle structure with training at simulated altitude[J]. International Journal of Sports Medicine, 2001, 22 (8): 579-585.

[55] Terrados N, Melichna J, Sylvén C, et al. Effects of training at simulated altitude on performance and muscle metabolic capacity in competitive road cyclists[J]. European Journal of Applied Physiology and Occupational physiology, 1988, 57 (2): 203-209.

[56] 邱俊. 利用心率指标掌控运动训练[J]. 中国体育教练员, 2010, 18 (3): 32.

[57] 万文君. 利用心率变化科学设计、监控和评价体育锻炼[J]. 广州体育学院学报, 2003, 23 (3): 35-37.

[58] Roels B, Millet G P, Marcoux C J L, et al. Effects of hypoxic interval training on cycling performance[J]. Medicine & Science in Sports & Exercise, 2005, 37 (1): 138-146.

[59] Mizuno M, Juel C, Bro-Rasmussen T, et al. Limb skeletal muscle adaptation in athletes after training at altitude[J]. Journal of Applied Physiology, 1990, 68 (2): 496-502.

在高温高湿环境下用 Wingate 测试评价预冷和预冷后热身对运动员无氧运动能力的影响

王 爵 吴 昊

摘 要

众多赛事会在高温高湿天气下举行，在比赛中，高温高湿阻碍机体散热，使运动员核心体温升高、机体脱水，进一步影响运动员的运动能力。预冷是一种应用越来越广泛的降低运动员热负荷、减少热应激（heat stress）的方法。目前已有大量关于预冷对耐力型运动项目影响的研究，但关于短时间的以无氧能力为主的运动项目的研究较少。本研究在高温高湿环境下进行，用 Wingate 测试分析运动前预冷是否可以帮助提高运动员的无氧运动能力，并对比预冷后能否通过短时热身运动进一步提升运动员的运动表现，为运动员和教练员在实践中进行预冷干预提供参考。

本研究为受试者进行自身对照的实验设计，每位受试者前后共参加四次试验，每次试验相隔一周时间，随机按照不同流程进行干预后在高温高湿环境下完成一次 Wingate 测试。流程分为直接进行 Wingate 测试（空白组）、预冷干预后进行 Wingate 测试（预冷组）、短时热身后进行 Wingate 测试（热身组）及预冷干预后短时热身再进行 Wingate 测试（预冷后热身组）四种。受试者为高校有运动习惯的普通学生 12 名。本研究通过对比四次流程 Wingate 测试峰值功率（peak power，PP）、平均功率（mean power，MP）、疲劳指数，并结合血乳酸（blood lactic acid，BLa）、心率（heart rate，HR）、耳温和主观疲劳度（rating of perceived exertion，RPE）等指标进行分析讨论。

本研究得到如下结果。

（1）预冷组具有最好的无氧运动能力表现：最高的峰值功率（732.5±252.3）瓦、最高的平均功率（278.1±103.5）瓦、几乎最低的疲劳指数（47.5±13.5）%；热身组具有最低的无氧运动能力表现，峰值功率（496.4±63.5）瓦和平均功率（173.6±38.7）瓦，远低于空白组，且有较高的疲劳指数（55.7±22.1）%。

（2）预冷组受试者运动后的血乳酸、心率指标、主观疲劳程度最低。热身组具有最高的心率指标以及最高的主观疲劳程度，血乳酸变化曲线相对特殊。

（3）在高温高湿环境下，对比预冷后直接运动和预冷后短时热身再运动两种不同的预冷干预策略，前者为更优选择，预冷后短时热身再运动无法进一步提升受试者运动表现。

（4）从疲劳角度来说，在高温高湿环境下，运动前不论是否进行预冷干预，若进行短时热身，均会增加机体的热应激，即受试者在运动中更易产生疲劳。

本研究所得结论如下。

（1）在高温高湿环境下，运动前进行预冷干预可以从多个角度共同作用，明显提高受试者的无氧运动能力以及在高温高湿环境下的运动表现。同时可以在一定时间内持续性地延缓受试者疲劳的产生，并帮助受试者运动后恢复。

（2）在高温高湿环境下，短时热身活动会在一定程度上加速疲劳的产生，进而影响受试者无氧运动能力以及在高温高湿环境下的运动表现。

（3）在高温高湿环境下，预冷干预后短时热身无法进一步提高受试者的无氧运动能力，即在常规预冷方案中，不需要通过预冷后短时热身帮助提高受试者机体深部肌肉温度。但在更极端的预冷干预手段中，预冷后短时热身也许是必要的，可以用来提高受试者的无氧运动能力。

关键词：高温高湿；Wingate 测试；预冷；短时热身

1　前　　言

1.1　选题依据

在以往一些重大国际性比赛，如 1996 年亚特兰大奥运会、1998 年吉隆坡东南亚联盟运动会中，当地气候环境产生的高温高湿，使运动员机体产生热应激，对运动员运动能力的正常发挥造成了很大的负面影响，甚至对运动员的健康产生不利影响。2008 年北京奥运会赛程安排也因天气做出了调整，在全部比赛 28 个大项中，至少有 16 个运动项目涉及热应激反应，影响运动员运动能力的正常发挥[1]。2016 年里约热内卢奥运会，当地热带海洋气候也再次让运动员受到高温环境的考验。

研究表明，机体运动能力与温度湿度有非常大的关系，高温高湿环境会极大地影响运动员运动能力的正常发挥。高温环境和高湿环境会严重阻碍机体散热，而体温过高和伴随产生的脱水现象都会降低运动员的运动能力，降低运动员的体能。当外界温度高于皮肤表面温度时，将影响机体皮肤散热效果，造成热量堆积，核心体温升高，进一步加速运动疲劳的产生，影响运动员正常发挥运动能力和获得好的运动成绩。

现今，在高温高湿环境下，如何在运动前给运动员机体进行预冷降温以保持机体运动能力已成为研究的热点。目前在运动医学方面，对运动员采用物理手段进行降温是比较普遍的措施，降温背心、降温帽、冷疗池等越来越多地出现在各大比赛现场。随着更多的教练员、运动员和科研后勤团队对高温高湿环境下运动前预冷降温给予重视，预冷手段本身也在不断完善，向便携式、移动式、操作简捷、设备专业化方向发展，预冷降温方式也在从全身预冷向局部预冷方向发展。

但是在查阅相关文献资料之后发现，国内在相关领域方面的研究还几乎为空白，已有的研究报告基本全部来自外文期刊，且研究重点多集中在预冷对受试者耐力方面的影响，实验模型多选用跑步和自行车项目进行长时间力竭运动，较少对预冷在无氧运动能力方面的影响展开研究。而在实际比赛中，即使是耐力型项目，也会在比赛初期对运动员的无氧运动能力提出一定要求，如原地起步、加速、变速、冲刺等过程。因此，在高温高湿环境下，预冷措施对运动员无氧运动能力影响的研究同样需要进行。

另外，对比前人研究成果发现，很多研究是在常温条件或者在相对极端的高温环境下进行的，且试验有时会得到不同的结果。例如，早期预冷试验在常温下对受试者进行下肢局部预冷后用 Wingate 测试，所得最大峰值功率、平均功率均明显下降，研究者认为预冷降低了肌肉的温度，增加了肌肉黏滞性，进而影响了运动能力[2]。之后的研究多采用全身淋浴或全身浸泡方式对受试者进行预冷，然后在高温条件下进行测试，观察到受试者运动能力有小幅度提升，但是主观疲劳程度大幅上升，推测是因为身体受冷，外周血液回流增加了心脏泵血[3]。另有研究认为，最大强度运动前可以通过预冷稳定身体核心体温，对体温调节过程产生良性影响，提高机体的专项运动能力[4]，并认为预冷后短时间的热身活动可以提高深部肌肉温度，减少肌肉黏滞，从而提高肌肉的无氧运动能力[5]。且有研究提示，对爆发力和短距离运动项目而言，在预冷后尽可能休息 5 分钟再开始运动训练或比赛，可以获得更高的神经-肌肉功率输出[6]。

总结前人关于运动前预冷的研究可知，考虑预冷方式采用局部或全身预冷、预冷后运动在常温或高温环境下进行、预冷后是否进行短时热身等，不同的实验设计方案会产生完全不同的实验结果。

综上所述，笔者在此结合前人研究经验，贴近现实比赛实际情况设计实验方案，对受试者进行不干预热身 10 分钟、预冷 20 分钟和预冷 20 分钟后热身 10 分钟在高温高湿环境下进行 Wingate 测试，观察记录预冷对受试者运动表现造成的影响，并对比受试者在预冷后进行 10 分钟短时热身后的运动成绩，寻找更好的预冷干预方案，并对其可能的原因进行分析。

1.2　研究目的、意义

1.2.1　研究目的

对受试者进行不干预、热身 10 分钟、预冷 20 分钟和预冷 20 分钟后热身 10 分钟后在高温高湿环境下进行 Wingate 测试，评价受试者无氧运动能力，并且对比受试者在预冷后进行短时热身能否更好地发挥运动能力，寻找合理的预冷干预方案。

1.2.2　研究意义

通过实验室内严格控制的测试环境和测试流程，评价在高温高湿环境下下肢局部预冷干预对运动员无氧运动能力表现的影响，以及下肢局部预冷后短时热身是否可以帮助运动员更好地发挥运动能力；为高温高湿环境下教练员、运动员进行赛前预冷干预提供有依据的建议；填补国内相关研究领域的空白，为相关研究提供帮助。

1.3　研究任务

（1）研究受试者在高温高湿环境下 Wingate 测试中的运动表现，并在运动前实施下肢局部预冷干预，探究下肢局部预冷干预对受试者在高温高湿环境下无氧运动能力的影响。

（2）比较下肢局部预冷干预后受试者进行短时热身准备，能否在 Wingate 测试中获得更好的运动表现，分析可能的原因并找出更加有效的下肢局部预冷干预方案。

1.4　文献综述

1.4.1　高温高湿环境对机体的影响

1.4.1.1　高温高湿环境简述

研究表明，高温高湿环境会对人体生理机能造成明显的负面影响。根据环境温湿度对人体生理机能的影响强弱，通常把 35℃作为高温环境的温度界限，60%的相对湿度作为高湿环境的湿度界限[7, 8]。高温和高湿环境均会阻碍机体散热，使核心体温上升，机体发生脱水，并使运动员产生热应激，影响运动员的运动能力。若进一步产生过度热应激还可能造成热损伤，甚至进一步造成热休克、热衰竭从而导致死亡。例如，1996 年亚特兰大奥运会，比赛期间最高温度达到37.2℃，平均相对湿度也达到 66%，开幕式当天就有大批官员和观众中暑，甚至有一名波兰奥委会官员死亡；1988 年首尔奥运会和 2000 年悉尼奥运会均在赛程安排上做出了调整，以避开夏季高温高湿环境；我国举办的 2008 年北京奥运会也因为天气对赛程安排做出了调整，在 28 个大项全部比赛中，至少有 16 个运动项目涉及高温高湿环境对运动员的影响[9]。在本试验中，高温高湿环境模拟实验室设定温度为 35℃，相对湿度为 65%～70%。

1.4.1.2　高温高湿环境下的热应激

在高温高湿环境下运动机体会产生较高的热负荷，产生热应激，即机体对高温高湿环境产生的非特异性的系统包括循环系统、神经系统、泌尿系统、消化系统、免疫系统、能量代谢系统等一系列生理反应的总和[10]。在高湿环境下，30℃的高温就可以使安静状态下的机体产生体温升高、脉搏加快、汗蒸发率下降等反应；在 35℃的环境下，会进一步加强这种反应[11-13]。高温和高湿均会严重阻碍机体散热，造成机体温度上升；体温过高会促使身体排汗散热，进而造成脱水，使血液浓缩；皮肤表面温度上升会使皮肤血管扩张以及骨骼肌血管床形成，使血液从心脏重新分配到皮肤，心脏血流灌注减少，内脏血流减少[14]；核心体温升高会提高机体基础代谢率[15]。此外，吸入湿热空气以及皮肤本身的湿热感也会使机体产生不适，进一步加强机体在高温高湿环境下的热应激反应[16]。

运动员在受到高温高湿环境施加的热负荷后会先产生热应激，从而感到疲劳、乏力，意识模糊，精力难以集中，然后可产生热适应，缓解高温高湿环境引起的不良生理反应。但当环境施加的热负荷过高，运动员产生的热应激过度时，高温高湿复合热应激反应会对身体各大系统造成负面影响，产生热损伤，甚至导致热衰竭或热休克，严重时可能会导致运动员死亡[10]。

1.4.1.3　高温高湿环境对运动能力的影响

高温高湿环境复合热应激会对身体各大系统造成负面影响，进而影响运动员运动能力的发挥。高温高湿环境造成的体温过高和排汗引起的进一步脱水都会直接影响运动员的运动能力，在时间较长的项目中表现尤为严重。根据研究，持续时间约 7 分钟的项目，运动员在脱水达体重的 2.5%时，能量消耗加大，血氧含量降低，乳酸代谢产物增多，血液黏度加大，运动能力会下降约 45%[17]。此外，热应激产生时，血液在皮肤的重新分配造成心脏血流灌注不足，在高强度运动时，心率加快也无法代偿心灌注不足造成的心输出量减少，从而使血压降低、脑供血量减少，疲劳进程加快[10]。在高温高湿环境下，运动员机体神经内分泌系统也会加强，使机体耗氧量增加，产热量升高，并且，中枢神经的抑制现象可能导致注意力不集中，肌肉准确性协调性下降，进一步影响运动能力的正常发挥。此外还有可能发生一系列生理性级联反应，引起高温疲劳，在一定时间内对运动员造成持续性影响[9, 18, 19]。

1.4.2 预冷干预对机体的影响

1.4.2.1 预冷干预在运动医学中的研究现状

运动时机体会产生大量能量，其中相当一部分能量以热量形式释放出去。当运动员处于高温高湿环境时，皮肤向四周环境释放热量的能力受到限制，进而使运动员体温升高，运动能力下降。已有研究表明，体温过高是影响机体运动能力的关键因素之一[20-22]，过高的体温会影响机体中枢神经系统对骨骼肌的支配[23]，同时对血管造成一定损伤，并使机体代谢紊乱[24-27]。预冷作为一种用来从机体迅速移走热量的手段，目前被广泛应用于应对运动中热应激造成的疲劳以提高运动员的运动能力上。通过运动前的预冷干预，运动中机体可以承受更多环境施加的热量以及本身代谢产生的热量[24, 25]。实际研究中，进行预冷干预的受试者在运动前可以保持相对更低的体温，同时在运动中机体对热量的吸收放缓，机体达到临界状态前的运动时间大幅延长[28, 29]。

1985—2015 年，对预冷提高运动表现的研究越来越多，预冷手段也从基本的冷水浴、冰水浴进一步发展，新的预冷方法、新的预冷手段不断在实验室中产生。例如，搭配移动制冷机的便携冷水浴系统、穿戴式冷却服、可服用冰浆饮料等，以及这些手段的组合运用。以上这些预冷方法目前已经被广泛应用，但是还有很多其他预冷技术暂时无法转化为实际应用方法，如便携式冷空气预冷等。因此，综合运输成本、舒适性、预冷效果等各方面因素，冷水、冰水预冷仍然是竞技比赛中实际应用的第一选择。

目前进行的关于预冷对运动能力改善的研究，为了提高研究的严谨性和有效性，更好地满足现代竞技体育的要求，开始大量引入实际比赛的特点进行模拟研究。例如，复制正式比赛的日程安排、按照正式比赛安排热身流程、模拟正式比赛环境条件（温度、湿度、热辐射、风速）、采用相关正式比赛的技术判定规则等。尽管如此，目前关于预冷对运动能力提升的研究仍然缺乏实际比赛现场数据以确认其有效性。

1.4.2.2 目前常用的预冷手段

目前常用的预冷手段较多，根据采取预冷干预的部位和面积，可分为全身预冷、局部预冷（躯干预冷、下肢预冷等）；根据采用的预冷干预媒介可分为空气预冷、喷雾预冷、冷水预冷等。除了常见的物理性预冷手段，也有让运动员服用冰浆饮料进行降温的手段。在一般性物理预冷手段中，温度和时间是两个需要严格控制的因素。通过对现有文献资料的收集，预冷干预的温度一般在 0～20℃（也有少量 20～30℃预冷方案），时间在 15～100 分钟 [25, 30, 31]。同时，随着理论技术发展，也出现了温度更低的预冷手段，如在-130～-110℃的冷疗室中进行的全身冷冻疗法（whole body cryotherapy，WBC），时间通常为 2～3 分钟[32]。通常来说，预冷干预手段的温度越低，干预的时间就越短。

目前应用最为广泛的是物理性预冷手段，多将冷的介质或材料作用于人体表面，如冰/冷水、冷气、冷水/冰背心及冷气喷雾等，通过介质材料与皮肤表面的温度差来降低身体温度。根据预冷媒介、预冷部位、温度和时间条件的不同，预冷手段进一步细分，预冷效果各不相同。

早期的预冷研究是让受试者在运动前间歇暴露在冷气（0～5℃）中，研究表明，受试者皮肤温度和核心体温均会持续下降，进而引发一系列生理反应以维持核心体温[33, 34]。例如，为了减少热量散失，血管剧烈收缩使温血回流，可以使核心体温立即提高 0.5℃[35]。根据文献，大多数冷气暴露研究都可以观察到受试者运动能力的提高，在自行车和跑步项目中受试者可以耐受更长的运动时间，并且骑行和跑步成绩也有一定提高。但是需要额外注意的是，这些预冷后的运动测试多是在常温环境（18～24℃）下进行的。

相比空气，水具有更大的比热容，从而逐渐取代空气成为一种方便有效的预冷介质。通过改变浸泡的时间、冷水的温度，可以进一步改变预冷效果，使受试者浸泡在逐步降温的水中进行预冷的方法更被认为是预冷干预的"金标准"[36]。综合前人研究结果，冷水浸泡可以进一步细分为以下方式：使用温水（22～30℃）长时间浸泡（30～60 分钟），并在浸泡过程中持续降温；使用凉水（17～18℃）进行相对短时间浸泡（20～30 分钟），在浸泡过程中保持水温不变；快速地使用冷水进行淋浴等；局部浸泡进行预冷（12～18℃，30 分钟）。此外，还有把冷水灌装在服装中，通过受试者持续穿戴进行预冷降温的研究。

1997 年 Booth 等首次研究全身浸泡对运动能力的影响，让受试者在 22～29℃冷水中浸泡 60 分钟后立即在跑步机上进行 30 分钟跑步测试，结果表明其有效地降低了运动开始时的皮肤和核心体温，提高了 30 分钟内的跑步距离，并且在整个过程中受试者没有出现强烈的、持续的颤抖和不适反应[28]。局部预冷可直接对参与运动的肌肉组织部位进行局部预冷，通过降低皮肤温度，形成热储备，减小热应激；或者对没有参与运动的肌肉组织部位进行局部预冷，引起局部血管收缩，使血液重新分配，进一步改善运动肌肉的血流量。有研究已经证实，对非运动肢体部位如躯干或手臂进行冷水浸泡预冷后，运动员进行高强度自行车运动的能力有所改善[3, 37]，而预冷对运动的腿部则没有效果[38]。

1.4.2.3 前人常用预冷研究情况总结

为了选取相对最为合适的实验条件，查阅大量相关文献，总结已有的关于预冷对运动能力影响的研究的相关情况，汇总如表 1～表 3。

表 1　冷空气介质预冷干预前人研究总结

年份	作者	预冷方法	温度/℃	时间/分钟	测试环境温度/℃
1995	Lee&Haymes[29]	冷空气	5	35	24
1984	Hessemer[33]	冷空气	5～10	90	18
1988	Olschewski&Brück[34]	冷空气	5～10	90	18

表 2　水介质预冷干预前人研究总结

年份	作者	预冷方法	温度/℃	时间/分钟	干预手段	测试温度/℃与相对湿度/%
1997	Booth[28]	冷水浸泡	22	60		31～32
1999	Kay[39]	冷水浸泡	22	60		31～32
1999	González-Alonso[21]	冷水浸泡	17		热身	40
1999	Marsh&Sleivert[3]	躯干浸泡	12～14	30	短时热身 10 分钟	29、80
2005	Castle 等[40]	全身浸泡	17	20	短时热身 5 分钟	33.7、52
2006	Yeargin 等[41]	冷水浸泡	14		热身 100 分钟	27
2008	Peiffer 等[42]	冷水浸泡	14		测试热身休息间替	35
2008	Goosey-Tolfrey 等[43]	冷水浸泡	10		热身 70 分钟	31
2008	Vaile 等[44]	持续冷水浸泡	10～20		测试热身休息间替	33～34
2011	Vaile 等[45]	间断冷水浸泡	10～20		测试热身休息间替	33～34
2012	Siegel 等[46]	冷水浸泡	24			34

表 3　冰介质预冷干预前人研究总结

年份	作者	预冷方法	干预手段	测试环境温度/℃
1989	Myler 等[47]	冰毛巾，热身 10 分钟		30
1996	Yates 等[48]	热身过程穿戴"Neptune"背心	热身	32
1997	Smith 等[49]	热身过程穿戴"Neptune"背心	热身	32
2004	Arngrímsson 等[50]	热身过程穿戴"Neptune"背心	热身	32
2005	Webster 等[51]	休息和热身过程，"B"背心	热身	37
2006	Castle 等[40]	大腿局部凝胶	热身	34
2008	Johnson 等[52]	休息和热身过程，冰夹克	热身	30

年份	作者	预冷方法	干预手段	测试环境温度/℃
2007	Uckert&Joch[53]	"Arctic heat"		29～32
2010	Bogard 等[54]	"Arctic heat"		29～32
2010	Bogerd 等[54]	"Evaporative cooling" 衣	热身	29
2010	Tyler 等[55]	全程，冷却护脖	热身	30
2011	Tyler & Sunderland[56]	全程，冷却护脖	热身	30
2011	Minett 等[57]	冰毛巾，5℃		33
2011	Tyler & Sunderland[58]	全程，冷却护脖	热身	32

1.4.3　Wingate 测试相关现状

1.4.3.1　Wingate 测试

机体在运动过程中，能量由无氧代谢过程和有氧代谢过程共同提供。在不同运动项目中，无氧代谢过程和有氧代谢过程供能比例不同。在现有体能评价方法体系中，评定有氧代谢能力的方法和手段相对成熟，评定无氧代谢能力的方法和手段相对发展缓慢。但在竞技体育中，无氧代谢能力对运动员能否取得优异成绩又起到至关重要的作用。例如，在自行车运动中，无氧输出功率是运动员在出发、变速、上坡、冲刺和摆脱对手等关键时段获取领先的基础[59]。但是长久以来，由于无氧代谢能力的"不易掌握性""短时性""局部性"等特点，人们对无氧代谢能力的了解远不如对有氧代谢能力的了解深入[60]。

对无氧代谢能力的评定可以分为无氧功率测试和无氧能力测试两大类。其中无氧功率测试是评定机体在最大无氧供能代谢状态下的机体做功能力，包括 Margara 功率试验、纵跳功率试验、跑步功率试验和 Wingate 无氧功率试验等。无氧能力测试是评定机体肌肉的无氧供能代谢系统能够提供能量的总量或可以完成无氧功率的总量，包括临界功率试验、最大累积氧亏试验等。

其中 Wingate 无氧功率测试在 20 世纪 70 年代中后期由以色列 Wingate 体育学院研究与运动医学系根据 Cumming 测试为原型推出，并由 Ayalon 等进一步发展[60]。由于 Wingate 测试操作要求简单，测试费用低廉，使用人群广泛（包括儿童或身体功能障碍者），不需额外专业技巧，测试具有客观性、可靠性、有效性、可重复性等优点，被广泛用于评价机体无氧代谢能力以及帮助研究机体在最大负荷后的生理代谢情况[59]。目前对无氧功率的评定多采用 Wingate 测试。

1.4.3.2　Wingate 测试的相关评价指标

峰值功率：把 30 秒 Wingate 测试时间分成 6 个 5 秒，其中产生最大圈数的 5 秒（通常为第一个 5 秒）的平均功率 [60]为峰值功率。一般被认为可用来衡量机体无氧代谢能力中的磷酸原系统供能能力。10～15 秒 Wingate 测试可以用来单独评定磷酸原系统供能能力，测试结果为无氧输出功率越高，测试后血乳酸上升越少，可以认为磷酸原系统供能能力越强[59]。

平均功率：30 秒 Wingatc 测试中全力运动输出功率的平均值，一般被认为可用来衡量机体无氧代谢能力中的糖酵解系统供能能力。30～90 秒 Wingate 测试可以用来单独评定糖酵解系统供能能力，测试后血乳酸上升越高，表明糖酵解系统供能能力越强[61]。

但是也有文献、研究表明，在 Wingate 测试开始前 10 秒，肌肉乳酸即达到较高的浓度，因此峰值功率是否可以完全用来评定磷酸原系统供能能力还有待商榷[60]。

疲劳指数：30 秒 Wingate 测试中最大无氧功率的下降幅度，6 个 5 秒平均功率中，最高平均功率值减去最低平均功率值，再除以最高平均功率值后，乘以100%即为无氧功率递减率，亦即疲劳指数 [60]。无氧功率递减率代表在无氧供能条件下疲劳程度的指数，一般用以评定无氧供能条件下的疲劳程度[59-61]。

其他可用 Wingate 测试评价指标有最大圈数、10 秒分段平均功率、20 秒分段平均功率、血乳酸等。

1.4.3.3　影响 Wingate 测试的相关因素

受试者擅长项目：Wingate 测试的结果在不同专项受试者中表现出差异性[62]。Tharp 等曾对 39 名青少年田径专项受试者进行 Wingate 测试，结果显示，短跑项目运动员在峰值功率、平均功率方面均有更好的表现；长跑项目运动员中跑程越长者 Wingate 测试结果数值越低；马拉松项目运动员 Wingate 测试结果数值甚至低于正常男性受试者[63]。因此可以认为，短时高功率输出项目运动员在 Wingate测试中比耐力型项目运动员有更好的表现。

环境因素影响：Wingate 测试一般在室内常温环境下进行，但是也有在室外或其他相对极端环境下进行的，如本试验 Wingate 测试在高温高湿环境下进行。Dotan 和 Bar-or 曾让 28 名受试者在三种不同温湿度环境下进行 Wingate 测试，分别为正常环境（22～23℃、55%～60%相对湿度）、高温环境（38～39℃、23%～30 相对湿度）、高湿环境（30℃、85%～90%相对湿度）。受试者均在测试环境下暴露 45 分钟后进行 Wingate 测试。测试结果显示，受试者峰值功率、平均功率等无明显差异[64]。

机体脱水情况：已有研究表明，机体脱水会显著影响运动表现，尤其是在长时间耐力型项目中作用更加明显。Jacobs 曾对 11 名受试者进行脱水后 Wingate 测试，脱水量分别达到 2%、4%、5%相对体重。据测试结果，受试者峰值功率、平均功率等无明显差异[65]。

准备活动情况：Inbar 等研究了热身活动对 Wingate 测试结果的影响。在研究中让实验组受试者在不知情情况下进行 15 分钟踏车热身，运动 30 秒休息 30 秒间歇交替进行，之后对比实验组和对照组测试结果，实验组平均功率提升约 7%，峰值功率无明显差异[66]。

动机因素影响：根据以往研究结果，动机因素对 Wingate 测试结果影响较大。Geron 和 Inbar 观察了 7 种类型不同动机因素对测试结果的影响，包括观众出席、个体竞争、群体竞争、惩罚、奖励、群体协作和社会责任心，结果显示，不同动机因素会对测试结果产生不同的影响，其中奖励因素会对测试结果产生较大的正面影响，对峰值功率的提升效果明显[67]。

1.4.3.4 前人 Wingate 测试研究情况总结

Wingate 测试自推出以后，被广泛应用于无氧代谢能力研究之中。本研究在高温高湿环境下进行，通过不同的运动前干预观察受试者在 Wingate 测试中的表现并进行对比。在此总结了 10 个前人 Wingate 测试结果以供进行对比参照（表 4）。

表 4 前人 Wingate 测试研究情况总结

编号	研究者	年份	研究对象	人数/人	负荷	PP PP/BW	MP MP/BW	疲劳 指数/%	血乳酸/（毫 摩尔/升）
1	缪素坤[68]	1987	现役国家自行车运动员	32	0.075	625.7 8.95	559.6 7.88		10.33 （4 分钟）
2	吴昊，冯美云[61]	1997	普通大学生	男 10	0.075	524.4±45.0 8.0±0.4	440.9±31.5 6.7±0.6	36.7±4.6	15.62±1.89 （5 分钟）
3	Weinstein 等[69]	1998	普通大学生	男 30	0.075	593.0±68.0 8.7±0.9			
4	Weinstein 等[69]	1998	普通大学生	男 30	0.095	684.0±95.0 10.1±1.4			
5	李秋萍等[70]	2000	健将级速滑运动员、一级速滑运动员	男 6	0.094	781.1±5.2 10.5±0.7	604.0 ±52.9 8.2±1.1	16.0±5.0	
				女 14	0.090	627.7±51.4 10.3±0.7	561.2±32.7 9.1±0.3	18.0±1.0	
				男 6	0.094	739.3±70.5 9.8±0.1	548.7±98.5 7.5±3.3	42.5±3.8	
				女 7	0.090	653.6±60.6 9.9±0.5	538.0 ±38.1 8.1±0.3	15.8±4.4	
6	康凯，刘元田[71]	2003	现役国家公路自行车运动员	男 10	0.085	833.7±210.1 11.7±2.5	648.0±49.0 9.5±0.5	28.7±13.4	

续表

编号	研究者	年份	研究对象	人数/人	负荷	PP PP/BW	MP MP/BW	疲劳指数/%	血乳酸/（毫摩尔/升）
7	李之俊等[59]	2005	现役省队短距离自行车运动员	男 8	0.098	1090.0±58.1 14.0±1.4	821.0±46.5 10.5±0.7	33.3±7.3	11.13±0.95 （5 分钟）
				女 8	0.085	732.0±78.6 12.0±1.0	539.0±57.4 8.5±1.0	35.7±6.1	8.38±1.51 （5 分钟）
8	赵光圣等[72]	2005	现役省队散打运动员	男 18	0.098	789.1±112.0 11.2±1.3	530.1±76.2 7.4±0.7		8.12±2.86 （5 分钟）
				女 19	0.075	626.3±105.3 10.0±1.0	401.4±42.0 6.4±0.4		8.04±2.55 （5 分钟）
9	毕献为等[73]	2007	竞技健美操一级运动员、二级运动员	男 11		700.6±77.5			12.7±0.6 （4 分钟）
				男 11		642.1±64.8			10.3±1.2 （4 分钟）
10	周志雄等[74]	2010	现役国家公路自行车运动员	男 11	0.095	1231.9±283.9 16.9±3.0	825.9±116.9 11.3±0.9	30.2±15.1	

2　研究对象与方法

2.1　研究对象

研究对象为首都体育学院研究生部研一、研二的 12 名男生，身体健康状况良好，如表 5 所示。他们平日有运动习惯或有擅长的运动项目，并在身体和心理上能够承受预冷干预措施和在高温高湿环境下进行 Wingate 测试。实验期间一名受试者因事退出，编号为 11 号，数据不计入统计、不参与分析。

表 5　研究对象基本资料（n=11）

项目	年龄/岁	身高/厘米	体重/千克	体脂比/%	瘦体重/千克
$\overline{X}$	23.9	180.3	73.8	9.1	67.0
SD	0.6	4.7	5.7	2.7	4.0

2.2　研究方法

2.2.1　整体试验设计

每位受试者前后共参加四次试验，流程顺序随机，形成自身对照。受试者于第一次测试前先熟悉 Wingate 测试，测试结果不参与数据分析。试验正式开始后，受试者每隔一周按照不同流程进行干预后在高温高湿环境下完成一次 Wingate 测试。流程分为不干预而直接进行 Wingate 测试，预冷干预后进行 Wingate 测试，短时热身后进行 Wingate 测试以及预冷干预后短时热身再进行 Wingate 测试四种，流程进行顺序随机选择。具体研究路线以及部分需采集数据指标如图 1 所示。

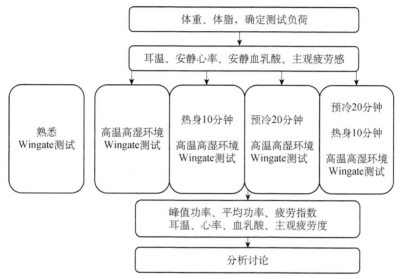

图 1　具体研究路线以及部分需采集数据指标

2.2.2　具体流程操作

2.2.2.1　Wingate 测试流程

根据试验设计，每名受试者在了解 Wingate 测试情况后，需要在高温高湿环境下进行四次 Wingate 测试。无氧功率自行车采用瑞典产 Monark 894E 型，阻力系数为 0.075，即负荷为 0.075 倍受试者当天体重；高温高湿环境由高温高湿低氧环境模拟实验室模拟，控制温度在 34～35℃，相对湿度在 65%～70%。根据实验流程，进行 Wingate 测试前记录安静心率、安静血乳酸、耳温及主观疲劳感。测试后记录即刻、1 分钟、2 分钟、3 分钟心率，即刻耳温和即刻主观疲劳感，采集 3 分钟、5 分钟、7 分钟指尖血测血乳酸，并将 Wingate 测试结果界面全部数据留存。

测试开始前调整好无氧功率自行车座椅高度以及脚踏松紧。受试者在无负荷情况下准备 5～10 秒后自行加速，转速达到 100 转/秒后功率自行车自动将负荷增加至预定负荷大小。在 30 秒 Wingate 测试过程中要求受试者臀部不可离开座椅，实验人员不断给予受试者口头鼓励和时间提示以帮助受试者在测试过程中发挥最大能力。本研究中 Wingate 测试以峰值功率、平均功率和疲劳指数作为主要评价指标，并记录其他 Wingate 测试相关数据，配合测试前后的心率、血乳酸、耳温和主观疲劳感变化情况做进一步评价分析。

另外，由于是在高温高湿环境下进行测试，会影响无氧功率自行车的电子元器件，因此在测试前用绝缘胶带对暴露在外的电子元器件进行了密封处理。

2.2.2.2　预冷处理流程

预冷处理过程为受试者下肢完全浸没在 iCool 循环冷水浴系统中 20 分钟，髂前上棘以下部位完全浸没在水中，水温保持 12～14℃。时刻监控温度计以控制温度，每 5 分钟测量并记录一次受试者耳温及心率，第 20 分钟测一次血乳酸。

预冷处理完后要求受试者离开水池以后直接穿上运动鞋进入高温高湿环境，在无氧功率自行车上开始进行下一步测试。

2.2.2.3　短时热身准备流程

短时热身运动为 10 分钟的有氧功率自行车骑行，其中包括 2～3 次冲刺练习，每次时间在 4～8 秒。整个短时热身过程要求受试者心率维持在 130 次/分以上。热身运动后记录即刻心率、耳温及主观疲劳感，并测量血乳酸，休息 2～3 分钟，心率恢复到 100 次/分以下后开始进行 Wingate 测试[71, 74]。

根据文献，在正常环境下进行的 Wingate 测试前热身，心率控制在 135～150 次/分。根据预实验，在高温高湿环境下，心率 140～150 次/分对受试者身体负担比较大，会让受试者产生过度疲劳，影响之后的 Wingate 测试。

2.2.3　测试指标及方法

2.2.3.1　Wingate 测试指标及方法

峰值功率：把 30 秒 Wingate 测试时间分成 6 个 5 秒，取产生最大圈数的那个 5 秒（通常为第一个 5 秒）的平均功率。

平均功率：30 秒 Wingate 测试中全力运动输出功率的平均值。

疲劳指数：30 秒 Wingate 测试中最大无氧功率的下降幅度，6 个 5 秒平均功率中，最高平均功率值减去最低平均功率值，再除以最高平均功率值后，乘以100%，即为无氧功率递减率。

2.2.3.2　体重

根据实验设计，在每次测试前，通过实验室固定体重秤测量受试者裸重（M）。

2.2.3.3　体成分测试

测量受试者体重后，使用 Body Metrix 体成分测试系统，用超声波法测量受试者体脂率。根据 Jackson&Pollock 三点公式，测量受试者大腿、胸部、腹部三个位置皮脂厚度，计算受试者体脂率，结合当日受试者体重计算瘦体重。超声波法测量体脂快捷方便、准确性高，但是受测量人员手法影响较大，因此本研究中全部体脂测量由固定人员完成。

2.2.3.4　心率

本研究中受试者心率通过 Polar 表采集。根据实验设计，需要采集受试者安静心率、预冷过程中每 5 分钟心率、热身过程中心率、Wingate 测试后心率等，其中 Wingate 测试后心率取即刻、1 分钟、2 分钟、3 分钟测量。

2.2.3.5　血乳酸

本研究中血乳酸数据通过采集指尖血得到，用德国 Sirius 型（天狼星）便携血乳酸测定仪。根据实验设计，需要测量受试者安静血乳酸、预冷后血乳酸、热身后血乳酸及 Wingate 测试后血乳酸，其中 Wingate 测试后血乳酸取 3 分钟、5 分钟、7 分钟测量。

2.2.3.6　耳温

本研究由于需要预冷干预以及在高温高湿环境下进行运动，所以需要测量受试者核心体温。根据文献，耳温（cort temperature，T_c）可以在一定程度反映核心体温，因此在本研究中测量耳温[75]。根据试验设计，测量受试者安静时、预冷过程中每 5 分钟、热身后及 Wingate 测试后耳温。耳温测量受测试人员手法习惯等影响较大，因此本研究中全部耳温测量由固定人员完成。

2.2.3.7　主观疲劳感测试

主观疲劳程度量表放于高温高湿低氧环境模拟实验室中无氧功率自行车正前方，受试者在实验过程中根据自己本体疲劳感觉选择一个对应的数字，由实验人员记录。根据实验设计，本研究中需要记录受试者安静时、预冷后、热身后及 Wingate 测试后即刻的主观疲劳感。

2.2.4　主要实验仪器

主要实验仪器如表 6 所示。

表 6　主要实验仪器

仪器名称	仪器型号
体成分测试系统	Body Metrix
Polar 表	RS800CXbike

仪器名称	仪器型号
便携血乳酸分析仪	德国 Sirius 型（天狼星）
耳道温度计	泰尔茂 EM30CPL 电子体温计
冷水循环系统	iCool 循环冷水浴系统
无氧功率自行车	Monark 894E 型
人工低氧、高温高湿环境训练测试系统	HYP-100

2.2.5　统计学方法

本研究数据测试结果表示为平均数±标准差（$\overline{X} \pm SD$），采用 SPSS17.0 统计软件进行统计分析，取 $p < 0.05$ 为显著性差异，$p < 0.01$ 为极其显著性差异。

采用单因素方差分析对同时刻不同流程间同一指标进行差异性比较，结果呈显著性时进一步进行两两比较。采用双因素重复测量方差分析对随时间变化的不同流程间同一指标进行差异性比较。采用配对样本 T 检验对同一流程内同一指标进行不同时刻间差异性比较。采用独立样本 T 检验对同一时刻同一指标进行不同流程间差异性比较，并按数据是否符合正态分布分别用 Pearson 或 Spearman 进行相关性检验。

3　研　究　结　果

3.1　Wingate 测试期间受试者体重、体脂、瘦体重结果分析

表 7 为受试者在本研究四种不同干预流程 Wingate 测试期间体重、体脂、瘦体重结果及分析。分别对其进行单因素方差分析检验组间差异性，结果显示 $p > 0.05$，无显著性差异。通过对体重、体脂、瘦体重数值做进一步简单比较可知，瘦体重相比体重变化程度较小，且具有更小的离散性。

表 7　受试者 Wingate 测试期间体重、体脂、瘦体重结果及分析（$\overline{X} \pm SD$，$n=11$）

分组	空白组	热身组	预冷组	预冷后热身组	p
体重/千克	74.1±6.1	73.8±6.0	73.7±6.1	73.9±5.8	0.470
体脂/%	9.2±2.8	8.9±2.9	9.0±2.8	9.1±2.8	0.619
瘦体重/千克	67.2±4.2	67.1±4.2	66.9±4.5	67.1±4.1	0.871

3.2 Wingate 测试指标结果分析

3.2.1 Wingate 测试峰值功率、平均功率、疲劳指数结果分析

表 8、图 2～图 4 为本研究四种不同干预流程中 Wingate 测试所得到的峰值功率、平均功率和疲劳指数数据情况。其中预冷组具有最好的 Wingate 测试结果，峰值功率为（732.5±252.3）瓦、平均功率为（278.1±103.5）瓦；其次为预冷后热身组，峰值功率为（618.2±150.3）瓦、平均功率为（240.9±84）瓦，空白组峰值功率为（595.9±149.6）瓦、平均功率为（236.3±71.9）瓦；Wingate 测试结果最差的为热身组，峰值功率为（496.4±63.5）瓦、平均功率为（173.6±38.7）瓦。

表 8　Wingate 测试峰值功率、平均功率、疲劳指数结果（$\bar{X}\pm SD$, n=11）

分组	空白组	热身组	预冷组	预冷后热身组	p
峰值功率/瓦	595.9±149.6	496.4±63.5	732.5±252.3*	618.2±150.3	0.008
平均功率/瓦	236.3±71.9	173.6±38.7	278.1±103.5	240.9± 84.0	0.013
疲劳指数/%	45.8±13.9	55.7±22.1	47.5± 13.5	55.1± 12.6	0.332

分别对其进行单因素方差分析，结果表明，峰值功率各干预流程之间具有极其显著性差异（$p<0.01$），平均功率各干预流程之间具有显著性差异（$p<0.05$），疲劳指数各干预流程之间无显著性差异（$p>0.05$）。

峰值功率组间两两比较结果为预冷组对空白组具有显著性差异（$p<0.05$），即预冷组峰值功率显著性高于空白组。同时热身组相比预冷组具有极其显著性差异（$p<0.01$），即热身组峰值功率极其显著性低于预冷组。

平均功率组间两两比较结果为热身组相比预冷组具有极其显著性差异（$p<0.01$），即热身组平均功率极其显著性低于预冷组。

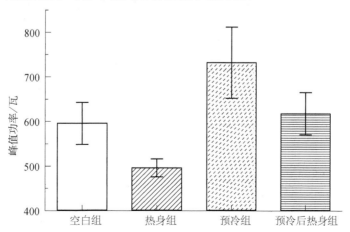

图2　四种不同干预流程 Wingate 测试峰值功率比较

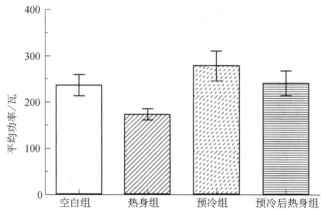

图 3　四种不同干预流程 Wingate 测试平均功率比较

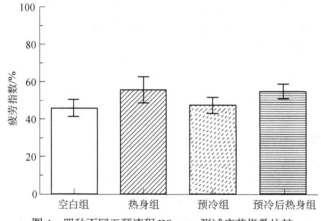

图 4　四种不同干预流程 Wingate 测试疲劳指数比较

3.2.2　Wingate 测试相对峰值功率、相对平均功率结果分析

3.2.2.1　Wingate 测试相对峰值功率、相对平均功率结果分析（根据体重计算）

表 9、图 5、图 6 为本研究四种不同干预流程中 Wingate 测试所得的根据体重计算的相对峰值功率和相对平均功率数据情况。其中空白组相对峰值功率为（8.0±1.8）瓦、热身组为（6.7±0.8）瓦、预冷组为（9.9±3.3）瓦、预冷后热身组为（8.3±1.8）瓦。

表 9　Wingate 测试相对峰值功率、相对平均功率结果（$\bar{X}\pm SD$，n=11）

分组	空白组	热身组	预冷组	预冷后热身组	p
相对峰值功率/瓦	8.0±1.8	6.7±0.8*	9.9±3.3	8.3±1.8	0.008
相对平均功率/瓦	3.2±1.0	2.4±0.5	3.7±1.2	3.3±1.1	0.233

分别对其进行单因素方差分析，结果发现，相对峰值功率各干预流程之间具有极其显著性差异（$p<0.01$），相对平均功率各干预流程之间不具有显著性差异（$p>0.05$）。

其中相对峰值功率组间两两比较结果为热身组对预冷组具有显著性差异（$p<0.05$），即热身组相对峰值功率显著性低于预冷组。

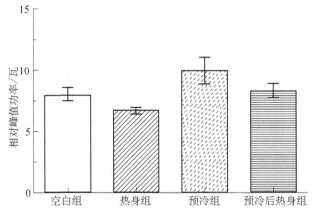

图 5　四种不同干预流程 Wingate 测试根据体重计算相对峰值功率

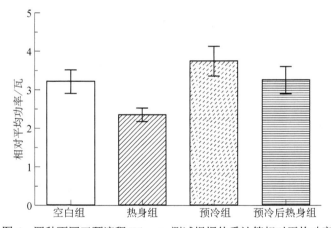

图 6　四种不同干预流程 Wingate 测试根据体重计算相对平均功率

3.2.2.2　Wingate 测试相对峰值功率、相对平均功率结果分析（根据瘦体重计算）

表 10、图 7、图 8 为本研究四种不同干预流程中 Wingate 测试所得的根据瘦体重计算的相对峰值功率和相对平均功率数据情况。其中空白组相对峰值功率为（8.8±1.9）瓦、热身组为（7.4±0.9）瓦、预冷组为（10.9±3.6）瓦、预冷后短时热身组为（9.2±2.0）瓦。

表 10 Wingate 测试相对峰值功率、相对平均功率结果（$\bar{X} \pm SD$, $n=11$）

分组	空白组	热身组	预冷组	预冷后热身组	p
相对峰值功率/瓦	8.8±1.9	7.4±0.9**	10.9±3.6	9.2±2.0	0.015
相对平均功率/瓦	3.5±1.0	2.6±0.6	4.1±1.4	3.6±1.2	0.140

分别对其进行单因素方差分析，结果发现，相对峰值功率各干预流程之间具有显著性差异（$p<0.05$），相对平均功率各干预流程之间不具有显著性差异（$p>0.05$）。

其中相对峰值功率组间两两比较结果为热身组对预冷组具有极其显著性差异（$p<0.01$），即热身组相对峰值功率极其显著性低于预冷组。

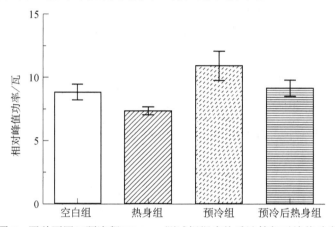

图 7 四种不同干预流程 Wingate 测试根据瘦体重计算相对峰值功率

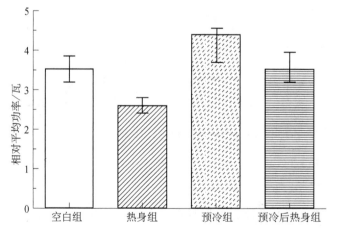

图 8 四种不同干预流程 Wingate 测试根据瘦体重计算相对平均功率

3.2.3 Wingate 测试各 5 秒分段平均功率变化结果分析

表 11、图 9 为本研究四种不同干预流程 Wingate 测试中每 5 秒分段平均功率随

时间变化的数据。对四种不同干预流程中每 5 秒分段平均功率分别按不同分段时间进行单因素方差分析检验组间差异性。结果显示，四种不同干预流程间，0～5 秒分段平均功率之间具有极其显著性差异（$p<0.01$），两两比较结果预冷组对空白组具有显著性差异（$p<0.05$）。5～10 秒分段平均功率之间具有显著性差异（$p<0.05$），其两两比较结果为预冷组对空白组具有显著性差异（$p<0.05$）。10～15 秒、15～20 秒、20～25 秒、25～30 秒分段平均功率之间没有显著性差异（$p>0.05$）。

表 11 Wingate 测试各 5 秒分段平均功率变化结果（$\bar{X} \pm SD$，$n=11$）

5 秒分段	空白组	热身组	预冷组	预冷后热身组	p
0～5 秒/瓦	319.4±152.5	253.8±55.3	338.9±197.4*	325.4±149.5	0.008
5～10 秒/瓦	281.8±133.2	217.4±49.4	300.2±168.5*	286.4±121.6	0.027
10～15 秒/瓦	256.3±114.5	183.2±36.5	252.4±127.8	228.1± 86.8	0.058
15～20 秒/瓦	203.4±104.2	152.2±42.4	216.6±111.7	200.6± 76.5	0.235
20～25 秒/瓦	165.3± 91.8	139.0±52.3	192.3± 90.9	177.4± 59.7	0.347
25～30 秒/瓦	143.6± 71.0	121.8±55.3	167.1± 76.6	150.8± 50.0	0.392

对四种不同干预流程 Wingate 测试中各 5 秒分段平均功率进行双因素重复测量方差分析，结果显示，Wingate 测试中时间对每 5 秒分段平均功率变化具有极其显著的影响（$p<0.01$，$F=69.84$），四种不同干预手段对每 5 秒分段平均功率变化没有显著影响（$p>0.05$，$F=2.12$），并且时间与四种不同干预手段对每 5 秒分段平均功率变化不具有交互影响（$p>0.05$，$F=0.49$）。

但单独对前 10 秒内每 5 秒分段平均功率进行双因素重复测量方差分析，结果则显示，时间对每 5 秒分段平均功率具有极其显著的影响（$p<0.01$，$F=45.06$），四种不同干预手段对每 5 秒分段平均功率具有极其显著的影响（$p<0.01$，$F=12.45$），并且时间与四种不同干预手段对每 5 秒分段平均功率具有极其显著的交互影响（$p<0.01$，$F=1.82$）。

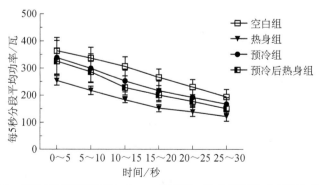

图 9 四种不同干预流程 Wingate 测试每 5 秒分段平均功率变化曲线

3.3 Wingate 测试其他相关生理指标结果分析

3.3.1 Wingate 测试前后受试者心率变化结果分析

表 12、图 10 为本研究四种不同干预流程 Wingate 测试前后受试者心率变化结果，此处安静心率均为骑行自行车前心率。分别对四种不同干预流程中安静心率以及 Wingate 测试后各时间点心率进行单因素方差分析检验组间差异性，结果显示，四种不同干预流程安静心率之间无显著性差异，四种不同干预流程 Wingate 测试后即刻、1 分钟、2 分钟心率也无显著性差异，3 分钟心率组间存在显著性差异（$p<0.05$）。对其进行进一步两两比较，热身组相对预冷组具有显著性差异（$p<0.05$）。

表 12 不同流程 Wingate 测试前后受试者心率变化结果（$\bar{X} \pm SD$，$n=11$）

心　率	空白组	热身组	预冷组	预冷后热身组	p
安静/（次/分）	67±10	68± 8	66± 5	72± 7	0.345
即刻/（次/分）	149±15	160±10	152±12	153±13	0.279
1 分钟/（次/分）	129±14	127±15	115±14	121±14	0.166
2 分钟/（次/分）	110±13	110±12	101±14	104±13	0.145
3 分钟/（次/分）	94±18	103±11*	87±15	92±14	0.018

对四种不同干预流程 Wingate 测试后各时间点心率做双因素重复测量方差分析，结果显示，Wingate 测试后时间对心率恢复具有极其显著的影响（$p<0.01$，$F=635.3$），四种不同干预手段对心率恢复没有显著影响（$p>0.05$，$F=1.4$），干预手段和时间对 Wingate 测试后心率恢复具有极其显著的交互影响（$p<0.01$，$F=2.67$）。

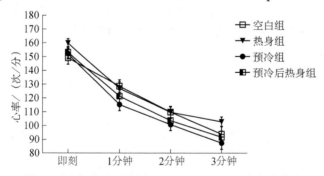

图 10 四种不同干预流程 Wingate 测试后心率变化曲线

3.3.2 Wingate 测试前后受试者血乳酸变化结果分析

3.3.2.1 Wingate 测试前受试者血乳酸变化结果分析

表 13 为四种不同干预流程中 Wingate 测试前受试者血乳酸变化数据。对四种

不同干预流程中受试者初始血乳酸进行单因素方差分析检验组间差异性，结果显示，不同干预流程初始受试者的血乳酸之间没有显著性差异（$p>0.05$）。本研究中全部血乳酸为指尖血即时采集测量，其中空白组初始血乳酸即为 Wingate 测试前一刻血乳酸，热身组短时热身后血乳酸为 Wingate 测试前一刻血乳酸，预冷组预冷后血乳酸为 Wingate 测试前一刻血乳酸，预冷后短时热身组短时热身后血乳酸为 Wingate 测试前一刻血乳酸，即如表 14 所示。

表 13　Wingate 测试前受试者所有血乳酸数据（$\bar{X}\pm SD$，$n=11$）

分组	空白组	热身组	预冷组	预冷后热身组	p
初始（毫摩尔/升）	1.6±0.2	1.6±0.2	1.5±0.1	1.5±0.2	0.900
预冷后（毫摩尔/升）			1.9±0.3	2.1±0.4	
热身后（毫摩尔/升）		4.1±1.6		4.2±1.4	

表 14 为四种不同干预流程 Wingate 测试前一刻受试者血乳酸数据，对其进行单因素方差分析，结果显示，四种不同干预流程之间具有极其显著性差异（$p<0.01$）。组间两两比较结果显示，热身组和预冷后热身组相比空白组具有极其显著性差异（$p<0.01$），同时热身组和预冷后热身组相比预冷组同样具有极其显著性差异（$p<0.01$），而预冷组相比空白组无显著性差异（$p>0.05$）。用独立样本 T 检验对 Wingate 测试前空白组与预冷组、热身组与预冷后热身组之间血乳酸进行进一步组间比较。空白组和预冷组之间进行 Levene 检验，发现具有显著性差异。热身组和预冷后热身组之间进行 Levene 检验，发现没有显著性差异。

表 14　Wingate 测试前一刻受试者血乳酸数据（$\bar{X}\pm SD$，$n=11$）

分组	空白组	热身组	预冷组	预冷后热身组
Wingate 测试前一刻（毫摩尔/升）	1.6±0.2	4.1±1.6**	1.9±0.3	4.2±1.4**

3.3.2.2　Wingate 测试后受试者血乳酸变化结果分析

表 15、图 11 为四种不同干预流程 Wingate 测试后受试者血乳酸变化的情况。本研究中全部血乳酸为指尖血即时采集测量，分别对 3 分钟、5 分钟、7 分钟血乳酸进行单因素方差分析检验组间差异，结果显示，3 分钟、5 分钟、7 分钟血乳酸四种不同干预流程之间 p 分别为 0.961、0.617、0.480，在统计学上均无显著性差异。

表15　Wingate 测试后受试者血乳酸变化结果（$\overline{X}\pm SD$, n=11）

时间	空白组	热身组	预冷组	预冷后热身组	p
3 分钟/（毫摩尔/升）	8.2±2.4	8.6±4.2	7.8±3.1	8.1±2.9	0.961
5 分钟/（毫摩尔/升）	8.8±3.0	7.0±2.4	8.0±3.2	8.2±3.2	0.617
7 分钟/（毫摩尔/升）	7.7±2.5	5.9±2.4	7.5±3.7	7.5±3.0	0.480

　　另外，通过对四种不同干预流程运动后血乳酸进行双因素重复测量方差分析，结果显示，Wingate 测试后时间对血乳酸弥散具有显著影响（$p<0.05$, F=7.59），四种不同干手段对血乳酸弥散没有显著影响（$p>0.05$, F=0.26），干预手段和时间对 Wingate 测试后血乳酸弥散具有显著的交互影响（$p<0.05$, F=2.41）。

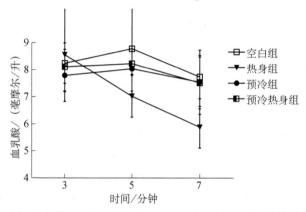

图 11　四种不同干预流程 Wingate 测试后血乳酸变化曲线

3.3.3　Wingate 测试前后受试者核心体温变化结果分析

　　表 16、图 12 为 Wingate 测试前后受试者核心体温（耳温）变化情况。对四种不同干预流程中核心体温以及核心体温前后变化量进行单因素方差分析，结果显示，四种不同干预流程中核心体温以及核心体温前后变化量之间均没有显著性差异（$p>0.05$）。

表16　Wingate 测试前后受试者核心体温（耳温）变化结果（$\overline{X}\pm SD$, n=11）

分组	空白组	热身组	预冷组	预冷后热身组	p
测试前/℃	36.7±0.4	36.5±0.5	36.8±0.4	36.9±0.2	0.214
测试后/℃	36.6±0.5	36.8±0.5	36.6±0.4	36.7±0.3	0.658
改变量/℃	−0.1±0.8	0.3±0.4	−0.2±0.3	−0.2±0.2	0.101

　　对四种不同干预流程 Wingate 测试前后核心体温进行组内配对样本 T 检验，空白组与预冷组相比预冷后热身组测试前后均没有显著性差异（$p>0.05$），热身组测试前后具有显著性差异（$p<0.05$）。

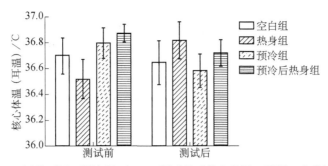

图 12　四种不同干预流程 Wingate 测试前后核心体温（耳温）变化情况

3.3.4　Wingate 测试后受试者主观疲劳度结果分析

表 17 为 Wingate 测试后受试者的疲劳指数。热身组受试者 Wingate 测试后疲劳指数最高，为（16.0±1.0），预冷组受试者 Wingate 测试后疲劳指数最低，为（15.5±1.3）。图 13 分别对四种不同干预流程 Wingate 测试后疲劳指数数据进行单因素方差分析，结果显示，四种不同干预流程 Wingate 测试后疲劳指数之间不具有显著性差异（$p > 0.05$）。

表 17　Wingate 测试后受试者的疲劳指数（$\bar{X} \pm SD$，$n=11$）

分组	空白组	热身组	预冷组	预冷后热身组	p
Wingate 测试后疲劳指数	16.0±1.0	16.9±1.2	15.5±1.3	16.4±1.4	0.080

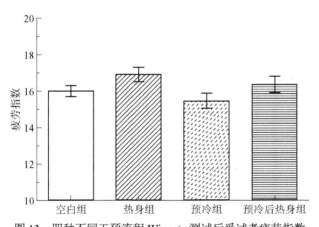

图 13　四种不同干预流程 Wingate 测试后受试者疲劳指数

3.4　Wingate 测试指标和相关生理指标结果之间相关性分析

3.4.1　Wingate 测试指标与体重、瘦体重的相关性分析

由表 18 可知，体重与 Wingate 测试指标峰值功率之间具有显著相关（$p < 0.05$，

r=0.307），与平均功率之间没有显著相关。瘦体重与 Wingate 测试指标峰值功率、平均功率之间均具有显著相关（$p<0.05$，r=0.358；$p<0.05$，r=0.308）。体重、瘦体重与 Wingate 测试指标疲劳指数之间均没有显著相关。

表 18　体重、瘦体重与 Wingate 测试指标的相关分析

指标		峰值功率	平均功率	疲劳指数
体重	$\frac{r}{p}$	0.307	0.276	−0.138
		0.043*	0.069	0.373
瘦体重	$\frac{r}{p}$	0.358	0.308	−0.181
		0.017*	0.042*	0.239

3.4.2　Wingate 测试指标与 Wingate 测试相关生理指标的相关性分析

3.4.2.1　Wingate 测试指标与心率的相关性分析

由表 19 可知，心率指标与 Wingate 测试指标之间，运动后即刻心率与 Wingate 测试峰值功率和平均功率之间具有一定的相关，其余心率指标与 Wingate 测试指标之间没有显著相关。即刻心率与 Wingate 测试峰值功率之间具有显著相关（$p<0.05$，r=0.321），即刻心率与 Wingate 测试平均功率的相关极其显著（$p<0.01$，r=0.414）。

表 19　心率指标与 Wingate 测试指标之间相关性分析

时间		峰值功率	平均功率	疲劳指数
安静心率	$\frac{r}{p}$	−0.109	−0.031	0.106
		0.483	0.843	0.495
即刻心率	$\frac{r}{p}$	0.321	0.414	0.170
		0.034*	0.005**	0.270
1 分钟心率	$\frac{r}{p}$	−0.028	0.188	−0.019
		0.857	0.222	0.903
2 分钟心率	$\frac{r}{p}$	0.007	0.208	0.028
		0.966	0.175	0.855
3 分钟心率	$\frac{r}{p}$	0.079	0.255	0.208
		0.610	0.095	0.176

3.4.2.2　Wingate 测试指标与血乳酸的相关性分析

由表 20 可知，部分血乳酸指标与 Wingate 测试指标之间具有一定相关性。其中 3 分钟血乳酸与 Wingate 测试指标峰值功率、平均功率之间均具有显著相关（$p<0.05$，r=0.316；$p<0.05$，r=0.344），与疲劳指数的相关极其显著（$p<0.01$，

$r=0.425$）。5 分钟血乳酸与 Wingate 测试指标峰值功率、平均功率之间的相关极其显著（$p<0.01$，$r=0.461$；$p<0.01$，$r=0.535$）。7 分钟血乳酸与 Wingate 测试指标峰值功率、平均功率之间的相关也极其显著（$p<0.01$，$r=0.511$；$p<0.01$，$r=0.616$）。另外，Wingate 测试前一刻血乳酸指标与 Wingate 测试指标疲劳指数之间的相关显著（$p<0.05$，$r=0.325$）。

表 20　血乳酸指标与 Wingate 测试指标之间相关性分析

时间		峰值功率	平均功率	疲劳指数
初始血乳酸	r	0.094	0.099	−0.105
	p	0.545	0.521	0.499
前一刻血乳酸		−0.183	−0.242	0.325
		0.236	0.113	0.031*
3 分钟血乳酸		0.316	0.344	0.425
		0.037*	0.022*	0.004**
5 分钟血乳酸		0.461	0.535	0.273
		0.002**	0.000**	0.073
7 分钟血乳酸		0.511	0.616	0.280
		0.000**	0.000**	0.066

3.4.2.3　Wingate 测试指标与核心体温（耳温）的相关性分析

由表 21 可知，Wingate 测试后核心体温（耳温）与 Wingate 测试指标疲劳指数之间的相关极其显著（$p<0.01$，$r=0.438$）。其他核心体温（耳温）指标与 Wingate 测试指标之间的相关不显著。

表 21　核心体温（耳温）与 Wingate 测试指标之间相关性分析

指标		峰值功率	平均功率	疲劳指数
测试前耳温	r	0.099	0.218	0.250
	p	0.524	0.155	0.102
测试后耳温	r	0.003	−0.005	0.438
	p	0.987	0.975	0.003**

3.4.2.4　Wingate 测试指标与主观疲劳度的相关性分析

由表 22 可知，Wingate 测试后主观疲劳度与 Wingate 测试指标疲劳指数之间显著相关（$p<0.05$，$r=0.265$）。主观疲劳度与其他 Wingate 测试指标之间的相关不显著。

表 22　主观疲劳度与 Wingate 测试指标之间相关性分析

指标		峰值功率	平均功率	疲劳指数
	r	0.105	0.015	0.265

		0.499		0.921			0.042*

3.4.3　Wingate 测试相关生理指标之间相关性分析

表 23 为 Wingate 测试相关生理指标之间相关性分析。由表 23 可知，部分生理指标之间在统计学上具有相关性。其中测试后核心体温（耳温）与 Wingate 测试后 3 分钟、5 分钟血乳酸浓度均显著相关（$p<0.05$，$r=0.354$；$p<0.05$，$r=0.3$）；测试前核心体温（耳温）与 Wingate 测试后主观疲劳度具有显著相关（$p<0.05$，$r=0.274$）。另外，Wingate 测试后即刻心率与 Wingate 测试后受试者 3 分钟、5 分钟血乳酸的相关极其显著（$p<0.01$，$r=0.48$；$p<0.01$，$r=0.475$）；1 分钟心率与 3 分钟血乳酸显著相关（$p<0.05$，$r=0.374$），与 5 分钟血乳酸的相关极其显著（$p<0.01$，$r=0.489$）。

表 23　Wingate 测试相关生理指标之间的相关性分析

时间	r/p	1 分钟心率	测前血乳酸	3 分钟血乳酸	5 分钟血乳酸	测试前核心体温（耳温）	测试后核心体温（耳温）	主观疲劳度
即刻心率	r	0.684	0.239	0.480	0.475	0.064	0.068	0.092
	p	0.000**	0.117	0.001**	0.001**	0.680	0.662	0.554
1 分钟心率	r		0.221	0.374	0.489	0.066	0.075	−0.061
	p		0.149	0.012*	0.001**	0.670	0.627	0.694
测前血乳酸	r			0.009	0.034	−0.067	0.183	0.232
	p			0.521	0.826	0.666	0.235	0.130
3 分钟血乳酸	r				0.778	0.175	0.354	−0.009
	p				0.000**	0.256	0.019*	0.952
5 分钟血乳酸	r					0.224	0.300	−0.065
	p					0.114	0.048*	0.676
测试前核心体温（耳温）	r						0.236	0.274
	p						0.124	0.041*
测试后核心体温（耳温）	r							0.191
	p							0.214

4　分 析 讨 论

大量研究表明，高温环境和高湿环境均会严重阻碍机体散热，使身体核心体温升高，对机体的生理机能产生负面影响。而高温高湿环境下的运动更会对机体产生较高的热负荷，使机体产生热应激。例如，30℃的高温就可以使安静状态下的机体体温升高，而体温过高会促使机体通过排汗散热，进而造成机体脱水，血液浓缩，加重心脏负担，影响运动表现；同时，高温高湿会使皮肤表面温度上升，毛细血管扩张，骨骼肌血管床形成，血液从心脏重新分配到外周，造成心脏血流灌注和内脏血流减少[14]；并且，体温升高会提高机体基础代谢率[15]。此外，吸入高温高湿的空气以及皮肤表面的湿热感也会使机体进一步产生不适，加重机体在高温高湿环境下的热应激反应[16]。预冷作为一种可以延缓机体对热量吸收的手段，目前被广泛应用于各种高温环境下的运动之中，以缓解体温过高带来的负面影响。

在体育领域，热身活动可以提高运动员的运动表现。而随着对预冷干预的研究，研究者发现，在高温环境下的长时间耐力型运动项目中，热身会对运动员运动能力产生负面影响，而预冷则会改善运动员的运动表现。随着对预冷干预的深入研究，预冷干预使高温环境下运动员在耐力型运动项目中运动能力提高的生理基础已经被基本阐明，预冷干预可以在一定程度上使机体产生热储备，延缓高温环境下运动员核心体温的升高，延缓运动疲劳的产生。

与对预冷干预在耐力型运动项目中作用的研究相比，对预冷干预在短时爆发型运动项目中的研究则相对较少，且通过对比前人研究成果，发现很多研究是在常温条件或者在相对极端的高温环境下进行的，且试验有时会得到相对不同的结果。例如，早期预冷试验在常温下对受试者进行下肢局部预冷后进行 Wingate 测试，最大峰值功率、平均功率均明显下降，研究者认为这是预冷干预降低了肌肉的温度，增加了肌肉黏滞性，进而影响了运动能力[2]。也有研究采用全身淋浴或全身浸泡方式对受试者进行预冷，然后在高温条件下进行测试，观察到受试者运动能力有小幅度提升，但是主观疲劳程度大幅上升，推测是身体受冷，外周血液回流增加了心脏泵血[3]。另有研究认为，预冷后短时间的热身活动可以提高深部肌肉温度，减小肌肉黏滞性，从而提高肌肉的无氧运动能力[5]。而且有研究提示，对于爆发力和短距离运动项目而言，在预冷后尽可能休息 5 分钟再开始运动训练或比赛，可以获得更高的神经-肌肉功率输出[6]。

总结前人运动前预冷干预研究结果可知，不同的实验设计方案如预冷干预方式采用局部或全身预冷、预冷后运动测试在常温或高温环境下进行、预冷后是否进行短时热身等，会产生不同甚至截然相反的实验结果。

本研究是在现有关于预冷干预的理论基础上，结合前人研究经验，对预冷干预对高温高湿环境下无氧运动能力的影响进行研究的。通过查阅文献发现，现有冷水浸泡预冷干预方案有局部预冷和全身预冷，有部分研究指出，全身预冷会对受试者造成较大的生理刺激，并有可能对运动能力造成负面影响；同时，下肢局部预冷具有操作简单、应用方便等特点，便于在实际中使用。因此，综合以上优缺点，本研究中预冷方案采用下肢局部预冷，在夏季室温条件下通过澳大利亚 iCool 循环冷水浴系统对受试者进行运动前预冷干预。通过总结前人预冷方案，将水温保持在 12～14℃，对受试者进行 20 分钟运动前预冷干预。

文献提示，预冷干预后短时热身可能会进一步提高机体无氧运动能力[5]，因此本研究将运动前预冷干预方案细分为预冷 20 分钟后直接进行 Wingte 测试和预冷 20 分钟后短时热身再进行 Wingte 测试两种。根据文献，正常环境下 Wingate 测试前多采用 10～20 分钟热身并以目标心率 140 次/分控制热身强度，通过预实验发现，在高温高湿环境下，此强度热身活动会对受试者造成较大负面影响，因此本研究中短时热身运动为 10 分钟的功率自行车骑行，要求受试者心率维持在 130 次/分，并在热身活动中进行 2 次或 3 次冲刺练习，每次时间在 4～8 秒。

本研究无氧运动能力运动测试模型选择 30 秒 Wingate 测试，10 分钟短时热身活动以及之后的 30 秒 Wingate 测试均在高温高湿环境模拟实验室进行，温度设定为 35℃，相对湿度为 65%～70%。为了更好地讨论高温高湿环境下预冷干预以及预冷后热身干预对受试者无氧运动能力的影响，以及结合相关生理指标进行进一步分析，在空白组之外再引入无预冷短时热身组进行进一步分析比较。

4.1　关于四种不同干预 Wingate 测试前相关生理指标的分析讨论

4.1.1　Wingate 测试前体重、瘦体重变化结果分析讨论

根据相关性分析可知，受试者 Wingate 测试峰值功率与受试者体重、瘦体重均具有显著相关性。受试者 Wingate 测试平均功率与受试者瘦体重具有显著相关性，与受试者体重不具有显著相关性，即相比受试者体重，受试者瘦体重即肌肉重量对 Wingate 测试指标影响更加明显。

本研究四种不同干预流程 Wingate 测试期间，受试者体重、体脂、瘦体重变化幅度均较小，统计学上没有表现出显著差异性，即可认为受试者肌肉组成没有明显变化，不会对实验中四种不同干预流程 Wingate 测试结果产生影响。

4.1.2　Wingate 测试前初始心率变化结果分析讨论

本研究四种不同干预流程实施前，受试者初始安静心率之间不具有显著差异

性，即均是从相同心率水平基准开始实验。在之后各流程间心率变化为不同流程间不同干预手段造成的。

4.2 关于四种不同干预 Wingate 测试后相关生理指标的分析讨论

4.2.1 Wingate 测试后心率变化结果分析讨论

本研究 Wingate 测试后，四种不同干预流程间，即刻、1 分钟、2 分钟心率均没有表现出显著性差异，3 分钟心率表现出显著性差异，短时热身组心率显著高于预冷组。虽然 Wingate 测试后即刻、1 分钟、2 分钟心率在统计学上没有表现出显著性差异，但是观察 Wingate 测试后心率随时间变化曲线，四种不同干预流程 Wingate 测试后受试者心率变化情况仍然具有一定差异性。空白组、预冷组、预冷后热身组具有相近的运动后即刻心率，分别为（149±15）次/分、（152±12）次/分、（153±13）次/分，热身组即刻心率较高，为（160±10）次/分；之后四组心率随时间均持续下降，在此期间预冷组心率曲线始终明显低于其他组，预冷后热身组心率均略高于预冷组，热身组心率则明显高于其他组，并在第 3 分钟表现出相对其他组的显著性差异。

进一步统计学分析表明，时间对四种不同干预流程 Wingate 测试后心率恢复具有极其显著性影响，为 Wingate 测试后心率恢复独立影响因素；四种不同干预手段对运动后心率恢复没有显著性影响，但是四种不同干预手段和时间共同作用会对 Wingate 测试后心率恢复具有极其显著的交互影响。

这提示我们，预冷干预以及预冷后热身干预等运动前干预手段虽然不是无氧运动后心率恢复的独立影响因素，但可能会随着无氧运动后时间的增加表现出更大的对心率恢复的差异性影响作用。另外，根据实验结果分析，预冷干预对无氧运动后心率恢复有最好效果，预冷后热身干预效果次之。

4.2.2 Wingate 测试后血乳酸变化结果分析讨论

根据实验结果，四种不同干预流程 Wingate 测试后受试者血乳酸在 3 分钟、5 分钟、7 分钟均没有表现出显著性差异。但是通过观察 Wingate 测试后血乳酸随时间变化曲线，四种不同干预流程 Wingate 测试后受试者血乳酸变化情况仍然具有一定差异性。空白组、预冷组、预冷后热身组 Wingate 测试后血乳酸变化曲线均表现出在一段时间内先上升后下降趋势，在 5 分钟前后血乳酸达到最大值，体现了无氧运动后血乳酸弥散消除的过程，与他人研究 Wingate 测试后血乳酸变化趋势相似。其中空白组血乳酸变化曲线始终高于预冷组和预冷后热身组，并在 5 分钟血乳酸值达到最高值时表现得更加明显。而预冷组和预冷后热身组血乳酸变化趋势则较为相同且数值相似，但是预冷组血乳酸曲线相对预冷后热身组整体下移，且在 3 分钟处更加明显。热身组血乳酸变化曲线则较为特殊，在 3 分钟测量值高于其他组，5 分钟、7 分钟测量值均明显低于其他组；并且变化趋势显示，在 Wingate 测试 3 分钟以后呈持续显著下降趋势，即热身组血乳酸最大值出现在 Wingate 测试后 3 分钟内或者 Wingate 测试期间。

　　进一步统计学分析表明，时间对四种不同干预流程 Wingate 测试后血乳酸弥散消除具有显著性影响，为 Wingate 测试后血乳酸弥散消除独立影响因素；四种不同干预手段对运动后血乳酸弥散消除没有显著性影响，不能单独影响 Wingate 测试后血乳酸弥散消除；但是四种不同干预手段和时间共同作用会产生显著性交互影响，其中预冷干预会使受试者在 Wingate 测试后具有相对较低的血乳酸指标，预冷后热身干预作用弱于预冷干预。

4.2.3　Wingate 测试前后核心体温（耳温）变化结果分析讨论

　　根据实验结果，四种不同干预流程 Wingate 测试前后受试者核心体温（耳温）变化均不具有显著性差异。通过对 Wingate 测试前后核心体温（耳温）变化数值进行观察发现，除热身组外，其余各干预流程受试者 Wingate 测试后核心体温（耳温）均下降，空白组受试者 Wingate 测试后核心体温（耳温）变化数值明显离散性较大，预冷组和预冷后热身组受试者核心体温变化数值离散性较小；而热身组受试者 Wingate 测试后核心体温（耳温）明显上升。

　　目前研究认为，预冷干预对高温高湿环境下运动能力的提升机制是降低身体核心体温，使机体产生热储备，在之后一段时间内稳定机体核心体温，延缓高温环境下运动疲劳的产生。本研究中，受试者在高温高湿环境下进行 Wingate 测试前后，核心体温（耳温）指标除短时热身组表现出差异性外，空白组、预冷组、预冷后短时热身组均在数据上不具有差异性。即热身组因为没有预冷干预产生的热储备，在高温高湿环境下 Wingate 测试后表现出独有的显著性差异，核心体温（耳温）上升；空白组没有预冷干预产生的热储备，但在高温高湿环境下只进行 Wingate 测试，所以受高温高湿影响时间较短，Wingate 测试后受试者核心体温（耳温）略有下降，但由于受试者个体差异，表现出核心体温（耳温）变化离散性较大的特点。而预冷干预组和预冷后热身干预组均具有预冷干预产生的热储备，在高温高湿环境下完成 Wingate 测试后核心体温（耳温）没有明显变化。

4.2.4 Wingate 测试后主观疲劳度变化结果分析讨论

Wingate 测试后受试者主观疲劳度在四种不同干预流程间没有表现出显著性差异。但是数值上热身组受试者 Wingate 测试后主观疲劳度最高，为（16.9±1.2）；其次为预冷后热身组，为（16.4±1.4）；再次为空白组，为（16.0±1.0）；预冷组受试者 Wingate 测试后主观疲劳度最低，为（15.5±1.3）。即预冷干预会在一定程度上对高温高湿环境下无氧运动后的主观疲劳产生影响，可以降低受试者主观疲劳感。需要额外注意的是，本研究此项指标预冷后热身组数值相比空白组远离预冷组，更加靠近热身组，这一情况在本研究的其他指标中不曾出现。

4.3 关于四种不同干预后 Wingate 测试结果的分析讨论

4.3.1 Wingate 测试结果峰值功率、平均功率、疲劳指数的分析讨论

4.3.1.1 Wingate 测试结果峰值功率的分析讨论

本研究 Wingate 测试结果中，峰值功率方面，四种不同干预流程之间具有极其显著性差异：相比空白组，预冷组峰值功率明显提高 23%，具有显著差异性；预冷后热身组只略微提高 4%，与空白组无显著性差异；而热身组相比空白组虽无显著性差异，但数值上降低了 16%；另外，热身组极其显著地低于预冷组。

由此可知，四种不同干预流程会对 Wingate 测试指标峰值功率造成非常明显的影响。在高温高湿环境下，预冷干预可以明显提高机体峰值功率，而预冷后热身对峰值功率没有明显提高，热身干预则会明显降低峰值功率。

同时，对比前人相关 Wingate 测试，同负荷系数 0.075 的测试结果以及同等水平受试者的测试结果，空白组峰值功率测试结果和前人测试呈相同水平，符合相关研究中关于极端环境下，峰值功率不受环境因素影响的结论。这说明了本研究 Wingate 测试结果的准确性，并进一步表明预冷干预可以用来提高机体在高温高湿环境下无氧运动中的峰值功率水平，而预冷后热身不能进一步提高峰值功率。

4.3.1.2 Wingate 测试结果平均功率的分析讨论

平均功率方面，四种不同干预流程之间具有显著性差异，差异小于峰值功率：相比空白组，预冷组明显提高 18%，但统计学上无显著性差异；预冷后热身组略微提高了 2%；而热身组相比空白组虽也无显著性差异，但数值上降低了27%；另外，热身组极其显著地低于预冷组。

由此可知，四种不同干预流程均会对 Wingate 测试平均功率造成非常明显的

影响。在高温高湿环境下，预冷干预可以明显提高机体平均功率，而预冷后热身对平均功率没有明显改善，热身干预会明显降低平均功率。

4.3.1.3 Wingate 测试结果疲劳指数的分析讨论

四种不同干预流程之间疲劳指数虽然没有表现出统计学差异，但是通过对数值进行简单比较发现，空白组（45.8±13.9）%、预冷组（47.5±13.5）%，数值上较为接近，热身组（55.7±22.1）%、预冷后热身组（55.1±12.6）%，数值上较为接近，两大组数值之间有 10%的差异，且热身组疲劳指数数据离散性明显大于其他组。

这提示我们，通过对比热身组和预冷后短时热身组，可知不论是短时热身后直接开始运动，还是在预冷干预后进行短时热身再开始运动，热身活动均会相对提高受试者在 Wingate 测试中的疲劳指数。同时进一步分析，短时热身组受试者疲劳指数离散性较大，表现出受试者没有通过预冷干预提供热储备来稳定核心体温，在高温高湿环境下进行热身活动 10 分钟后的 Wingate 测试中表现出具有极大个体差异的疲劳指数。

4.3.2 Wingate 测试结果相对峰值功率、相对平均功率的分析讨论

本研究 Wingate 测试结果，根据受试者体重计算相对峰值功率，空白组相对峰值功率为（8.0±1.8）瓦，热身组为（6.7±0.8）瓦，预冷组为（9.9±3.3）瓦，预冷后热身组为（8.3±1.8）瓦。根据受试者瘦体重计算则空白组相对峰值功率为（8.8±1.9）瓦，热身组为（7.4±0.8）瓦，预冷组为（10.9±3.6）瓦，预冷后热身组为（9.2±2.0）瓦。不论按体重、瘦体重计算相对峰值功率，四种不同干预流程之间均具有统计学差异，但是按体重计算时四种不同干预流程之间具有更大的统计学差异。

根据文献，目前认为优秀运动员的相对峰值功率一般不低于 8，本研究中空白组相对峰值功率根据体重、瘦体重计算分别为（8.0±1.8）瓦、（8.3±1.8）瓦，说明本研究中，高温高湿环境下选取负荷系数 0.075 的 Wingate 测试诱发的受试者无氧功率输出是比较合适的。

4.3.3 Wingate 测试结果 5 秒分段平均功率的分析讨论

本研究 Wingate 测试结果，四种不同干预流程 Wingate 测试过程中每 5 秒分段平均功率均随时间快速递减。在四种不同干预流程间按每 5 秒分段分别进行比较，0~5 秒分段平均功率之间具有极其显著性差异：预冷组显著性高于空白组，预冷后热身组与空白组数值相近，热身组显著性低于空白组、预冷组以及预冷后

热身组。5～10 秒分段平均功率之间具有显著性差异，差异性小于 0～5 秒分段：预冷组仍然显著性高于空白组，预冷后组与空白组数值上更加相近。而在 10～15 秒、15～20 秒、20～25 秒、25～30 秒分段四种不同干预流程平均功率之间没有表现出统计学差异，但是数值上仍然均为预冷组最高，空白组与预冷后热身组数值相近，热身组明显较低。

进一步统计学分析表明，时间对四种不同干预流程 Wingate 测试 5 秒分段平均功率下降具有极其显著的影响，是独立影响因素；四种不同干预流程对每 5 秒分段平均功率下降没有影响，也不会与时间对每 5 秒分段平均功率产生交互作用。但是单独对四种不同干预流程 Wingate 测试前 10 秒内 5 秒分段平均功率进行分析，则时间与四种不同干预流程均会对 5 秒分段平均功率下降产生极其显著的影响，均为独立影响因素，且两者之间具有极其显著的交互作用。

这说明在高温高湿环境下，预冷干预不仅可以明显提高机体峰值功率，在 Wingate 测试前期 10 秒时间范围也可持续产生效果，大幅提升无氧功率输出；随着时间变化提升效果逐渐减弱，但仍可对 30 秒 Wingate 测试平均功率产生明显影响。

4.4 结合 Wingate 测试结果和生理指标的分析讨论

4.4.1 关于 Wingate 测试峰值功率、平均功率影响因素的分析讨论

根据相关性分析，Wingate 测试后受试者即刻心率与 Wingate 测试指标峰值功率、平均功率之间具有相关性，即刻心率与峰值功率具有显著相关性，与平均功率具有极其显著相关性。同时空白组、预冷组、预冷后热身组 Wingate 测试后均具有相近的即刻心率，不具有统计学差异性。

根据相关性分析，Wingate 测试后受试者 3 分钟、5 分钟、7 分钟血乳酸与 Wingate 测试指标峰值功率、平均功率之间具有相关性：3 分钟血乳酸与峰值功率、平均功率具有显著相关性，5 分钟、7 分钟血乳酸与峰值功率、平均功率具有极其显著相关性。同时 3 分钟、5 分钟、7 分钟血乳酸四种不同干预流程间不具有统计学差异。

本研究四种不同干预流程 Wingate 测试后峰值功率、平均功率之间均具有明显差异。即空白组、热身组、预冷组、预冷后热身组，在同样基准条件下，经过不同干预流程在高温高湿环境下进行 Wingate 测试后，具有相近的即刻心率、相近的运动后血乳酸弥散曲线。但预冷组 Wingate 测试结果明显好于其他干预组，对 Wingate 测试成绩即无氧运动能力有明显提升。而预冷后热身组 Wingate 测试结果与空白组相似，对 Wingate 测试成绩即无氧运动能力没有提升作用。同时，

预冷干预和预冷后热身干预都可以帮助运动后心率恢复、血乳酸弥散消除，预冷干预效果也好于预冷时热身干预。

一般认为 30 秒 Wingate 测试可以用来评定糖酵解系统供能能力，测试后血乳酸上升越高，则表明糖酵解系统供能能力越强[61]。但本研究中，预冷干预明显提高 Wingate 测试峰值功率、平均功率的同时，测试后即刻心率、5 分钟血乳酸等指标都低于其他干预组。因此可推断，本研究中预冷干预对无氧运动能力的提升是机体受冷时，外周血液回流，心脏泵血增加，使心率放缓，同时肌肉供血增加，乳酸代谢消除加快。

综上所述，预冷干预可以明显提高受试者在高温高湿环境下的无氧运动能力，而预冷后热身干预不可。

4.4.2　关于 Wingate 测试疲劳指数影响因素的分析讨论

本研究中 Wingate 测试疲劳指数反映无氧供能条件下的疲劳程度。预冷组具有相对较低的疲劳指数，预冷后短时热身组具有相对较高的疲劳指数。根据相关性分析，本研究中疲劳指数与 Wingate 测试后核心体温具有极其显著的相关性，与 Wingate 测试后 3 分钟血乳酸具有极其显著的相关性，与 Wingate 测试后主观疲劳度具有显著相关性，同时与 Wingate 测试前一刻血乳酸也具有显著相关性。

本研究四种不同干预流程中，Wingate 测试后核心体温、3 分钟血乳酸、主观疲劳度之间不具有显著性差异。但 Wingate 测试前一刻血乳酸四种不同干预流程之间具有极其显著性差异，短时热身组和预冷后热身组血乳酸数值较高，空白组和预冷组血乳酸数值较低，且两大组之间具有极其显著性差异。与 Wingate 测试后疲劳指数四种不同干预流程间差异相符。因此可知，预冷后短时热身组相比预冷组 Wingate 测试后疲劳指数较高，为预冷后热身干预造成。说明预冷后短时热身使机体处于较高的血乳酸水平，会加速高温高湿环境下运动疲劳的产生。

另根据相关性分析，Wingate 测试后主观疲劳度与测试前核心体温具有显著相关性。因此进一步可知，本研究中影响 Wingate 测试疲劳指数的主要因素是 Wingate 测试前后核心体温和血乳酸水平。综上所述，相对较低并经过预冷干预稳定的核心体温以及较低的运动前血乳酸水平会延缓高温高湿环境下无氧运动过程中疲劳的产生，提高机体无氧运动能力。

5　结　　论

（1）在高温高湿环境下，运动前进行预冷干预可以明显提高受试者的无氧运动能力，在一定时间内持续性地延缓疲劳的产生，并有助于运动后的恢复。

（2）在高温高湿环境下，短时热身活动会对受试者无氧运动能力产生负面影响。

（3）在高温高湿环境下，预冷干预后通过短时热身无法进一步提高受试者的无氧运动能力，即在常规预冷方案中，不需要通过预冷后短时热身提高受试者机体深部肌肉温度。但在更极端的预冷干预手段中，预冷后短时热身也许是必要的，可以用来进一步提高受试者无氧运动能力。

6 建　议

（1）本研究中，需要受试者前后共参加四次 Wingate 测试，由于 Wingate 测试具有较强的学习性，多次重复 Wingate 测试会对测试结果产生影响，进而干扰测试结果，建议以后类似的实验引入其他测试指标，以修正结果。另外，本研究由于受试对象为人，考虑现实因素制约未能采用更经典的双因素模型。

（2）本研究预冷干预过程采用 iCool 循环冷水浴系统控制水温，但在实际过程中，水温受天气、室温等影响较大，建议以后类似的实验在相对恒温环境下进行，可以更好地控制冷水温度。

（3）本研究中使用的无氧功率自行车由于长期在高温高湿环境下进行工作，虽然已进行部分防水密闭处理，但是在长时间使用后仍然会出现一定问题，影响受试者在 Wingate 测试中的表现，甚至导致测试结果无效。建议以后类似的实验中，实验人员对此情况做出重视并采取更加完善的安排。

（4）由于各种现实条件限制，本研究对预冷对受试者无氧运动能力提高的机理更多采用分析讨论，如有条件可以在实验中配合进行对外周血液分布的测量，以进一步验证其机理。

（5）本研究中涉及局部预冷对血液分配的影响，核心体温是其中一个非常重要的指标，在分析机体体温调节机制时有非常大的意义。此外对安静时核心体温、预冷过程以及热身过程中核心体温持续变化情况、Wingate 测试前后核心体温变化情况等连续观察、记录、分析可以更好地讨论预冷对无氧运动能力提高的机理。本研究由于各种限制条件，只能通过耳温对核心体温进行间断性记录，且误差较大，以后的相关实验可以采用更有效且准确的监控核心体温的手段。

参考文献

[1] 桑德拉·尤柯特，温菲尔德·约克，王磊. 预冷对高温环境下耐力项目运动能力的影响[J].

中国体育教练员, 2008, 16 (1): 62, 63.

[2] Crowley G C, Garg A, Lohn M S, et al. Effects of cooling the legs on performance in a standard wingate anaerobic power test[J]. British Journal of Sports Medicine, 1991, 25 (4): 200-203.

[3] Marsh D, Sleivert G. Effect of precooling on high intensity cycling performance[J]. British Journal of Sports Medicine, 1999, 33 (6): 393-397.

[4] Mitchell J B, Schiller E R, Miller J R, et al. The influence of different external cooling methods on thermo regulatory responses before and after intense intermittent exercise in the heat[J]. Journal of Strength and Conditioning Research, 2001, 15 (2): 247-254.

[5] Sleivert G G, Cotter J D, Roberts W S, et al. The influence of whole-body vs. torso pre-cooling on physiological strain and performance of high-intensity exercise in the heat[J]. Comparative Biochemistry and Physiology Part A: Molecular & Integrative Physiology, 2001, 128 (4): 657-666.

[6] Fricke R, Grapow G, Knauer G. Steigerung von Muskelkraft und Leistung durch Ganzkör perkältetherapie −110 ℃ uber 1, 2und3 Minuten[J]. Rehabilitation swiss enschaftliches Kolloquium, 1999, 3: 8-10.

[7] 裴国献. 重视热带地区战创伤救治研究[J]. 解放军医学杂志, 2003, 28 (4): 285-288.

[8] 孙丽婧, 朱能. 高温高湿下人体热应力评价指标的研究[J]. 煤气与热力, 2006, 26 (10): 67-70.

[9] 赵杰修, 冯连世. 高温高湿环境与运动性疲劳[J]. 中国运动医学杂志, 2008, 27 (2): 238-242.

[10] 李亚洁, 廖晓艳, 李利. 高温高湿环境热应激研究进展[J]. 护理研究, 2004, 18 (9): 1514-1517.

[11] 郭琳芳, 董惠青, 覃天信. 南宁市居民心脑血管疾病与气象要素关系探讨[J]. 广西预防医学, 2000, 6 (6): 341-343.

[12] 赵瑞祥, 高翔. 杭州地区季节变化与脑血管病关系的调查分析[J]. 中国疗养医学, 2000, 9 (3): 1-3.

[13] 李庆滨, 盛丽, 何燕, 等. 气象因素对急性心肌梗死发病的影响及因时护理措施[J]. 中华护理杂志, 1997, 32 (11): 621-624.

[14] Latzka W A, Sawka M N, Montain S J, et al. Hyperhydration: Tolerance and cardiovascular effects during uncompensable exercise-heat stress[J]. Journal of Applied Physiology, 1998, 84 (6): 1858-1864.

[15] Nunneley S A, Martin C C, Slauson J W, et al. Changes in regional cerebral metabolism during systemic hy-perthermia in humans[J]. Journal of Applied Physiology, 2002, 92 (2): 846-851.

[16] Gallagher S, Vercruyssen M, Deno N S. Hot air breathing: Effects of elevated wet bulb temperatures on tissue temperatures of the mouth[J]. American Industrial Hygiene Association Journal, 1985, 46 (6): 332-335.

[17] Nielsen B, Kubica R, Bonnesen A, et al. Physical work capacity after dehydration and hyperthermia[J]. Scand J Sports Sci, 1981, 3: 2-10.

[18] Davis J M, Bailey S J. Possible mechanisms of central nervous system fatigue during exercise[J]. Medicine and Science in Sports and Exercise, 1997, 29 (1): 45-57.

[19] Supinski G, Nether y D, Nosek T M, et al. Endo toxin administration alters the force vsp relationship of skeletal muscle fibers[J]. Am J Physiol RegulIntegr Comp Physiol, 2000, 278 (4): R891-R889.

[20] Thomas M M, Cheung S S, Elder G C, et al. Voluntary muscle activation is impaired by core temperature rather than local muscle temperature[J]. Journal of Applied Physiology, 2006, 100 (4): 1361-1369.

[21] González-Alonso J, Teller C, Andersen S L, et al. Influence of body temperature on the development of fatigue during prolonged exercise in the heat[J]. Journal of Applied Physiology, 1999, 86 (3): 1032-1039.

[22] Nielsen B, Strange S, Christensen N J, et al. Acute and adaptive responses in humans to exercise in a warm, humid environment[J]. Pflugers Arch, 1997, 434 (1): 49-56.

[23] Nybo L, Nielsen B. Hyperthermia and central fatigue during prolonged exercise in humans[J]. Journal of Applied Physiology, 2001, 91 (3): 1055-1060.

[24] Marino F E. Methods, advantages, and limitations of body cooling for exercise performance[J]. British Journal of Sports Medicine, 2002, 36 (2): 89-94.

[25] Quod M J, Martin D T, Laursen P B. Cooling athletes before competition in the heat: Comparison of techniques and practical considerations[J]. Sports Medicine, 2006, 36 (8): 671-682.

[26] Duffield R. Cooling interventions for the protection and recovery of exercise performance from exercise-induced heat stress[J]. Medicine and Sport Science, 2008, 53: 89-103.

[27] Siegel R, Laursen P B. Keeping your cool: possible mechanisms for enhanced exercise performance in the heat with internal cooling methods[J]. Sports Medicine, 2012, 42 (2): 89-98.

[28] Booth J, Marino F, Ward J J. Improved running performance in hot humid conditions following whole body precooling[J]. Medicine and Science in Sports and Exercise, 1997, 29 (7): 943-949.

[29] Lee D T，Haymes E M. Exercise duration and thermoregulatory responses after whole body precooling[J]. Journal of Applied Physiology，1995，79（6）：1971-1976.

[30] Wegmann M，et al. Pre-cooling and sports performance：A meta-analytical review[J]. Sports Medicine，2012，42（7）：545-564.

[31] Ross M，et al. Precooling methods and their effects on athletic performance：a systematic review and practical applications[J]. Sports Medicine，2013，43（3）：207-225.

[32] Banfi G，Lombardi G，Colombini A，et al. Whole-body cryotherapy in athletes[J]. Sports Medicine，2010，40（6）：509-517.

[33] Hessemer V，Langusch D，Bruck LK，et al. Effect of slightly lowered body temperatures on endurance performance in humans[J]. Journal of Applied Physiology，1984，57（6）：1731-1737.

[34] Olschewski H，Bruck K. Thermoregulatory，cardiovascular，and muscular factors related to exercise after precooling[J]. Journal of Applied Physiology，1988，64（2）：803-811.

[35] Charkoudian N. Mechanisms and modifiers of reflex induced cutaneous vasodilation and vasoconstriction in humans[J]. Journal of Applied Physiology，2010，109（4）：1221-1228.

[36] Blomstrand E，Essén-Gustavsson B. Influence of reduced muscle temperature on metabolism in type I and type II human muscle fibres during intensive exercise. Acta Physiologica Scandinavica，1987，131（4）：569-574.

[37] Goosey Tolfrey V，Swainson M，Boyd C，et al. The effectiveness of hand cooling at reducing exercise-induced hyperthermia and improving distance-race performance in wheelchair and able-bodied athletes[J]. Journal of Applied Physiology，2008，105（1）：37-43.

[38] Racinais S，Blonc S，Oksa J，et al. Does the diurnal increase in central temperature interact with pre-cooling or passive warm-up of the leg?. Journal of Science and Medicine in Sport，2009，12（1）：97-100.

[39] Kay D，Taaffe D R，Marino F E. Whole-body pre-cooling and heat storage during self-paced cycling performance in warm humid conditions[J]. Journal of Applied Physiology，1999，17（12）：937-944.

[40] Castle P C，MacDonald A L，Philp A，et al. Precooling leg muscle improves intermittent sprint exercise performance in hot，humid conditions[J]. Journal of Applied Physiology，2006，100（4）：1377-1384.

[41] Yeargin S W，Casa D J，McClung J M，et al. Body cooling between two bouts of exercise in the heat enhances subsequent performance[J]. J Strength Cond Res，2006，20（2）：383-389.

[42] Peiffer J J，Abbiss C R，Watson G，et al. Effect of a 5 min cold water immersion recovery on

exercise performance in the heat[J]. British Journal of Sports Medicine, 2008, 44 (6): 461-465.

[43] Goosey-Tolfrey V, Swainson M, Boyd C, et al. The effectiveness of hand cooling at reducing exercise-induced hyperthermia and improving distance-race performance in wheelchair and able-bodied athletes[J]. Journal of Applied Physiology, 2008, 105 (1): 37-43.

[44] Vaile J, Halson S, Gill N, Dawson B, et al. Effect of cold water immersion on repeat cycling performance and thermoregulation in the heat[J]. Journal of Sports Science, 2008, 26 (5): 431-440.

[45] Vaile J, O'Hagan C, Stefanovic B, et al. Effect of cold water immersion on repeated cycling performance and limb blood flow[J]. British Journal of Sports Medicine, 2011, 45 (10): 825-829.

[46] Siegel R, Mate J, Watson G, et al. Pre-cooling with ice slurry ingestion leads to similar run times to exhaustion in the heat as cold water immersion[J]. Journal of Sports Science, 2012, 30 (2): 155-165.

[47] Myler G R, Hahn A G, Tumilty D. The effect of preliminary skin cooling on performance of rowers in hot conditions[J]. Excel, 1989, 6 (1): 17-21.

[48] Yates K, Ryan R, Martin D T, et al. editors. Pre-cooling rowers can improve laboratory 2000m performance in hot-humid conditions. In: Proceedings of the Australian Conference of Science and Medicine in Sport; 1996 Oct 28-31; Canberra (ACT). Canberra (ACT): Sports Med Aust, 1996.

[49] Smith J A, Yates K, Lee H, et al. Pre-cooling improves cycling performance in hot/humid conditions 1501[J]. Medicine & Amp Science in Sports & Amp Exercise, 1997, 29 (Supplement): 263.

[50] Arngrïmsson S Á, Petitt D S, Stueck M G, et al. Cooling vest worn during active warm-up improves 5-km run performance in the heat[J]. Journal of Applied Physiology, 2004, 96 (5): 1867-1874.

[51] Webster J, Holland E J, Sleivert G, et al. A light-weight cooling vest enhances performance of athletes in the heat[J]. Ergonomics, 2005, 48 (7): 821-837.

[52] Johnson E, Sporer B, Sleivert G G, et al. The effect of precooling and ambient temperature on 20 km time trial performance in trained cyclists. In: Proceedings of the CSEP annual scientific conference; 2008 Oct 15-18, Banff (AB). Banff (AB): Applied Physiology, Nutrition and Metabolism, 2008.

[53] Uckert S, Joch W. Effects of warm-up and precooling on endurance performance in the heat[J].

British Journal of Sports Medicine，2007，41（6）：380-384.

[54] Bogerd N，Perret C，Bogerd C P，et al. The effect of pre-cooling intensity on cooling efficiency and exercise performance[J]. Journal of Sports Science，2010，28（7）：771-779.

[55] Tyler C J，Wild P，Sunderland C. Practical neck cooling and time trial running performance in a hot environment[J]. European Journal of Applied Physiology，2010，110（5）：1063-1074.

[56] Tyler C J，Sunderland C . Neck cooling and running performance in the heat：single versus repeated application[J]. Medicine and Science in Sports and Exercise，2011，43（12）：2388-2395.

[57] Minett G M，Duffield R，Marino F E，et al. Volume-Dependent Response of Precooling for Intermittent-Sprint Exercise in the Heat[J]. Medicine and Science in Sports and Exercise，2011，43（9）：1760-1769.

[58] Tyler C J，Sunderland C. Cooling the neck region during exercise in the heat[J]. Journal of Athletic Training，2011，46（1）：61-68.

[59] 李之俊，苟波，高炳宏. 优秀短距离自行车运动员无氧代谢能力特征研究[J]. 体育科学，2005，25（12）：28-31.

[60] 匡卫红，陈佩杰. 无氧功测试方法——Wingate 试验[J]. 中国临床康复，2002，6（17）：2601-2602.

[61] 吴昊，冯美云.Wingate 测试法的代谢研究[J]. 北京体育大学学报，1997，20（1）：30-37.

[62] 匡卫红，陈佩杰. 影响 Wingate Test 测试结果的因素[J]. 中国临床康复，2002，6（19）：2925，2926.

[63] Tharp G D，Newhouse R K，Uffelmanl. Comparison of sprint and run times with performance on the Wingate Anaerobic Test [J]. Research Quarterly of Exercise and Sport，1985，56：73-76.

[64] Dotan R，Bar-or O. Climatic heat stress and performance in the Wingate Anaerobic Test [J]. European Journal of Applied Physiology，1980，44：237-243.

[65] Jacobs I，Bar-or O，Karlsson J，et al. Changes in muscle metabolites in females with 30-second exhaustive exercise [J]. Medicine and Science in Sports and Exercise，1982，14：457-460.

[66] Inbar O，Dotan R，Trosh T，et al. The effect of bicycle crank-length variation upon power performance [J]. Ergonomics，1983，26（12）：1139-1164.

[67] Geron E，Inbar O. Motivation and anaerobic performance[A]//Simri. Art and Science of Coach[M]. Wingate Institute：Natanya，1980：107-117.

[68] 缪素坤. 我国优秀自行车运动员有氧和无氧能力的评定[J]. 中国应用生理学杂志，1987，3（3）：198-204.

[69] Weinstein Y，Bediz C S，Dotan R，et al.Reliability of peak-lactate，heart rate，and plasma

volume following the Wingate test [J]. Medicine & Science In Sports & Exercise，1998，64：462-576.

[70] 李秋萍，郑锡明，曹师承. 我国优秀速滑运动员无氧耐力实验研究[J]. 中国运动医学杂志，2000，19（1）：90，91.

[71] 康凯，刘元田. 我国优秀男子公路自行车运动员无氧能力特征的研究[J]. 山东体育科技，2003，25（4）：1，2.

[72] 赵光圣，高炳宏，郭玉成. 优秀武术散打运动员无氧代谢能力特征的研究[J]. 体育科学，2006，26（3）：46-49.

[73] 毕献为，姜红润，龚德胜. 男子竞技健美操运动员无氧耐力研究[J]. 北京体育大学学报，2007，30（1）：54，55.

[74] 周志雄，张凡，季钢. 公路自行车运动员下肢力量和无氧能力的研究[J]. 首都体育学校学报，2010，22（2）：43-47.

[75] Muir I H，et al. Prediction of rectal temperature from ear canal temperature[J]. Ergonomics，2001，44（11）：962-972.

高温高湿环境下自行车运动后碳酸水冷疗对运动性疲劳恢复影响的研究

左科泽　吴　昊

摘　要

许多重大的国际性体育赛事在高温高湿环境中举行，如何应对特殊环境带来的挑战是当今体育界面临的一项艰巨任务，成为国内外体育科学研究的一个热点问题。本研究探索在高温高湿环境下，单纯下肢冷疗和碳酸水下肢冷疗对自行车运动员运动后运动性疲劳恢复的影响及两种冷疗方式对消除运动性疲劳的效果差异，以期在训练和比赛中为教练员采用科学的冷疗恢复方案提供参考。

本研究采用随机交叉自身对照设计。12 名自行车运动员先进行基础值的测定，之后进入高温高湿模拟室进行递增负荷实验（运动起始功率为 60 瓦，每 5 分钟增加 30 瓦，运动中保持转速 60 转/分钟，直至力竭），运动力竭即刻对运动员分别进行不同冷疗干预措施，即安静休息（control，CON）、单纯下肢冷水浸泡（low body immersion，LBI）、碳酸水下肢冷疗（carbonated water low body immersion，CLBI），水温 12℃，时间 20 分钟，实验间隔时间为一周。在实验中采集心率（heart rate，HR）、血氧饱和度（blood oxygon saturation，SpO_2）、核心温度（core temperature，T_c）、体表温度（skin temperature，T_s）、血乳酸（blood lactic acid，Bla）、主观疲劳程度（rating of perceived exertion，RPE）等相关生理指标，干预后进行 Omegawave 综合机能测试及对体重的测量。数据结果采用 SPSS20.0 统计软件进行分析。

本研究得到如下结果。

（1）各实验组的运动员在力竭即刻心率、血乳酸、耳温、主观疲劳程度均明显升高，与运动前相比，有非常显著性差异（$p<0.01$），运动员均已进入一次性运动性疲劳状态。

（2）在心率方面，恢复阶段的 5～20 分钟时，LBI 组和 CLBI 组分别与 CON 组有显著差异（$p<0.05$）；CLBI 组与 LBI 组之间无显著性差异（$p>0.05$），但在整个恢复阶段，CLBI 组对应的心率值均低于 LBI 组。

（3）在血乳酸方面，恢复阶段的 5～15 分钟时，LBI 组和 CLBI 组与 CON 组存在显著性差异（$p<0.05$）；在恢复力竭即刻和 10 分钟，CLBI 组消除乳酸的效果优于 LBI 组。

（4）在血氧饱和度方面，恢复阶段的 7～20 分钟时，LBI 组和 CLBI 组与 CON 组存在显著性差异（$p<0.05$）；且在 15 分钟、20 分钟时，CLBI 组血氧饱和度恢复速度明显优于 CON 组，有非常显著性差异（$p<0.01$）；在整个恢复阶段，LBI 组与 CLBI 组之间无显著性差异（$p>0.05$）。

（5）在恢复阶段初期，LBI 和 CLBI 对耳温的影响较大，但随着时间的延长，恢复的效果逐渐降低；在整个恢复阶段，各恢复组体表温度指标的变化无显著性差异；在冷疗干预后，对反应时指标的测量显示，CLBI 组和 LBI 组与 CON 组相比，均存在显著性差异（$p<0.05$）；但 LBI 组与 CLBI 组之间无显著性差异（$p>0.05$）。

本研究所得结论如下。

（1）两种恢复方式都能加快运动员心率的降低、血乳酸的消除、核心温度的降低、血氧饱和度的恢复，使各相关生理生化指标趋于正常，从而促进运动员疲劳的缓解。

（2）两种恢复手段都能使运动员的反应时加快，神经紧张度降低，说明两种恢复方式可以提高运动员的反应能力和机体的适应能力。

（3）两种恢复方式相比较，各指标均无显著性差异，但从趋势图上可知，随着恢复时间的延续，下肢碳酸水冷疗优于下肢冷水浸泡。

关键词：高温；高湿；冷疗；碳酸水；运动性疲劳恢复

1 前　　言

1.1 选题依据

运动员在高温高湿环境下进行训练和比赛，高温高湿环境往往会严重阻碍机体散热，从而造成机体体温升高、核心温度升高和脱水等一系列生理反应，进而加快机体疲劳的发生，使运动能力显著下降，尤其是一些持续时间较长的运动项目更是如此。运动员和教练员都需要清醒地认识到比赛举办地特殊的环境给运动员带来的更多挑战，并有针对性地采用一些有效的措施来应对这种挑战。当前，如何应对高温高湿环境带来的挑战也是当今体育界面临的一项艰巨任务，成为目前国内外体育科学研究的一个热点问题。

　　冷疗（cryotherapy）作为一种促进运动员运动性疲劳快速恢复的手段得到广泛关注、研究和实践应用。关于冷疗的研究，一方面，张泰铭、李泽、王爵三位硕士研究生分别研究了不同预冷方式对高温高湿环境下运动员功率自行车递增负荷运动能力的影响、高温高湿环境下自行车运动后冷疗对运动性疲劳恢复及再运动能力的影响、在高温高湿环境下用 Wingate 测试评价预冷和预冷后热身对运动员无氧运动能力的影响；另一方面，笔者通过查阅大量相关文献资料发现，碳酸水可以增加新陈代谢，促进运动性疲劳的恢复，暂无结合冰疗的相关专题研究。综上所述，有必要进一步研究探索在高温高湿环境下进行自行车运动后碳酸水冷疗对运动性疲劳恢复的功效。

　　1）众多国际体育赛事涉及高温高湿问题

　　许多重大国际性体育赛事都面临高温高湿环境问题。例如，2004 年雅典奥运会、2008 年北京奥运会、2014 年巴西世界杯和 2015 年田径世锦赛。例如，在2014 年巴西世界杯期间，一场荷兰与墨西哥的八分之一决赛中，比赛现场温度达到 38.8℃以上，相对湿度超过 70％，给运动员心理和身体带来极大的挑战，国际足联首次决定为所有被安排在中午举行的比赛设置额外的喝水时间。

　　2）冷疗是在高温高湿环境下运动后运动性疲劳恢复的主要方法

　　大量的研究证实，冷疗可以降低肌肉温度、引起血管收缩、减轻疼痛和肿胀、减轻炎症反应，具有镇痛的效果，因此冷疗在治疗肌肉痉挛、肌腱撕裂等软组织损伤方面的应用较为广泛[1-4]。冷疗模式包括全身冷冻疗法（whole body cryotherapy，WBC）、冷水浸泡（cold water immersion，CWI）、冰敷或冷凝胶敷（ice or cold gel pack application）、冰背心（ice vest）、冰包（ice bag）、冰袋（ice pack）、冰按摩（ice massage）、口服冰饮料（ice beverage）及其他任何局部或全身的冷冻治疗，其直接目的是降低皮下温度。

　　3）单纯冷疗的研究现状

　　国内相关文献研究证实，在冷疗实验研究过程中，所有受试者均未出现对低温环境的不适反应[5-7]。国外文献总结出，应用不同冷疗模式来降低体温，成为促进耐力型运动恢复的最新策略，而其具体效果还有待深入研究。目前，冷疗的多种形式都可用于消除运动性疲劳，但是仍旧没有确立统一的标准，而且最佳疗效的目标温度和浸泡时间还有待进一步研究确定。近年来，各种形式的冷冻疗法被用于促进恢复，然而其恢复效果的机制尚不明确，还需进一步探索和研究。

　　4）碳酸水冷疗的研究现状

　　查阅国内外关于碳酸水研究的相关文献，日本在进行与碳酸水相关的大量理论研究和产品研发，并应用到各个领域。例如，美容、养生保健、消毒杀菌、治疗疾病、促进运动恢复。Naoki Nishimura 等的研究指出，碳酸温泉浴疗法可以促进高血压患者或外周动脉闭塞患者的疾病的恢复[8]。实验研究表明，在温度 28℃ 和相对湿度 40%的环境中进行碳酸水浸泡，水的温度为 34℃，浓度在 1000ppm 以上，可降低核心温度，增加外周血流量，提高热感应[8]。碳酸水浴可使血管壁扩张，从而增加局部血流量，通过增加 NO 的合成来减少局部组织的局部压力[9]。Naoki Nishimura 的另一项研究表明，对于有血管疾病的运动员和病人，碳酸水可以起到恢复和治疗的作用。晚上睡觉前进行碳酸水浴可以极大地减少疲劳，促进恢复[10]。研究结果表明，在同等水平的肌原调节蛋白和肌细胞生成素情况下，受伤后，CO_2 可能会加速骨骼肌的再生[11]。而在国内，对碳酸水的相关研究更多的是理论上的概述与总结，相关的实验研究则没有。

1.2　研究目的、意义

1.2.1　研究目的

（1）研究单纯下肢冷疗和碳酸水下肢冷疗两种不同的冷疗恢复方式对促进自行车运动员运动性疲劳恢复的影响。

（2）比较单纯下肢冷疗和碳酸水下肢冷疗两种不同的冷疗恢复方式对促进自行车运动员运动性疲劳恢复的效果及差异，并初步探讨其原因和机理。

（3）根据实验结果，综合分析这两种冷疗恢复方式对高温高湿环境下功率自行车运动后运动性疲劳恢复的效果，并结合在高温高湿环境下训练和比赛的具体情况，提出有效的运动性疲劳恢复冷疗方案。

1.2.2　研究意义

本研究研究单纯下肢冷疗和碳酸水下肢冷疗对高温高湿环境下自行车运动员运动后运动性疲劳恢复的影响，比较这两种冷疗恢复方式对消除运动性疲劳的效果差异，从不同的角度对冷疗进行更深入的探索和研究。首先，本研究在前人研究的基础上进一步深入研究冷疗在促进运动性疲劳恢复方面的效果；其次，为高温高湿环境下运动员的训练和比赛探索更为科学、有效的恢复方案，进一步提高运动员的运动能力，提高运动成绩；最后，为教练员、运动员在实际冷疗应用中提供理论依据，弥补国内体育科学研究中关于碳酸水冷疗研究方面的不足。

1.3　研究内容

（1）在实验室条件下模拟高温高湿环境，让受试者在高温高湿环境下进行递增负荷的功率自行车运动，直至力竭。

（2）受试者先在高温高湿环境下进行递增负荷功率自行车运动直至力竭，之后分别进行 20 分钟安静休息，20 分钟单纯下肢冷疗，20 分钟碳酸水下肢冷疗干预。

（3）通过高温高湿环境下递增负荷的功率自行车运动，比较不同的干预措施对自行车运动员温度指标、心率指标、血氧饱和度指标、血乳酸指标、身体机能指标及主观疲劳程度指标等变化的影响，分析这两种恢复措施对运动员运动性疲劳恢复的效果及差异。

1.4　文献综述

1.4.1　高温高湿环境与运动性疲劳

依据环境温度与人体热平衡之间的关系，一般将 35℃以上的生活环境和 32℃以上的训练环境称为高温环境，相对湿度在 60%以上的环境称为高湿环境[12]。当环境处于高湿度时，环境温度达 30℃即可使安静状态下的机体体温升高、心率加快、汗液蒸发率下降，35℃时这种影响更为显著[13]。因此，有学者提出，高湿度对生理产生不良影响的温度界限是 35℃[14]。

运动性疲劳是什么？对这一概念的阐述大家众说纷纭。Carbovidge 认为，疲劳是工作本身引起的工作能力下降的现象。Edward 认为："疲劳是人体不能持续所需要的或所期望的力或功的输出的现象。"中西光雄认为："疲劳是由于进行工作或劳动使工作效率下降，出现疲劳感及身体功能下降的状态。"直至 1982 年，在美国召开的第五届国际运动生物化学专题研讨会将疲劳定义为："生理过程不能继续在特定水平上进行或整个机体不能维持预定的运动强度。"[15]这一定义得到国内外许多专家、学者的认同，并被许多教科书和科研论文采用。

热环境和在热环境运动都会引起机体内热量积蓄增加，从而引起机体产生一系列的热应激（heat stress）[16]。高温高湿环境可以导致体温升高、排汗量增加、机体热量增加、代谢加快。有研究表明，高温环境中运动能力下降的主要原因是体温升高[17-19]。在高温高湿环境中运动时，机体运动产生的热量、从外界环境获得的热量、过多热量散失受阻等因素及其共同作用，都能加快体温升高，从而降低运动能力，使机体提前产生疲劳[16]。体温升高不仅使排汗量增加从而导致脱水，还导致体温调节能力降低，主要表现为体液丢失量增加，血浆的含量减少，输出功率降低，运动时间缩短，疲劳提前。在湿热环境中运动时，这些现象经常发生。

也有研究指出，在高温高湿环境下运动会使肌肉温度升高，导致神经肌肉工作能力下降，影响运动能力[20]。另有研究证实，高温环境下运动性疲劳发生时的心率约为 95%最高心率[21]。机体在高温环境下运动时存在着临界核心温度值，身体核心温度达到此值即会产生疲劳。体温每升高 0.9℃，心输出量就会增加 60%，从而导致心血管系统负担加重，能量代谢增强，机能下降[22]。

人体在高温环境中运动时，产热量增加，散热量下降，这对于人体的内环境调控能力是一个极大的挑战。一方面，机体在环境温度和骨骼肌做功共同作用下产热，使机体产热量增加；另一方面，高温环境使辐射散热途径受阻，高湿度环境使蒸发散热途径受阻。另外，机体自身调节能力是有限的，当用于皮肤散热的血流量和为满足肌肉活动的运氧血流量都需要增加时，循环调节与肌肉供血可能优先于温度调节，以应付大量出汗引起的血容量减少而维持心输出量[23]，这两方面的综合作用使产热量远远大于散热量，最终导致核心体温快速升高。也有研究指出，高温引发的心血管功能下降并非运动能力下降的直接原因，而可能是疲劳产生的主要原因[22]。

综上所述，在高温高湿环境下运动会加速运动性疲劳的发生，进而导致运动能力下降，影响训练效果和运动成绩。因此，对于教练员和运动员来说，在高温高湿环境下运动、训练和比赛，急需一种科学的、有效的恢复方案来促进机体的快速恢复。

1.4.2　运动性疲劳的探索性恢复手段

1.4.2.1　当前运动性疲劳的恢复手段

运动后恢复作为运动训练的一个有机组成部分，对于保证运动训练质量、提高运动成绩和延长运动员运动寿命都有着不可忽视的作用，甚至远远超过恢复本身。恢复、训练和比赛之间的平衡是非常重要的，运动员经常参加比赛，恢复就是最大限度地储存体能和减少疲劳的过程[24]。恢复让运动员经过逐渐适应，能够在最短的时间内恢复到运动前的状态，或达到更好的身体状态，保障运动员进行下一个适应（训练）的过程或比赛。运动能力的提高更多体现在运动的恢复过程中，没有恢复的训练是无效的，甚至是危险的。当前，运动性疲劳的恢复手段有：①训练手段，即改变活动部位、调整训练计划、降低训练强度、专门的拉伸、动力链恢复、筋膜放松与再生训练等；②营养性手段，包括平衡膳食、运动饮料、强化食品和饮食卫生；③药物手段，有化学药物和中草药；④休息和睡眠；⑤物理手段，包括推拿按摩、针灸、气功、理疗（超声波、红外线、蜡疗等）、吸氧、负离子吸入法、水浴疗法等；⑥心理学手段，为调整训练（个人和集体的）、暗示性睡眠——休息、访谈肌肉放松、心理各种消遣娱乐活动、冥想和舒适的生活环境等。

1.4.2.2　单纯冷疗对消除运动性疲劳的作用

欧美运动员经常采用"冰水浴"的方式来放松肌肉。已有研究证明，冷水浸泡可以很好地改善反复冲刺能力下降、肌肉酸痛和腿部力量下降[2]。同时在训练后，冷水浸泡可以促进身体和心理的恢复[1]。Pournot 等研究表明，WBC 对职业橄榄球运动员运动性肌肉损伤（exercise-induced musde damage）的恢复有一定作用。结果表明，进入血浆的肌酶（包括肌酸激酶 CK 和乳酸脱氢酶 LDH）和促炎性细胞因子显著减少，这与抗炎性细胞因子的增加有关[25]。国家体育总局运动医学研究所黄光民指出，运动员一般在热身或赛后会进行冰水浴，因为运动之后，肌肉里的乳酸会大量堆积，这个时候冰水浴不仅能够放松肌肉，而且还能加速乳酸和身体里其他代谢产物排出体外。并指出了冰水浴和冰敷作用并不相同，冰水浴有助于运动后恢复，加速新陈代谢，更好地放松肌肉；但冰敷主要针对局部急性软组织损伤，尽早冰敷能减少出血、瘀血、肿胀，缓解疼痛，有益于下一步治疗。[26]冰水浴的科学原理是，训练结束后将运动员双腿浸入冰水中，腿部的血管就会收缩，这样，血液内的血乳酸就会被顺利排出，从而达到恢复的效果[27]。在欧洲，冰水浴在很多体育项目的比赛和训练实践中得到普遍使用，如网球、橄榄球、棒球、足球运动员都会在大运动量的比赛之后进行冰水浴来促进机体的恢复[28]。2015 年美国职业篮球联盟（National Basketball Association，NBA）东部半决赛备赛期间，NBA 球员詹姆斯进入温度在-230～-160℃的冰桑拿室接受超低温治疗，这一温度比南极检测到的最极限低温还要低，这样有利于身体快速恢复。冷气制冷已经成为 NBA 球员常见的赛后恢复方式，但也不是人人都可以体验冰桑拿的，它对身体素质有一定的要求[29]。

1.4.2.3　碳酸水冷疗对消除运动性疲劳的作用

生理和临床调查表明，CO_2 对皮肤微循环有一定的影响，CO_2 通过皮肤扩散进入皮下组织层，而碳酸水的作用主要依赖皮肤血管舒张[30, 31]。一项体外研究表明，当大鼠主动脉处在一个 pH 变化很小的范围（7～7.4）时，即使很小的 pH 的变化也可以降低血管平滑肌收缩能力[32]。

有研究人员表示，碳酸气体有扩张血管的作用，在碳酸泉中浸泡，皮肤吸收碳酸气体，可促进体内血液流动。碳酸水冷疗的作用原理是，当 CO_2 气体进入血液，使血液中 CO_2 浓度升高，身体发出氧气不足的信号，为了将大量含有氧气的新鲜血液运送到需要的组织，体内会分泌极少量的 NO，使血管发生扩张，从而促进血液循环，为机体运送更多的氧气，进而促进代谢产物的消除。当前的研究结果表明，碳酸水浴可降低核心温度，增加皮肤血流量以及提升热感应，而且碳酸水浴的热感应效果特别明显[33]。但也有研究表明，碳酸水可以产生热效应，但这方面的研究很少[33, 34]。《读卖新闻》报道，碳酸水浴装置已得到日本国立体育科学中心的认可，日本游泳选手在采用此恢复方法后机体感觉良好。

1.4.3　碳酸水的概述

1.4.3.1　碳酸水

碳酸水是溶液中含有 CO_2 的水，亦称泡沫水（bubble water）、苏打水（soda water）、斯帕克林水（sparking water）[9]。溶入 CO_2 的过程叫作碳酸化。碳酸的化学分子式是 H_2CO_3。CO_2 的临界温度和临界压力不高（T_c=304.1K①，P_c=7.38 兆帕），并且无毒、无腐蚀、易挥发、不与热敏物质反应、无溶剂残留，价格也比较低廉，是一种理想的绿色溶剂[35]。

1.4.3.2　碳酸水的起源与发展

1767 年，英国化学家约瑟夫·普利斯特里在利兹的一间啤酒厂发现碳酸水，成为碳酸水制作的第一人[9]。他在啤酒厂工作时，将一碗水放在啤酒桶上，这碗水被周围 CO_2 和 N 两种气体包围，令约瑟夫·普利斯特里惊喜的是，气体融入之后，水的口感更加宜人，碳酸水由此被发现。

1771 年，瑞士化学教授 Torbem Bergman 找到了一种简单的制作碳酸水的方法[9]。他将一些碳酸类的物质加入水中，在压力和酸性条件的共同作用下，通过专用设备制成人工碳酸水。1798 年，碳酸水第一次作为商品进入各个酒吧[9]。根据苏打俱乐部出产的碳酸水瓶标示上的成分表可知，相关成分包含少量的食盐、柠檬酸钠、碳酸氢钠（Sodium bicarbonate）、碳酸氢铵、硫酸钾或磷酸盐，这些添加剂使得碳酸水略带咸味。

瑞典化学家 Jons Jacob Berzelius 在苏打水中加入风味剂，包括甜味剂、果汁和葡萄酒，碳酸饮料由此诞生[9]。碳酸饮料一经上市就受到顾客的喜爱。目前市面上的碳酸饮料种类众多，如可口可乐、百事可乐、雪碧等。但不管是碳酸饮料还是苏打水，其原理都是通过加压手段将 CO_2 压入水中，并根据需求加入相应的添加剂。

1.4.4　碳酸水疗的作用

碳酸水疗是指在含有 CO_2 的水中进行浸泡。CO_2 分子的动力学直径为 0.33 纳米，而人体皮肤上的毛孔直径平均约为 50 微米（50000 纳米），因此，在进行碳酸泉浴时，二氧化碳气体很容易通过皮肤进入体内。1904 年丹麦科学家 Christian Bohr 发现了 pH 或 H^+ 浓度与 CO_2 浓度的变化对血红蛋白结合氧能力的影响，即波尔效应，他指出，CO_2 浓度的增加可降低细胞内的 pH，引起红细胞内血红蛋白

---

① 304.1K=30.95℃。

氧亲和力的下降。机体在进行碳酸水冷疗时，血液中 CO_2 浓度会增加，身体处于相对低氧状态，血红蛋白会加大释放氧气的量，血液中本身氧气浓度没有减少，但血液还会提供更多的氧气。

1.4.4.1　对皮肤的作用

碳酸氢钠温泉是苏打水的一种，能够使皮肤光滑、有营养，促进皮肤外伤和皮肤病的治愈[36]。机体在进行碳酸水疗时，皮肤首先接受刺激，短时间内使皮肤表面附着碳酸气泡，因此碳酸水浴又称为气泡浴。碳酸水疗的不感温一般可比淡水低 2℃左右，这表现在皮肤潮红之前，当然与皮肤血管扩张没有直接的关系[35]。有研究指出，由于气泡的导热性比水低及机体降低内部热向浴水扩散，所以在浴温较低的碳酸泉中，机体并不会感到寒冷[37]。CO_2 以 30 毫升/分钟的速度经皮肤被吸收，机体接收碳酸气的不断刺激，皮肤内即产生一种血管扩张物质——类组织胺，使皮肤血管扩张而出现潮红[37]。也有研究指出，进入体内的 CO_2 刺激血管，引起毛细血管扩张，皮肤潮红，改善皮肤血液循环，增强新陈代谢和抗病能力，促进皮肤病变的消除。此外，碳酸氢钠温泉还可治疗慢性皮肤病、慢性风湿病、慢性肠炎、慢性胃炎等多种慢性病[37, 38]。研究表明，碳酸泉浴被用于治疗周围血管疾病，而其疗法的基本原理在很大程度上取决于 CO_2 对血管扩张的影响[8]。另有研究指出，CO_2 使血管舒张的合理机制与酸中毒有关[36, 39]。

1.4.4.2　对心血管系统的作用

在进行碳酸水冷疗时，进入体内的 CO_2 气体刺激血管，引起毛细血管扩张，皮肤充血，导致内脏血液流向体表，使外周循环血量增加 30%，从而减轻心脏的负担。同时，碳酸水冷疗又能增强静脉张力，使静脉血向心回流，减少心脏扩张期的充盈，降低心脏每分钟输出量，因此碳酸水冷疗是锻炼心脏一种方式 [36]。

1.4.4.3　对呼吸中枢和酸碱平衡的调节作用

进入体内的碳酸气体作用于肺的感受器，使呼吸变慢变深，不仅改善了肺通气功能，同时增加了静脉血的回流，促进了血液循环，气体代谢加强使呼吸熵增高，氧消耗减少，从而减轻呼吸器官的负担[35, 37, 40]。血液中 CO_2 气体可使肺通气量增加，进而加快 CO_2 气体的排出，CO_2 气体减少后，游离的 H^+ 又呈结合状态，对稳定血管疾病的酸碱平衡有重要意义。

1.4.4.4　对神经系统的作用

相关研究表明，实验对象在自然水中感到舒服的水温可能比碳酸水低 2℃[41]。因此，碳酸水的温度效应对神经系统有兴奋作用，特别是在低温浴时最明显，能使人动作灵活，精神愉快[42]。

1.4.5　碳酸水在各个领域的应用研究

对碳酸水的相关研究和实践应用主要是在日本,应用较为普遍且涉及各个领域。例如,在美容方面,有碳酸面膜、碳酸泡腾片等;在养生方面,有碳酸水冷疗;在生产生活方面,用于杀菌、消毒,属于无毒、无害的绿色环保消毒液。

1.4.5.1　碳酸面膜

碳酸面膜促进皮肤血液循环以及肌肤细胞新陈代谢,有效排除废物,从而得到婴儿般光滑细腻的肌肤。例如,某碳酸面膜就是依据波尔效应的原理,将凝胶和粉末混合,从而使产生的 CO_2 深入皮肤,提高血液中 CO_2 的浓度,使皮肤处于相对低氧状态,血红蛋白会加大氧气的释放量,从而使皮肤得到充足的氧气。

1.4.5.2　人工碳酸泉浴用颗粒剂

溶液中 CO_2 的浓度和温度关系密切,温度越高,CO_2 在短时间内即被挥发溢失,无法保持较高浓度。为解决这一难题,有研究提出,用不同浓度的羧甲基纤维素钠与枸橼酸混合制成湿颗粒,经 50～60℃干燥,与制好的碳酸氢钠颗粒加柠檬香料混匀即可[43]。这样可以保证在一定时间段内溶液中 CO_2 的产生量。

1.4.5.3　碳酸泉生成器

碳酸水生成装置最早由日本三菱公司研制成功。1997 年,三菱公司研发将 CO_2 气体溶解于水的技术,并生产出碳酸水生成器[34]。目前,该装置已经在日本的医疗机构和浴池投入使用。研究人员指出,皮肤通过吸收碳酸气体,可扩张血管、促进新陈代谢、增强外周血流量。

1.4.5.4　其他领域的研究与应用

某活美水素水(在日本含氢水又称水素水),通过使用先进的膜溶解技术,将氢气溶解到水中,并将含氢气的水注入铝箔包装中,成为日本年度销量第一的含氢水。在国内,由黑龙江哈尔滨沃特尔科技有限公司发明生产的氢气生成器已经上市,并申请国家专利[44]。

2007 年,Nature Medicine 报道,吸入 2%氢气可选择性中和 OH⁻和 ONOO⁻,氢气选择性抗氧化作用,在生物医学领域展现出广阔的研究发展前景[45]。H 是自然界中最小的分子,氢气对实验动物的动脉硬化、肝硬化、糖尿病、器官和系统炎症、创伤、帕金森病、老年性痴呆等均有很好的防治作用[46]。富氢水在未来饮品和保健食品领域内将具有一定地位,不仅可以作为人们的日常饮用水,还可以作为营养补充剂或功能性食品的原材料和配料使用。例如,添加到婴儿食品、美容面膜中，可以增强孩子的免疫力，帮助女性皮肤美白，祛除老年斑等。

1.4.6　碳酸水冷疗加速机体恢复的机理探索

通过查阅大量的相关文献资料发现，碳酸水冷疗的相关文献几乎没有，而温泉、中草药浴的相关文献则较多，温泉和中草药浴的作用原理有物理效应和化学效应，碳酸水冷疗促进机体快速恢复的机理可以从中得到借鉴，因此，碳酸水冷疗加速机体恢复的可能原理如下。

1.4.6.1　加速机体恢复的物理效应

1）温度效应

冷刺激可以缓解运动性肌肉酸痛的症状[2, 47-49]，缓解局部肿胀、水肿、与运动性肌肉损伤[3, 49]。低温的效果已被证明，冷水浸泡可以更好地改善反复冲刺能力下降、肌肉酸痛和腿部力量下降[48]。同时，在训练后，冷水浸泡可以促进身体和心理的恢复[47]。冷刺激主要的有益影响是使组织温度降低，血管收缩，对血流量、细胞肿胀、代谢和神经传导速度造成影响，从而抑制炎症，减少水肿发生，减轻肌肉疼痛，从而促进肌肉的恢复[24]。

2）浮力效应

溶液中的矿物质和无机盐使水的比重增加，浮力增大，机体四肢活动更加轻松，从而促进肢体运动障碍的康复，如神经麻痹、骨折后遗症、瘫痪等，还能加快淋巴流动，缓解炎症。

3）压力效应

水的压力作用使机体吸气困难、呼气顺畅，长时间在水中浸泡，使呼吸运动和肺部气体交换得到有效锻炼，有利于支气管炎及肺部疾病的康复。此外，水压还可以增加心室输出量和静脉血管回流量，促进血液循环和物质代谢，对静脉曲张和局部水肿改善产生良好的促进作用。

1.4.6.2　加速机体快速的化学效应

化学效应是指溶液透过皮肤进入体内，从而使溶液中的微量元素、溶液的酸碱性、溶液产生的气体发挥作用或者综合发挥作用，对机体产生影响。

1）碱性环境对机体酸碱度的影响

有研究表明，运动前摄取含碱性盐[如小苏打（$NaHCO_3$）]饮料，人为造成体液碱化和提高体内碱贮备，能提高柔道运动员对酸性物质的缓冲能力而保持较好的速度耐力。例如，6 名 800 米跑运动员赛前摄入含 $NaHCO_3$ 的饮料（300 毫克/千克体重）后，受试者血液 pH 及碱贮备水平升高，800 米跑后，血乳酸和 pH 升高，平均成绩提高 2.9 秒。其可能的机制是，饮用碱性盐增强细胞外液缓冲酸的能力，加速乳酸从运动肌细胞透出，延迟细胞内 pH 下降的时间，抵消 pH 下降对运动肌正常机能的影响，从而提高糖酵解供能能力[50]。饮用碱性饮料可以提高运动能力，促进乳酸的消除。那么，在碱性环境的碳酸水中进行浸泡，溶液的碱性环境是否能对机体产生积极的影响，有待我们进一步探索和研究。

2）CO_2 的作用

在进行碳酸水浸泡时，一方面，身体表面会附着大量的 CO_2 气泡膜，使机体表面与周围环境隔开，因此碳酸水冷疗的不感温一般可比淡水低 2℃左右，使机体皮肤表面产生温热感。另一方面，CO_2 气体通过皮肤毛孔进入血液，使血液中的 CO_2 含量增加，使血液中 CO_2 浓度升高，身体发出氧气不足的信号，为了将大量含有氧气的新鲜血液运送到需要的组织，体内会分泌极少量的 NO，使血管发生扩张，从而促进血液循环，为机体运送更多的氧气。1904 年丹麦科学家 Christian Bohr 发现，pH 或 H^+浓度与 CO_2 浓度的变化对血红蛋白结合氧能力的影响，即波尔效应，指出 CO_2 浓度的增加可降低细胞内的 pH，引起红细胞内血红蛋白氧亲和力下降，促进氧气的解离，有利于组织对氧气的摄取[51]。机体在进行碳酸水冷疗时，血液中 CO_2 浓度会增加，身体处于相对低氧状态，血红蛋白会加大氧气的释放量，血液中本身氧气浓度没有减少，但血液还会提供更多的氧气。碳酸水对皮肤的作用机制是很复杂的，除了水中某些矿物质和水温起一定的综合性作用外，起主要作用的还有溶解和游离在水中的 CO_2[42]。

2 研究对象与方法

2.1 研究对象

在北京某自行车骑行俱乐部招募自行车运动员作为实验的受试者，并通过问卷调查和严格的医学体检进行筛查，最终确定 12 名满足实验条件的受试者。按要求所选的受试者身体健康，身体和心理素质良好；受试者没有进行冬泳的习惯，在最近的 3 个月内从未接受过冰水浴治疗；保证能顺利完成整个实验过程。在实验前，明确告知受试者实验的具体流程和要求，以及实验过程中可能出现的不适反应，使他们签署知情同意书。研究对象基本资料如表 1 所示。

表 1 研究对象基本资料（$\bar{X} \pm SD$）

人数/人	年龄/岁	身高/厘米	体重/千克	BMI/（千克/平方米）	体脂百分比/%
12	23.08±2.36	182.92±7.26	78.06±10.09	23.28±2.30	11.58±2.60

2.2　研究方法

2.2.1　实验设计

实验采用随机分组交叉自身对照设计，如图 1 所示，将 12 名运动员随机分成 4 个测试小组、每组 3 名受试者进行实验。实验干预方案随机交叉，要求每位受试者随机完成三次实验，每次间隔 7 天，且三次实验必须在同一个实验室完成。同一名受试者采用不同干预方式形成自身对照，同一个实验日 3 名受试者随机组成一组进行实验形成组间对照。

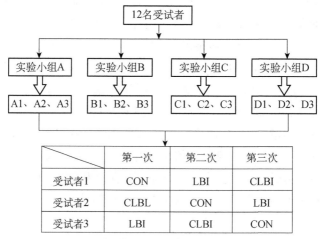

图 1　受试者随机分组交叉对照设计

2.2.2　实验方案

2.2.2.1　运动负荷方案

实验在低氧与高温高湿模拟室进行递增负荷运动实验（graded exercise test，GXT）：运动起始功率为 60 瓦，每 5 分钟增加 30 瓦，运动中保持转速为 60 转/分钟，直至力竭，运动结束。功率自行车为 Ergoline 100K 立体式自行车。在蹬踏功率自行车前要求受试者穿运动鞋，并将座位及车把调节到自身舒适的位置。本研究判断受试者是否达到力竭状态可通过以下评定标准进行综合评定（表 2）。

表 2　本研究关于力竭判断的方法

指标	评定方法
主观疲劳程度	主观感觉不能坚持运动或主观体力感觉等级在 18 级以上[52]
心率	心率接近生理学最大心率（最大心率=220−年龄）
血乳酸	运动时最大血乳酸值下降[52]
转速	不能维持功率自行车规定的转速（实验规定转速为 60 转/分钟）

2.2.2.2　实验恢复方案

本研究有三种恢复方案：安静恢复、单纯下肢冷疗恢复、碳酸水冷疗恢复（图 2）。流程 C 指受试者在运动力竭即刻进行 20 分钟安静休息；流程 L 指受试者在运动力竭即刻进入达到预定温度（12℃）的冷疗池中进行单纯下肢冷疗恢复，并持续浸泡 20 分钟；流程 T 指受试者在运动力竭即刻进入达到预定温度（12℃）的冷疗池中进行碳酸水下肢冷疗恢复，并持续浸泡 20 分钟，在恢复过程中，要求受试者腰部以下均浸入水中。

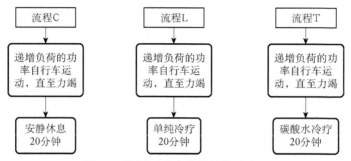

图 2　不同冷疗恢复措施的实验流程

2.2.2.3　碳酸水配置方案

本研究依据碱性饮料的配置比例为 4 克碳酸氢钠+300 毫升水，将食用小苏打溶解至水中，制成实验所需的碳酸水。

2.2.3　实验流程

准备阶段：在拟定的实验日，受试者餐后 2 小时进入实验室，要求受试者在实验前一天不能熬夜、饮酒和服用药物，进入实验室前 24 小时内未进行高强度、大运动量的体育活动。安静休息 15 分钟后进行基础值测定。

运动阶段：受试者进入低氧与高温高湿模拟室进行递增负荷运动实验，运动过程中每 5 分钟采集一次相关指标，运动力竭即刻采集一次相关指标，在力竭即刻记录运动总时间和运动做的总功。

恢复阶段：运动后即刻对受试者分别实施不同冷疗干预措施，即安静休息、单纯下肢冷水浸泡、碳酸水下肢冷疗，时间为 20 分钟。干预过程中在 3 分钟、5 分钟、7 分钟、10 分钟、15 分钟分别采集相关指标，冷疗结束即刻，再次进行相关指标测试，随后进行 Omegawave 综合机能测试，最后测量运动员的体重。实验全程进行医疗监督，确保受试者安全，如图 3 所示。

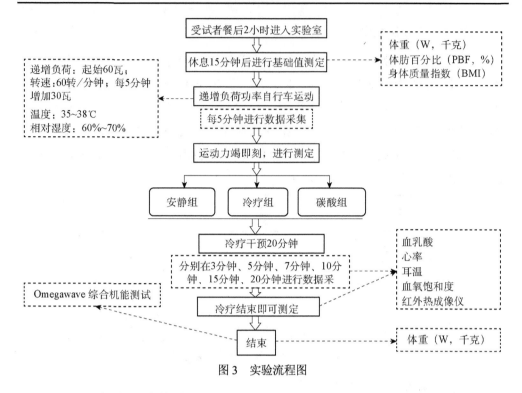

图 3　实验流程图

2.2.4　实验环境的控制

本研究以国家体育总局重点实验室为依托，在首都体育学院运动机能实验室进行，实验室内设低氧与高温湿度模拟室，其加热和加湿设备可使模拟室内的温度和湿度达到实验所需要的范围，从而保证实验顺利完成。

2.2.4.1　高温高湿环境的控制

查阅国外文献发现，关于冷疗研究中所采用的高温高湿环境条件如下。文献中采用温度为 18～40℃，相对湿度为 19%～90%，一般都是温度越高，湿度越低[53]。在实验中，根据实验目的，以及高温高湿环境条件，我们模拟的环境条件将温度控制在 35～38℃，相对湿度控制在 60%～70%。

2.2.4.2　冷疗环境的控制

查阅国外文献发现，冷水的温度采用 8～15℃，冷水浸泡时间采用 5～20 分钟，相关文献指出，至少 10 分钟的浸泡时间是必须的[49]，浸泡的水温不能超过15℃[54]。一般水温和浸泡的时间呈负相关，温度越高，时间越长；温度越低，时间越短。为了保证冷疗能起到实质性的变化，实验采用的冷水温度为 12℃，浸泡的时间为 20 分钟。

2.2.5 实验所用仪器设备及指标采集

2.2.5.1 主要实验仪器设备

本次实验采用的主要仪器设备及辅助仪器、材料见表 3、表 4。

表 3　主要实验仪器设备

仪器、设备名称	参数及功能
iCool 冷疗池	澳大利亚 iCool Sport 公司生产，用于降低和维持水温（图 4）
酸度计（pH 计）	意大利（型号 HI2223）生产，用于测量碳酸水的 pH 值（图 5）
功率自行车	Ergoline 100K 立体式自行车，用于运动员的运动干预
polar 遥测心率表	持续监测运动时和运动恢复过程中的心率
耳温温度计	泰尔茂（型号 EM* 30CPL），产地为杭州，测定耳部鼓膜温度
氧饱和度测试仪	采用指夹式血氧饱和度测试仪测量血氧饱和度数值
TIR1 红外热像仪	测定受试者的头面部温度
血乳酸分析仪	美国生产 Lactate plus™ 仪器，用于测定受试者的血乳酸值
NICOM 心排量监测仪	Cheetah Medical 公司生产，用于测定 CO、CI、HR、SV 等数值
超声波体成分测试系统	采用 Body Metrix 测定身体体脂百分数
Omegawave 身体机能 状态综合诊断系统（the Omega Wave Sport technology system）	美国 Omegawave 公司研发生产，用于测定反应时， 评定运动员的综合机能状态及疲劳状态（图 6）

表 4　实验辅助仪器、材料

仪器、器材名称	参数及功能
电子体重秤	测定受试者的体重
酒精、棉花	用于血液的采集
秒表	在实验中，用于记录时间
耦合剂	用于超声波体成分测试，及心排量的测试中
电极片	用于 Omegawave 综合能力和神经疲劳的测试
血乳酸试纸条	用于血乳酸的测定

2.2.5.2 实验主要仪器介绍

实验中对 pH 的监控采用意大利生产的型号为 HI2223 哈纳 pH 计，精度为 ±0.01pH。仪器采用 BNC 酸度电极接口，可保留 500 个测量数据，内置 7 个标准校准点，分别为 1.68、4.01、6.86、7.01、9.18、10.01、12.45，pH 的测量范围为 -2～16，使用环境为温度 0～50℃，RHmax95%。在测试前，用常规电极液将仪器的电极探头清洗干净，再选取不同 pH 校准缓冲液进行校准，校准无误后，则可直接进行测量（图 5）。

Omegawave 身体机能状态综合诊断系统是由美国 Omegawave 公司研发的一款

无创伤的运动生理测试系统。Omegawave 包含一台笔记本电脑、信号转换器、USB 线、肢体导线、胸导线、Omega 波导线、跳板、反应时器和 Omegawave 软件。在诊断的过程中，要求受试者平卧，避免肩部或颈部蜷缩，保持身体放松，呼吸正常平稳；测试房间要保持安静；在测试过程中禁止与受试者进行交谈。Omegawave 系统可以实时监测运动员的综合机能状态变化，包括心脏系统机能评估、能量代谢系统评估、中枢神经及内脏系统机能调节状况评估和神经反应能力评估。及时反馈运动员的身体与中枢神经疲劳程度、恢复能力等机能状况，以及最大摄氧量、有氧能力水平等体能状况。帮助教练员了解运动员对训练的适应情况，为运动员的训练和比赛提供参考依据（图5）。

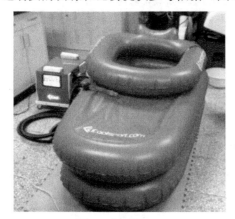

图 4　冷疗池

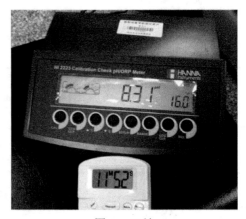

图 5　pH 计

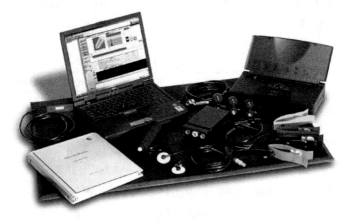

图 6　Omegawave 身体机能状态综合诊断系统

2.2.5.3　实验指标采集

（1）心率：采用 Polar 遥测心率表，实时连续监测心率，并在实验需要的时间点记录下心率作为实验数据。

（2）血氧饱和度：采用指夹式血氧饱和度测试仪进行实验数据的采集。在实验特定的时间点，将测试仪夹在受试者左手无名指上，5 秒内即出读数，做好记录。

（3）核心温度：使用中国杭州生产的型号为 EM* 30CPL 泰尔茂耳温电子温度计进行测量。

（4）体表温度：采用 TIR1 红外热像仪测量头面部温度作为实验中监测的皮肤表面温度，测量时应确保每次的测试的位置一致。

（5）血乳酸：采用美国 Nova Biomedical 公司的 Lactate plus™ 血乳酸分析仪进行数据采集。

（6）主观疲劳程度：受试者在进行功率自行车递增负荷测试时，将 Borg 量表贴于模拟房内功率自行车正前方向的玻璃上，在每个测试时间点受试者根据自己主观疲劳感觉选择一个相对应的数值。

（7）pH：实验中 pH 的监控采用意大利生产的型号为 HI2223 哈纳 pH 计，精度为±0.01pH。在碳酸水配置和实验过程中持续监测溶液的酸碱度。

（8）Omegawave 身体机能状态综合诊断系统：Omegawave 系统属于无创伤的运动生理测试系统，可以实时监测运动员的综合机能状态变化，包括心脏系统机能评估、能量代谢系统评估、中枢神经及内脏系统机能调节状况评估和神经反应能力评估。

2.3　数据统计和分析

本研究采用 SPSS20.0 统计软件进行数据整理、分析及处理，分析所得的数据均表示为（平均数±标准差）（$\bar{X} \pm SD$）。取 $p<0.05$ 为显著性水平，$p<0.01$ 为非常显著性水平。

对计量资料先进行正态性检验及方差齐性检验，正态性检验采用 Kolmogorov-Smirnov 检验，方差齐性检验采用 Levene-Statistic 检验。关于不同冷疗方式对单一指标（如心率、血乳酸等）影响的分析，对符合正态性分布的数据，采用配对样本 T 检验；对不符合正态性分布的数据，进行非参数 Wilcoxon 符号秩和检验；对实验过程中随时间变化的指标（如心率、血乳酸），通过两因素重复测量方差分析（two-way repeated measurements ANOVA）进行分析（预冷方式*时间），出现显著性差异时再进行图基多重比较检验（Tukey's Multiple Comparison Test）。

3　研　究　结　果

3.1　碳酸水配制方案的讨论

初期，碳酸水的制作方法是在一种专用的、可以重复使用的瓶子中加上水，然后将碳酸氢钠或钾加上酸类物质放入水中制成，添加剂使得碳酸水略带咸味。目前市场上的碳酸水的制作方法多是人们使用特殊的仪器加压，将 CO_2 气体打入水中从而生成的。这样不仅可以去掉咸味，而且不影响碳酸水的口感。由于加压后的压力比标准大气压力更大，使 CO_2 的溶解度增加，从而使更多 CO_2 气体溶入水中。当瓶盖打开后，瓶内的压力释放，CO_2 气体快速溢出，形成独特的泡沫并扩散到空气中，因此通过这种方法生成的碳酸水的 CO_2 不能维持较长的时间。

查阅相关文献资料发现，碳酸水的配制并没有统一标准。碳酸饮料和天然苏打水则对碳酸氢钠有特定的标准要求，相关的配制方案也较多。因此实验时将食用小苏打溶解到水中，从而制成实验所需的碳酸水。

3.1.1　碳酸氢钠的综述

碳酸氢钠，俗称小苏打、苏打粉、重曹，是纯碱溶液或结晶吸收二氧化碳后形成的制成品，呈固体状态，圆形，色洁白，易溶于水，在水中的溶解度小于碳酸钠。固体 50℃以上开始逐渐分解生成碳酸钠、二氧化碳和水，440℃时完全分解。2％碳酸氢钠溶液无刺激性，5％～7.5％溶液有一定刺激性[53]。用 0.1％～0.2％碳酸氢钠溶液洗涤蔬菜可使绿色稳定。使用 2％～4％碳酸氢钠溶液坐浴可防治霉菌性阴道炎。

在一定温度和压强下，物质在一定量的溶剂中溶解的最大量为这种物质在这种溶剂里的溶解度[55]。物质的溶解度属于物理性质。在相同条件下，某些物质易于溶解，而某些物质难于溶解，即不同物质在同一溶剂里的溶解能力不同，一般根据物质在一个标准大气压 20℃时的溶解度的区分范围，如表 5 所示。

表 5　不同溶解性的溶解度范围[55]

溶解性	易溶	可溶	微溶	难溶
溶解度	>10 克/100 克水	1～10 克/100 克水	0.01～1 克/100 克水	<0.01 克/100 克水

由表 5 和表 6 可知，碳酸氢钠属于可溶物质，碳酸氢钠中的 HCO_3^- 离子可以水解得到 H_2CO_3 分子，H_2CO_3 并不稳定，会分解得到 H_2O 和 CO_2（在水中的反

应方程式：$HCO_3^- + H_2O = H_2CO_3 + OH^-$、$H_2CO_3 = H_2O + CO_2$）。物质溶解能力的大小，一方面取决于物质（指的是溶剂和溶质）的本性，另一方面与外界条件如温度、压强、溶剂种类等有关。通过小苏打溶解于水中生成的 CO_2 比较稳定，一方面是溶液显碱性，酸性气体不易溢出；另一方面是 CO_2 溶于水形成的六水合二氧化碳（$CO_2 \cdot 6H_2O$）是比较稳定的，所以，水解得到的 CO_2 主要以六水合二氧化碳的形式存在。因此碳酸氢钠生成的 CO_2 相比加压生成的 CO_2 更加稳定。在标准大气压下，水中 CO_2 含量与温度有关，温度越高，CO_2 的浓度越低，因此较高浓度的碳酸水都是冷水，而要想获得高浓度的碳酸温水只能靠人工合成。

表 6 标准大气压下不同温度时碳酸氢钠的溶解度

温度 / ℃	0	5	10	15	20	25
溶解度 / 克	6.90	7.45	8.10	8.85	9.60	10.35

3.1.2 碳酸水水量的确定方法

根据公式 $P=M/V$，水的密度为 1，可得 1 升水的质量为 1 千克，因此，$V_水 = M_水 = M_{桶+水} - M_桶$。

使用电子体重秤先测出水桶的质量，将水倒入桶中，再测出桶和水的质量，根据公式，则可以据算出一桶水的体积。

$M_水 = M_{桶+水} - M_桶 = 46.8$ 千克 -1.4 千克 $=45.4$ 千克 ≈ 45 升。

通过多次预实验，将 3 大桶水倒入冷疗池中，刚好可以保证受试者腰部以下部位全部浸入水中，因此可得一次实验所需水的体积为 135 升。

3.1.3 碳酸水配制方案的选择依据

3.1.3.1 碳酸水配制的理论依据

通过查阅相关文献资料，整理出不同的碳酸水配置方案，如表 7 所示。

表 7 碳酸水配置方案

配制依据	配置方案	pH
碱性饮料	方案 1：碳酸氢钠 4 克+水 300 毫升[56]	无
天然苏打水	方案 2：$NaHCO_3$ 高达 459~558 毫克/升[57]	8.5~9.0[58]
天然苏打水	方案 3：$NaHCO_3 > 340$ 毫克/升[58]	平均值 8.62[58]
天然苏打水	方案 4：$NaHCO_3$ 含量 467.63 毫克/升[59]	无

3.1.3.2 碳酸水配制的实验依据

按照配置方案，根据碳酸水的配置比例将碳酸氢钠加入水中，充分搅拌混合，使用酸度计持续监测溶液的 pH，并每隔 1 分钟进行记录，持续 20 分钟，如表 8 所示。

表8　pH 记录表

碳酸氢钠配置方案		400 毫升 H$_2$O+0.2 克 NaHCO$_3$（方案 2）				初始值	7.57
时间	pH	时间	pH	时间	pH	时间	pH
1 分钟	7.82	6 分钟	8.04	11 分钟	8.01	16 分钟	8.03
2 分钟	7.92	7 分钟	8.03	12 分钟	8.01	17 分钟	8.03
3 分钟	8.03	8 分钟	8.02	13 分钟	8.01	18 分钟	8.04
4 分钟	8.04	9 分钟	8.02	14 分钟	8.01	19 分钟	8.02
5 分钟	8.05	10 分钟	8.01	15 分钟	8.02	20 分钟	8.02

依据方案 2，NaHCO$_3$ 高达 459～558 毫克/升，取平均值得 508.5 毫克/升，则可计算出配置溶液所需的 NaHCO$_3$ 量。该溶液的 pH 为 7.82～8.05，趋于稳定后，pH 维持在 8.03 左右，pH 偏低，生成的溶液几乎看不到气泡出现，因此不满足实验要求。方案 3 和方案 4 与方案 2 的 NaHCO$_3$ 的浓度较相近，经过实验得出结果与方案 2 相同，不符合实验的要求。

由表 9 可以得出，所配置的溶液浓度为 1.3%，溶液的 pH 保持在 8.10～8.32，较稳定；可以明显看到所配置出的溶液产生较多的 CO$_2$ 气泡；有研究表明，肥皂水的 pH 为 9.5～10.5。因此该溶液可以满足实验的要求，并不会对皮肤造成伤害。

表9　pH 记录表

碳酸氢钠配置方案		300 毫升 H$_2$O+4 克 NaHCO$_3$（方案 1）				初始值	7.86
时间	pH	时间	pH	时间	pH	时间	pH
1 分钟	8.10	6 分钟	8.30	11 分钟	8.30	16 分钟	8.31
2 分钟	8.28	7 分钟	8.30	12 分钟	8.30	17 分钟	8.32
3 分钟	8.29	8 分钟	8.30	13 分钟	8.31	18 分钟	8.32
4 分钟	8.30	9 分钟	8.30	14 分钟	8.31	19 分钟	8.32
5 分钟	8.30	10 分钟	8.30	15 分钟	8.31	20 分钟	8.32

根据碳酸水配置方案，可以计算出一次碳酸水疗所需 NaHCO$_3$ 的含量为 1800 克。

由表 5 数据计算可知，当水温为 12℃时，1800 克碳酸氢钠可完全溶解在 135 升的水中。

综上所述，最终确定实验所用的碳酸水配制方案为：135 升水+1800 克碳酸氢钠。

3.2　不同恢复组自行车运动员运动性疲劳的产生

表 10 为不同恢复组运动员运动性疲劳的产生情况。由表可以得出，不同恢复组力竭即刻的心率分别为（186.92±14.20）次/分、（185.83±12.97）次/分、（184.08±9.37）次/分，力竭即刻的血乳酸分别为（8.12±1.76）毫摩尔/升、（7.84±1.66）毫摩尔/升、（7.75±1.24）毫摩尔/升；力竭即刻的耳温分别为（38.04±0.69）℃、（37.91±0.54）℃、（37.83±0.43）℃；力竭即刻的主观疲劳程度分别为（19.75±0.62）、（19.25±1.14）、（19.58±0.67）。不同恢复组的运动员在高温高湿环境中进行递增负荷的功率自行车运动时，其力竭即刻心率、血乳酸、耳温、主观疲劳程度均明显升高，与进行自行车运动前相比，有非常显著的差异（$p<0.01$）。

表 10　不同恢复组运动员在运动过程中运动性疲劳的产生（$n=12$，$\overline{X}\pm SD$）

实验组	时间	心率/（次/分）	血乳酸/（毫摩尔/升）	耳温/℃	主观疲劳程度
空白组	运动开始前	69.50±6.36	1.72±0.35	36.35±0.43	6.42±0.52
	运动力竭即刻	186.92±14.20**	8.12±1.76**	38.04±0.69**	19.75±0.62**
冷疗组	运动开始前	67.42±7.37	1.64±0.60	36.30±0.33	6.25±0.45
	运动力竭即刻	185.83±12.97**	7.84±1.66**	37.91±0.54**	19.25±1.14**
碳酸组	运动开始前	70.25±8.04	1.63±0.30	36.33±0.33	6.25±0.45
	运动力竭即刻	184.08±9.37**	7.75±1.24**	37.83±0.43**	19.58±0.67**

3.3　碳酸水冷疗恢复对自行车运动员生理生化指标的影响

3.3.1　碳酸水冷疗恢复对自行车运动员心率的影响

表 11 为在恢复阶段不同时刻心率的正态性检验结果。由表可知，力竭即刻 CON 组的心率不符合正态分布，其他时刻各组的实验数据均符合正态分布。对符合正态性分布的数据，采用配对样本 T 检验；对不符合正态性分布的数据，进行非参数 Wilcoxon 符号秩和检验。因此力竭即刻 CON 组、LBI 组、CLBI 组的心率采用非参数相关样本检验，其他时刻的心率指标采用配对样本 T 检验。

表 11　恢复阶段不同时刻心率的正态性检验结果

时刻	组别	Kolmogorov-Smirnov[a]			Shapiro-Wilk		
		统计量	df	p	统计量	df	p
力竭即刻心率	CON 组	0.245	12	0.045	0.811	12	0.012
	LBI 组	0.184	12	0.200*	0.881	12	0.090
	CLBI 组	0.211	12	0.146	0.903	12	0.171

续表

时刻	组别	Kolmogorov-Smirnov[a]			Shapiro-Wilk		
		统计量	df	p	统计量	df	p
3 分钟心率	CON 组	0.160	12	0.200*	0.921	12	0.294
	LBI 组	0.155	12	0.200*	0.904	12	0.180
	CLBI 组	0.151	12	0.200*	0.953	12	0.687
5 分钟心率	CON 组	0.146	12	0.200*	0.956	12	0.724
	LBI 组	0.159	12	0.200*	0.955	12	0.715
	CLBI 组	0.159	12	0.200*	0.936	12	0.446
7 分钟心率	CON 组	0.130	12	0.200*	0.978	12	0.974
	LBI 组	0.106	12	0.200*	0.974	12	0.945
	CLBI 组	0.164	12	0.200*	0.915	12	0.251
10 分钟心率	CON 组	0.109	12	0.200*	0.963	12	0.830
	LBI 组	0.186	12	0.200*	0.918	12	0.270
	CLBI 组	0.224	12	0.098	0.948	12	0.611
15 分钟心率	CON 组	0.163	12	0.200*	0.951	12	0.656
	LBI 组	0.134	12	0.200*	0.960	12	0.782
	CLBI 组	0.169	12	0.200*	0.920	12	0.290
20 分钟心率	CON 组	0.167	12	0.200*	0.911	12	0.217
	LBI 组	0.203	12	0.187	0.916	12	0.257
	CLBI 组	0.157	12	0.200*	0.953	12	0.678

表 12 为恢复阶段不同恢复方式下运动员心率的变化情况。由表可知，在力竭即刻，CON 组、LBI 组和 CLBI 组运动员的心率分别为（186.92±14.2）次/分、（185.83±12.97）次/分、（184.08±9.37）次/分，无显著性差异。受试者在恢复过程的前 5 分钟，心率变化无显著性差异；在 7～20 分钟时，LBI 组和 CLBI 组分别与 CON 组有显著差异（$p<0.05$）；CLBI 组与 LBI 组无显著性差异。

表 12 恢复阶段不同恢复方式下运动员心率的变化情况（$n=12$，$\bar{X} \pm SD$）

时间	CON 组/（次/分）	LBI 组/（次/分）	CLBI 组/（次/分）
0 分钟	186.92±14.20	185.83±12.97	184.08±9.37
3 分钟	112.17±10.08	111.58±8.75	110.67±9.47
5 分钟	107.33±7.66	105.92±7.56	104.83±8.69
7 分钟	101.42±6.30	99.08±6.80*	97.75±7.52#
10 分钟	95.08±6.30	92.50±6.11*	91.58±6.40#
15 分钟	90.58±5.47	86.92±5.82*	86.67±6.54#
20 分钟	84.67±4.96	80.92±4.94*	81.42±6.02#

注：*表示 $p<0.05$，LBI 与 CON 呈显著性差异；**表示 $p<0.01$，LBI 与 CON 呈非常显著的差异。#表示 $p<0.05$，CLBI 与 CON 相比呈显著性差异；##表示 $p<0.01$，CLBI 与 CON 呈非常显著的差异。采用配对相本 T 检验。本文同。

图 7 为恢复阶段不同恢复方式下运动员心率的变化趋势图。由图可知，在恢复

阶段，心率呈下降趋势，且恢复阶段初期（0～3 分钟）的下降速度明显快于 3～20 分钟时的下降速度；在整个恢复阶段，CON 组的心率均高于 LBI 组和 CLBI 组；在 0～15 分钟时，CLBI 组的心率均低于 LBI 组，但两者之间无显著差异。

在恢复阶段，将不符合正态分布的心率指标剔除后，进行双因素重复测量方差分析（不同恢复组*时间）可知，恢复时间对心率产生非常显著的影响（$F=2557.23$，$p<0.000001$）；不同恢复组组间不存在显著性差异（$F=0.58$，$p=0.5641$）。

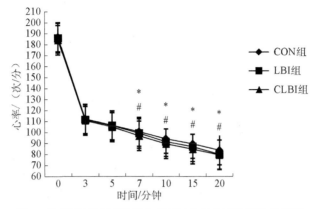

图 7　恢复阶段不同恢复方式下运动员心率的变化趋势图

3.3.2 碳酸水冷疗恢复对自行车运动员血乳酸的影响

表 13 为恢复阶段不同时刻血乳酸的正态性检验结果。由表可知，在恢复阶段不同时刻各组的实验数据都符合正态分布。因此不同时刻 CON 组、LBI 组、CLBI 组的血乳酸指标采用配对样本 T 检验。

表 13　恢复阶段不同时刻血乳酸的正态性检验结果

时刻	组别	Kolmogorov-Smirnova			Shapiro-Wilk		
		统计量	df	p	统计量	df	p
力竭即刻 血乳酸	CON 组	0.138	12	0.200*	0.942	12	0.530
	LBI 组	0.153	12	0.200*	0.913	12	0.235
	CLBI 组	0.108	12	0.200*	0.979	12	0.981
3 分钟血乳酸	CON 组	0.231	12	0.076	0.885	12	0.101
	LBI 组	0.183	12	0.200*	0.947	12	0.587
	CLBI 组	0.115	12	0.200*	0.968	12	0.893
5 分钟血乳酸	CON 组	0.132	12	0.200*	0.962	12	0.807
	LBI 组	0.193	12	0.200*	0.915	12	0.246
	CLBI 组	0.123	12	0.200*	0.975	12	0.954
7 分钟血乳酸	CON 组	0.171	12	0.200*	0.950	12	0.641
	LBI 组	0.131	12	0.200*	0.982	12	0.989
	CLBI 组	0.190	12	0.200*	0.957	12	0.735

续表

时刻	组别	Kolmogorov-Smirnova			Shapiro-Wilk		
		统计量	df	p	统计量	df	p
10 分钟 血乳酸	CON 组	0.145	12	0.200*	0.939	12	0.483
	LBI 组	0.174	12	0.200*	0.959	12	0.767
	CLBI 组	0.209	12	0.154	0.946	12	0.573
15 分钟 血乳酸	CON 组	0.156	12	0.200*	0.945	12	0.561
	LBI 组	0.126	12	0.200*	0.975	12	0.956
	CLBI 组	0.126	12	0.200*	0.959	12	0.773
20 分钟 血乳酸	CON 组	0.173	12	0.200*	0.957	12	0.747
	LBI 组	0.131	12	0.200*	0.966	12	0.869
	CLBI 组	0.169	12	0.200*	0.904	12	0.178

表 14 为恢复阶段不同恢复方式下运动员血乳酸的变化情况。由表可知，在力竭即刻，CON 组、LBI 组和 CLBI 组运动员的血乳酸分别为（8.11±1.67）毫摩尔/升、（7.84±1.66）毫摩尔/升、（7.75±1.24）毫摩尔/升，无显著性差异。在恢复阶段前 3 分钟时，LBI 组和 CLBI 组与 CON 组之间无显著差异（$p>0.05$）；在恢复阶段 5～15 分钟，LBI 组与 CON 组存在显著性差异（$p<0.05$）；在 20 分钟时，没有显著性差异（$p>0.05$）；在恢复阶段 5～20 分钟，CLBI 组与 CON 组存在显著性差异（$p<0.05$），且在 10 分钟时，存在非常显著性差异（$p=0.0053$）。CLBI 组与 CON 组在统计学上无意义，无显著性差异（$p>0.05$）。

表 14　恢复阶段不同恢复方式下运动员血乳酸的变化情况（$n=12$, $\bar{X} \pm SD$）

时间	CON 组/（毫摩尔/升）	LBI 组/（毫摩尔/升）	CLBI 组/（毫摩尔/升）
0 分钟	8.11±1.67	7.84±1.66	7.75±1.24
3 分钟	7.13±1.80	6.29±1.24	6.13±1.14
5 分钟	6.28±1.49	5.47±1.20*	5.18±1.07#
7 分钟	5.97±1.51	5.09±1.02*	4.78±1.01#
10 分钟	5.19±1.22	4.52±0.95*	4.20±0.94##
15 分钟	4.45±1.03	3.81±0.90*	3.68±0.78#
20 分钟	3.82±0.81	3.38±0.78	3.17±0.79#

图 8 为恢复阶段不同恢复方式下运动员血乳酸的变化趋势图。由图可知，在运动力竭即刻，不同恢复方式血乳酸值相近，在统计学上无意义，不存在显著性差异；在整个恢复阶段，CLBI 组和 LBI 组的血乳酸值均低于 CON 组，且 CLBI 组的血乳酸值低于 LBI 组。

在恢复阶段，对不符合正态分布的血乳酸指标剔除后进行双因素重复测量方差分析（不同恢复组*时间）可知，运动时间对血乳酸产生非常显著的影响（F=286.3，$p<0.000001$）；不同恢复组组间不存在显著性差异（F=0.99，p=0.4422）。

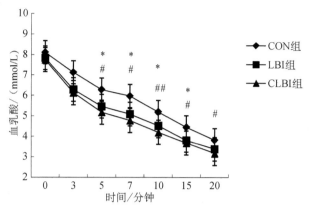

图 8　恢复阶段不同恢复方式下运动员血乳酸的变化趋势图

3.3.3　碳酸水冷疗恢复对自行车运动员血氧饱和度的影响

表 15 为恢复阶段不同时刻血氧饱和度的正态性检验结果。由表可知，力竭即刻 CON 组、恢复 7 分钟时 CON 组、10 分钟时 CLBI 组、15 分钟时 CLBI 组、20 分钟时 LBI 组的血氧饱和度都不符合正态分布，其他时刻各组的实验数据都符合正态分布。对符合正态性分布的数据，采用配对样本 T 检验，对不符合正态性分布的数据，进行非参数 Wilcoxon 符号秩和检验。因此力竭即刻 CON 组、LBI 组、CLBI 组的心率采用非参数相关样本检验，其他时刻的心率指标采用配对样本 T 检验。

表 15　恢复阶段不同时刻血氧饱和度的正态性检验结果

时刻	组别	Kolmogorov-Smirnov[a]			Shapiro-Wilk		
		统计量	df	p	统计量	df	p
力竭即刻血氧	CON 组	0.256	12	0.028	0.841	12	0.029
	LBI 组	0.177	12	0.200*	0.912	12	0.228
	CLBI 组	0.233	12	0.072	0.897	12	0.146
3 分钟血氧	CON 组	0.207	12	0.163	0.870	12	0.066
	LBI 组	0.197	12	0.200*	0.931	12	0.394
	CLBI 组	0.232	12	0.075	0.903	12	0.174
5 分钟血氧	CON 组	0.198	12	0.200*	0.894	12	0.134
	LBI 组	0.201	12	0.195	0.935	12	0.433
	CLBI 组	0.220	12	0.114	0.920	12	0.284
7 分钟血氧	CON 组	0.299	12	0.004	0.863	12	0.053
	LBI 组	0.187	12	0.200*	0.908	12	0.200
	CLBI 组	0.206	12	0.170	0.931	12	0.386

时刻	组别	Kolmogorov-Smirnov[a]			Shapiro-Wilk		
		统计量	df	p	统计量	df	p
10 分钟血氧	CON 组	0.179	12	0.200*	0.960	12	0.790
	LBI 组	0.215	12	0.132	0.903	12	0.172
	CLBI 组	0.331	12	0.001	0.823	12	0.017
15 分钟血氧	CON 组	0.263	12	0.022	0.807	12	0.011
	LBI 组	0.161	12	0.200*	0.936	12	0.449
	CLBI 组	0.306	12	0.003	0.860	12	0.048
20 分钟血氧	CON 组	0.237	12	0.061	0.874	12	0.074
	LBI 组	0.261	12	0.024	0.869	12	0.063
	CLBI 组	0.184	12	0.200*	0.886	12	0.105

表 16 为恢复阶段不同恢复方式下运动员血氧饱和度的变化情况。由表可知，在力竭即刻，CON 组、LBI 组和 CLBI 组运动员的血氧饱和度分别为（95.25±1.28）%、（95.50±1.24）%、（95.33±1.07）%，无显著性差异。受试者在恢复过程的前 5 分钟，血氧饱和度变化无显著性差异；在 7～20 分钟时，LBI 组和 CLBI 组分别与 CON 组有显著差异（$p<0.05$），且在 15 分钟、20 分钟时，CLBI 组血氧饱和度恢复速度明显快于 CON 组，CLBI 组的血氧饱和度分别为（97.58±1.17）%、（97.67±1.30）%，显著高于 CON 组的（96.17±0.94）%、（96.33±1.37）%，有非常显著性差异（$p<0.01$）；LBI 组与 CLBI 组无显著性差异。

表 16 恢复阶段不同恢复方式下运动员血氧饱和度的变化情况（$n=12$，$\bar{X} \pm SD$）

时间	CON 组/%	LBI 组/%	CLBI 组/%
0 分钟	95.25±1.28	95.50±1.24	95.33±1.07
3 分钟	96.17±1.03	96.75±1.29	96.50±1.31
5 分钟	96.25±0.97	96.92±1.17	96.75±1.29
7 分钟	96.33±0.99	97.33±1.37*	97.33±1.23#
10 分钟	96.67±1.37	97.58±1.24*	97.75±1.22#
15 分钟	96.17±0.94	97.17±1.27*	97.58±1.17##
20 分钟	96.33±1.37	97.50±1.09*	97.67±1.30##

图 9 为恢复阶段不同恢复方式下运动员血氧饱和度的变化趋势图。由图可知，在运动力竭即刻，不同恢复方式血氧饱和度值相近，各组之间无显著性差异；在整个恢复阶段，CON 组的血氧饱和度值均低于 LBI 组和 CLBI 组；在 0～7 分钟时，LBI 组的血氧饱和度值均高于 CLBI 组，在 7～20 分钟时，CLBI 组的血氧饱和度值均高于 LBI 组，但两者之间无显著性差异。

血氧饱和度指标在 5 个时刻都不符合正态分布，因此未对此指标进行双因素重复测量方差分析。

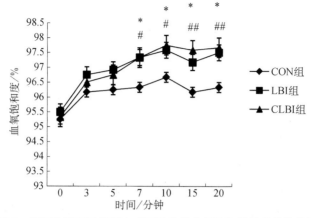

图9 恢复阶段不同恢复方式下运动员血氧饱和度的变化趋势图

3.3.4 碳酸水冷疗恢复对自行车运动员耳温的影响

表 17 为恢复阶段不同时刻耳温的正态性检验结果。由表可知，在恢复 3 分钟 CLBI 组、10 分钟 CON 组的耳温都不符合正态分布，其他时刻各组的实验数据都符合正态分布。对符合正态性分布的数据，采用配对样本 T 检验，对不符合正态性分布的数据，进行非参数 Wilcoxon 符号秩和检验。因此，对 3 分钟和 10 分钟的 CON 组、LBI 组、CLBI 组的耳温采用非参数相关样本检验，其他时刻的耳温指标采用配对样本 T 检验。

表 17 恢复阶段不同时刻耳温的正态性检验结果

时刻	组别	Kolmogorov-Smirnov[a]			Shapiro-Wilk		
		统计量	df	p	统计量	df	p
力竭即刻耳温	CON 组	0.226	12	0.092	0.885	12	0.102
	LBI 组	0.151	12	0.200*	0.953	12	0.683
	CLBI 组	0.113	12	0.200*	0.954	12	0.693
3 分钟耳温	CON 组	0.222	12	0.106	0.933	12	0.416
	LBI 组	0.173	12	0.200*	0.926	12	0.339
	CLBI 组	0.301	12	0.004	0.755	12	0.003
5 分钟耳温	CON 组	0.149	12	0.200*	0.956	12	0.731
	LBI 组	0.159	12	0.200*	0.956	12	0.722
	CLBI 组	0.159	12	0.200*	0.920	12	0.285
7 分钟耳温	CON 组	0.172	12	0.200*	0.942	12	0.520
	LBI 组	0.114	12	0.200*	0.956	12	0.732
	CLBI 组	0.220	12	0.114	0.906	12	0.192
10 分钟耳温	CON 组	0.255	12	0.030	0.906	12	0.187
	LBI 组	0.107	12	0.200*	0.968	12	0.888
	CLBI 组	0.114	12	0.200*	0.986	12	0.998

续表

时刻	组别	Kolmogorov-Smirnov[a]			Shapiro-Wilk		
		统计量	df	p	统计量	df	p
15 分钟耳温	CON 组	0.142	12	0.200*	0.956	12	0.729
	LBI 组	0.156	12	0.200*	0.950	12	0.642
	CLBI 组	0.128	12	0.200*	0.969	12	0.902
20 分钟耳温	CON 组	0.101	12	0.200*	0.978	12	0.974
	LBI 组	0.140	12	0.200*	0.963	12	0.827
	CLBI 组	0.155	12	0.200*	0.938	12	0.470

表 18 为恢复阶段不同恢复方式下运动员耳温的变化情况。由表可知，在力竭即刻，CON 组、LBI 组和 CLBI 组运动员的耳温值分别为（38.04±0.69）℃、（37.91±0.54）℃、（37.83±0.43）℃，在统计学上无显著性差异。在恢复阶段，3～20 分钟时，LBI 组与 CON 组有显著性差异（$p<0.05$），且在恢复 3～7 分钟时，LBI 组与 CON 组呈现非常显著性差异（$p<0.01$），在 10～20 分钟时，LBI 组与 CON 组呈现显著性差异（$p<0.05$）；在恢复阶段 3 分钟、7 分钟时，CLBI 组与 CON 组之间存在显著性差异（$p<0.05$），在 5 分钟时 CLBI 组与 CON 组有非常显著性差异（$p<0.01$）。在整个恢复阶段，LBI 组与 CLBI 组在耳温值的变化方面无显著差异。

表 18　恢复阶段不同恢复方式下运动员耳温的变化情况（$n=12$，$\overline{X} \pm SD$）

时间	CON 组/℃	LBI 组/℃	CLBI 组/℃
0 分钟	38.04±0.69	37.91±0.54	37.83±0.43
3 分钟	37.84±0.59	37.08±0.54**	37.26±0.45#
5 分钟	37.44±0.50	36.88±0.50**	36.89±0.42##
7 分钟	37.30±0.51	36.64±0.57**	36.78±0.40#
10 分钟	37.02±0.46	36.53±0.50*	36.75±0.38
15 分钟	36.82±0.48	36.36±0.40*	36.57±0.31
20 分钟	36.81±0.47	36.29±0.65*	36.53±0.33

图 10 为恢复阶段不同恢复方式下运动员耳温的变化趋势图。由图可知，在整个恢复阶段，LBI 组和 CLBI 组的耳温值均低于 CON 组；且在 0～5 分钟时，LBI 组的耳温值均低于 CLBI 组，自第 5 分钟开始，CLBI 组的耳温值均高于 LBI 组。

在恢复阶段，对不符合正态分布的耳温指标剔除后进行双因素重复测量方差分析（时间*不同恢复组）可知，运动时间对耳温产生极显著性影响（$F=128.24$，$p<0.000001$）；不同恢复组组间存在显著性差异（$F=4.68$，$p=0.0162$）。

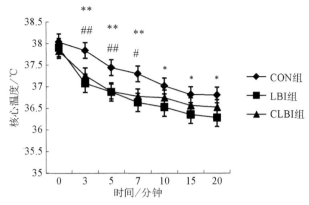

图 10　恢复阶段不同恢复方式下运动员耳温的变化趋势图

3.3.5　碳酸水冷疗恢复对自行车运动员体表温度的影响

表 19 为恢复阶段不同时刻体表温度的正态性检验结果。由表可知，在恢复阶段力竭即刻、7 分钟、10 分钟、15 分钟、20 分钟个别恢复组的耳温不符合正态分布，其他时刻各组的实验数据都符合正态分布。对符合正态性分布的数据采用配对样本 T 检验，对不符合正态性分布的数据进行非参数 Wilcoxon 符号秩和检验。因此对力竭即刻、7 分钟、10 分钟、15 分钟、20 分钟的 CON 组、LBI 组、CLBI 组的体表温度采用非参数相关样本检验，其他时刻的耳温指标采用配对样本 T 检验。

表 19　恢复阶段不同时刻体表温度的正态性检验结果

时刻	组别	Kolmogorov-Smirnov[a]			Shapiro-Wilk		
		统计量	df	p	统计量	df	p
力竭即刻 体表温度	CON 组	0.271	12	0.015	0.864	12	0.055
	LBI 组	0.202	12	0.191	0.887	12	0.109
	CLBI 组	0.271	12	0.015	0.904	12	0.178
体表温度 3 分钟	CON 组	0.124	12	0.200*	0.958	12	0.748
	LBI 组	0.180	12	0.200*	0.951	12	0.647
	CLBI 组	0.171	12	0.200*	0.910	12	0.212
体表温度 5 分钟	CON 组	0.183	12	0.200*	0.923	12	0.315
	LBI 组	0.205	12	0.173	0.951	12	0.659
	CLBI 组	0.176	12	0.200*	0.909	12	0.209
体表温度 7 分钟	CON 组	0.384	12	0.000	0.702	12	0.001
	LBI 组	0.269	12	0.016	0.856	12	0.043
	CLBI 组	0.206	12	0.170	0.928	12	0.362
体表温度 10 分钟	CON 组	0.240	12	0.054	0.837	12	0.025
	LBI 组	0.271	12	0.015	0.873	12	0.071
	CLBI 组	0.141	12	0.200*	0.922	12	0.306

续表

时刻	组别	Kolmogorov-Smirnov[a]			Shapiro-Wilk		
		统计量	df	p	统计量	df	p
体表温度 15分钟	CON 组	0.161	12	0.200*	0.917	12	0.264
	LBI 组	0.314	12	0.002	0.835	12	0.024
	CLBI 组	0.284	12	0.008	0.816	12	0.014
体表温度 20分钟	CON 组	0.254	12	0.032	0.857	12	0.044
	LBI 组	0.182	12	0.200*	0.907	12	0.196
	CLBI 组	0.287	12	0.007	0.813	12	0.013

表 20 为恢复阶段不同恢复方式下运动员体表温度的变化情况。由表可知，在力竭即刻，CON 组、LBI 组和 CLBI 组运动员的体表温度分别为（36.84±0.54）℃、（37.08±0.51）℃、（37.07±0.51）℃，在统计学上无显著性差异。运动员在恢复的 3 分钟时，CLBI 组与 CON 组有显著性差异（$p<0.05$），其他时刻上均无显著性差异。

表20　恢复阶段不同恢复方式下运动员体表温度的变化情况（$n=12$，$\bar{X} \pm SD$）

时间	CON 组/℃	LBI 组/℃	CLBI 组/℃
0 分钟	36.84±0.54	37.08±0.51	37.07±0.51
3 分钟	36.01±0.56	35.08±0.88*	35.28±0.72#
5 分钟	35.28±0.94	35.23±0.88	34.93±0.74
7 分钟	35.92±0.41	35.06±0.85	34.98±0.89
10 分钟	35.22±0.69	34.95±0.96	35.15±0.77
15 分钟	35.33±0.54	35.24±0.85	35.24±0.68
20 分钟	35.21±0.54	35.16±0.92	35.24±0.67

图 11 为恢复阶段不同恢复方式下运动员体表温度的变化趋势图。由图可知，在 0～3 分钟时，LBI 组和 CLBI 组的体表温度明显降低，与 CON 组具有显著

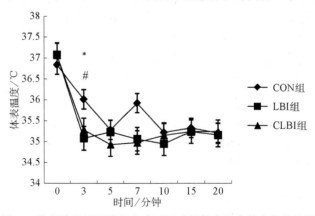

图11　恢复阶段不同恢复方式下运动员体表温度的变化趋势图

性差异（$p<0.05$）；且在 0～5 分钟时，LBI 组的耳温值均低于 CLBI 组，自 5 分钟开始，CLBI 组的耳温值均高于 LBI 组。

体表温度指标在 5 个时刻都不符合正态分布，因此未对此指标进行双因素重复测量方差分析。

3.4 碳酸水冷疗恢复对自行车运动员身体机能状况的影响

3.4.1 碳酸水冷疗恢复对自行车运动员反应时的影响

表 21 为不同恢复方式干预后反应时的正态性检验结果。由表可知，恢复干预后各实验组的反应时都符合正态性分布。对符合正态性分布的数据，采用配对样本 T 检验；对不符合正态性分布的数据，进行非参数 Wilcoxon 符号秩和检验。因此，对不同恢复组 CON 组、LBI 组、CLBI 组的反应时采用配对样本 T 检验。

表21 不同恢复方式干预后反应时的正态性检验结果

指标	组别	Kolmogorov-Smirnov[a]			Shapiro-Wilk		
		统计量	df	p	统计量	df	p
反应时	CON 组	0.219	12	0.116	0.946	12	0.578
	LBI 组	0.129	12	0.200*	0.915	12	0.250
	CLBI 组	0.215	12	0.131	0.931	12	0.388

表 22 为不同恢复方式干预后运动员反应时指标的变化情况。由表可知，在恢复干预后，CON 组的平均反应时为（0.180±0.012）秒，LBI 组的平均反应时为（0.168±0.014）秒，CLBI 组的平均反应时为（0.169±0.011）秒。与 CON 组相比，LBI 组反应时平均降低了 0.012 秒，差异显著（$p<0.05$），CLBI 组反应时平均降低了 0.011 秒，差异显著（$p<0.05$）；LBI 组与 CLBI 组相比，反应时无显著性差异，如图 12 所示。

表22 不同恢复方式干预后运动员反应时指标的变化情况 （$n=12$，$\bar{X}\pm SD$）

指标	CON 组	LBI 组	CLBI 组
反应时/秒	0.180±0.012	0.168±0.014*	0.169±0.011[#]

3.4.2 碳酸水冷疗恢复对自行车运动员神经紧张度指标的影响

表 23 为不同恢复方式干预后紧张度指数的正态性检验结果。由表可知，恢复干预后各实验组的紧张度指数都符合正态性分布。对符合正态性分布的数据，采用配对样本 T 检验，对不符合正态性分布的数据，进行非参数 Wilcoxon 符号秩和检验。因此对不同恢复组 CON 组、LBI 组、CLBI 组的紧张度指数采用配对样本 T 检验。

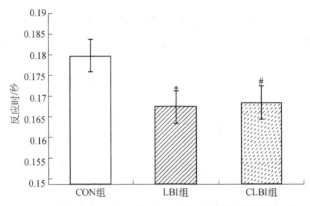

图12　不同恢复方式干预后运动员反应时的变化情况图

表23　不同恢复方式干预后神经紧张度指数的正态性检验结果

指标	组别	Kolmogorov-Smirnov[a]			Shapiro-Wilk		
		统计量	df	p	统计量	df	p
紧张度指数	CON	0.241	12	0.052	0.809	12	0.012
	LBI	0.277	12	0.012	0.727	12	0.002
	CLBI	0.102	12	0.200*	0.968	12	0.894

　　表 24 为不同恢复方式干预后运动员神经紧张度值的变化情况。由表可知，在恢复干预后，CON 组的神经紧张度值为（476.67±443.98），LBI 组的神经紧张度值为（165.08±178.97），CLBI 组的神经紧张度值为（155.92±84.46）。与 CON 组相比，LBI 组神经紧张度值平均降低了 311，差异显著（$p<0.05$），CLBI 组神经紧张度值平均降低了 321，差异显著（$p<0.05$）；LBI 组与 CLBI 组相比，神经紧张度值无显著性差异，如图 13 所示。

表24　不同恢复方式干预后运动员神经紧张度值的变化情况（$n=12$, $\bar{X}\pm SD$）

指标	CON 组	LBI 组	CLBI 组
神经紧张度值	476.67±443.98	165.08±178.97**	155.92±84.46##

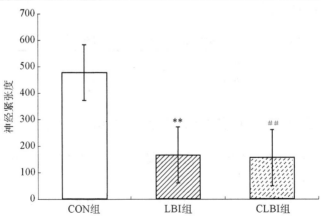

图13　不同恢复方式干预后运动员神经紧张度的变化情况图

4　分析与讨论

4.1　碳酸水配置方案的分析

相关研究结果表明，人造的富含 CO_2 的水可以通过各种方法制成，如将含有碳酸氢钠和琥珀酸的固体溶剂溶解到热的纯水中，或将 CO_2 直接注入纯水中[29, 60-62]。由于实验条件的限制，暂无相关仪器设备通过加压将 CO_2 直接注入纯水中。因此，本研究通过查阅大量相关文献，并通过反复的实验验证，最终以碳酸饮料中碳酸氢钠的含量为依据，将食用小苏打溶解到水中，从而制成实验所需的碳酸水。所制成的碳酸水溶液浓度为 1.3%，溶液的 pH 保持在 8.1～8.32，较稳定；可以明显看到配置出的溶液能产生较多的 CO_2 气泡，可满足实验需要。

使用碳酸氢钠配置出的溶液优点在于产生的二氧化碳更加稳定、不易挥发，但溶液中二氧化碳的浓度较低，因此，在今后的研究中，可以尝试通过加压生成的碳酸水进行研究，但这对实验要求比较高，因为经过加压生成的碳酸水特别容易挥发。

4.2　不同恢复组对自行车运动员运动性疲劳产生的影响分析

运动性疲劳是运动引起的暂时性的运动能力降低和身体机能下降，是运动训练过程中必然会出现的一种生理现象。在高强度的运动训练和比赛后若不采取积极有效的恢复干预，很容易导致机体疲劳的积累，进而造成过度训练，严重者则会对机体造成损伤。运动性疲劳的产生不仅会严重影响训练效果，而且会对运动员的身体造成危害，进而增加运动伤病发生的几率。

由数据分析可知，不同恢复方式力竭即刻的主观疲劳程度分别为（19.75±0.62）、（19.25±1.14）、（19.58±0.67），主观疲劳程度均大于 18 级；受试者的最大心率约为 197 次/分（220−23.08≈197 次/分），不同恢复方式力竭即刻的心率分别为（186.92±14.20）次/分、（185.83±12.97）次/分、（184.08±9.37）次/分，均接近受试者的最大心率，在运动过程中，受试者在力竭即刻均不能继续维持功率自行车规定的转速。不同恢复组的受试者在高温高湿环境中进行递增负荷的功率自行车运动时，其力竭即刻心率、血乳酸、耳温、主观疲劳程度均明显升高，与自行车运动前相比，呈非常显著性差异（$p < 0.01$）。综上所述，在实验过程中受试者均已进入一次性运动性疲劳状态。

4.3　碳酸水冷疗恢复对自行车运动员生理生化指标的影响分析

本研究采用下肢冷水浸泡和下肢碳酸水冷疗两种恢复干预方式，持续时间 20 分钟，水温 12℃。与安静休息相比，两种恢复干预方式对受试者的心率、血乳酸、血氧饱和度和核心体温都产生了不同程度的影响。从趋势图上可以看出，碳酸水冷疗的恢复效果优于冷水浸泡的恢复效果。

4.3.1　碳酸水冷疗恢复对自行车运动员心率的影响分析

心率是反映运动员机体代谢情况较为灵敏的生理指标，具有实用性、简单性、易测性、连续性和无创伤性等特点，为广大教练员、运动员和科研工作者所接受，在医务监督和运动训练方面得到广泛应用。在本次实验中，对受试者运动过程和恢复过程中的心率进行全面监控，不仅可以了解受试者在高温高湿环境下运动过程中心率的变化情况，还可以客观反映运动员在恢复阶段的身体机能状态。在运动后的恢复阶段，心率下降越快，恢复时间越短，表明心血管机能越好。运动后心率的恢复速度和程度可用来评定运动员对训练负荷的适应水平或身体机能状况[63, 64]。

有研究显示，进行碳酸水浴和纯水浴后，心率会立即降低[10]。实验数据分析结果显示，在恢复阶段，LBI 和 CLBI 对心率的恢复明显快于 CON，存在显著差异，这与目前的研究结果相一致。对 LBI 组和 CLBI 组的心率变化的数据分析显示无显著性差异，但在相同时刻，CLBI 组的心率均低于 LBI 组，说明心率恢复方面，CLBI 的恢复效果优于 LBI。

通过对心率指标进行双因素重复测量方差分析可知，CON 组、LBI 组和 CLBI 组组间在统计学上不存在明显差异（$F=0.58$，$p=0.5641$），同时，不同恢复方式与时间对心率没有明显交互影响（$F=1.29$，$p=0.2713$），但恢复时间的不同会对心率产生不同的影响，存在非常显著的影响（$F=2557.23$，$p<0.000001$）。这表明，恢复时间是影响心率变化的主要因素。

综上所述，20 分钟 12℃的冷水浸泡和碳酸水冷疗都可以加快心率的恢复速度，从趋势上看，CLBI 对心率的恢复功能稍好于 LBI。

4.3.2　碳酸水冷疗恢复对自行车运动员血乳酸的影响分析

血乳酸是羟基酸的一种，在供氧不足的情况下，经糖酵解途径产生，骨骼肌是血乳酸生成的主要场所。查阅文献发现，有关血乳酸的研究和应用非常普遍。血乳酸是人体供能体系中的一个重要中间产物，它既是糖酵解的产物，又是有氧代谢氧化的底物，还可以经糖异生途径转变成糖[65]。血乳酸水平检测被广泛用于运动训练监控及测试中，通过测定运动中血乳酸的生成量和运动后的消除速率来评定训练负荷的效果及运动员的恢复效果。运动后血乳酸的恢复速率还可以反映机体有氧代谢能力，恢复速率快表示有氧代谢能力强。

实验数据分析结果显示，在恢复阶段前 3 分钟，各恢复组间血乳酸值指标无差异；在 5～15 分钟时，LBI 组和 CLBI 组与 CON 组存在显著性差异（$p<0.05$）；在恢复阶段 10 分钟时，与 CON 组相比，CLBI 组的血乳酸消除效果非常显著（$p=0.0053$），优于 LBI 组的血乳酸消除效果；在恢复结束即刻，与 CON 组相比，CLBI 组的血乳酸指标存在显著性差异（$p<0.05$），血乳酸的恢复效果稍好于 LBI组。这表明，LBI 和 CLBI 在消除乳酸方面都有明显效果，尽管 LBI 组与 CLBI 组之间无显著差异，但在某些时刻上，CLBI 组的血乳酸恢复效果优于 LBI 组。

通过对血乳酸指标进行双因素重复测量方差分析发现，CON 组、LBI 组和CLBI 组组间在统计学上不存在显著性差异（$F=0.99$，$p=0.4422$），同时，不同恢复方式与时间对血乳酸没有显著性交互影响（$F=2.07$，$p=0.1418$），但恢复时间的不同会对血乳酸产生不同的影响，存在非常显著的影响（$F=286.30$，$p<0.000001$）。这表明，恢复时间是影响血乳酸变化的因素。

综上所述，20 分钟 12℃的冷水浸泡和碳酸水冷疗都对血乳酸消除产生积极影响，同时从趋势上看，CLBI 对血乳酸的消除优于 LBI。

4.3.3 碳酸水冷疗恢复对自行车运动员血氧饱和度的影响分析

血氧饱和度是指血液中氧合血红蛋白的容量占全部可结合的血红蛋白容量的百分比，即血液中血氧的浓度，也可表示机体的携氧能力。一般用血液中氧合血红蛋白占总血红蛋白的百分比来表示。血氧饱和度是反映血液中氧合血红蛋白含量的一个参数，是呼吸循环的重要生理参数，能及时检测动脉中氧含量是否充分，又是判断人体呼吸系统、循环系统是否出现障碍或者周围环境是否缺氧的重要指标。目前对血氧浓度的测量通常采用电化学法和光学法，本研究采用指夹式血氧饱和度仪并利用光学原理进行测量。在运动阶段，呼吸和循环系统能力的下降，导致机体的携氧能力降低，从而使机体的血氧饱和度降低。在恢复阶段，机体的血氧饱和度恢复越快，表明机体携氧能力越强。

实验数据分析结果显示，在恢复阶段的前 5 分钟中，血氧饱和度指标的变化无显著性差异，但在相同的时刻，LBI 组和 CLBI 组的血氧饱和度均高于 CON组；在恢复的 7～20 分钟，无论是 LBI 还是 CLBI 在促进血氧饱和度的恢复方面都明显优于 CON，从数据分析可知，存在显著性差异（$p<0.05$），在恢复结束即刻，LBI 组和 CLBI 组的血氧饱和度分别恢复至（97.50±1.09）%、（97.67±1.30）%，明显高于 CON 组的血氧饱和度（96.33±1.37）%；对 LBI 组和 CLBI 组的血氧饱

和度变化进行数据分析显示无显著性差异，但在 7～20 分钟，CLBI 组的血氧饱和度均高于 LBI 组。

通过对血氧饱和度指标进行双因素重复测量方差分析可知，CON 组、LBI 组和 CLBI 组组间在统计学上存在显著性差异（F-3.38，p=0.0462），恢复时间的不同会对血氧饱和度产生不同的影响，存在非常显著的影响（F=19.86，p<0.000001），具体表现为 LBI 组和 CLBI 组血氧饱和度的变化曲线明显左移。同时，进一步分析显示，不同恢复方式与时间对血氧饱和度不具有明显交互影响（F=1.07，p=0.3884）。这表明不同的恢复方式对高温高湿环境下血氧饱和度具有独立影响，LBI 和 CLBI 都明显改善了高温高湿环境下运动时耳温上升趋势。

综上所述，冷水浸泡和碳酸水冷疗都会加快血氧饱和度的恢复速度，同时，从趋势上看，随着恢复时间的延长，CLBI 对血氧饱和度的恢复效果会稍好于LBI。

4.3.4　碳酸水冷疗恢复对自行车运动员耳温的影响分析

耳温相对于体表温度来讲，即机体的深部温度，严格概念上是指下丘脑灌流血液的温度。当前，运动中常用于监测的指标有直肠温（trec）、食道温（teso）、胃肠温（tint）、口腔温（tora）、耳部鼓膜温（tdru）等[66]。其中直肠温、食道温测量都是以有线的形式侵入式地进行实时测量[67, 68]，尽管这类方法精度较高，但对于受试者来说，不仅限制了受试者的运动，而且会造成极大的不适感。而胃肠温监测则是采用吞服无线胶囊的形式，虽然避免了上述存在的问题，但其造价过于昂贵[69]。口腔温度的测量需要将温度探头压在舌根下 3 分钟，实验中要求受试者在高温高湿环境下蹬踏功率自行车，不宜采用口腔温度测量。因此本研究采用耳部鼓膜温度，即耳温作为本研究的测试指标。

机体依靠体温调节系统进行温度调节，由神经和体液共同作用来完成，以保障核心体温在相对窄的范围内波动（正常为 36.5～37.5℃、波动为 35～40℃）。核心体温的变化受体重、身高、心血管条件、外界环境等各种因素的影响。在高温高湿环境中运动时，高温抑制了机体热辐射、热传导与热对流等散热途径，高湿也阻碍了机体的蒸发散热，因此机体运动中产生的热量无法很好地排出体外，体内的热蓄积将会引起机体耳温的升高[70]。研究表明，热疾病的发生与机体耳温的升高显著相关[71]。人体在高温环境下运动存在着临界核心温度值，人体核心温度达到此值即会产生疲劳。因此在恢复过程中人体核心温度的降低有利于促进运动性疲劳恢复，改善机体的适应能力。

实验数据分析结果显示，力竭即刻各组之间耳温变化无显著性差异；在恢复初期，LBI 和 CLBI 都可使耳温明显下降；在恢复阶段后期（10～20 分钟），LBI

对机体耳温的降低比 CLBI 组效果更好。有研究结果表明，单纯冷疗和碳酸水浴后，都可使受试者的直肠温度下降[10, 72]，与本研究结果一致。由此可知，在恢复阶段初期，LBI 和 CLBI 对耳温的影响较大，随着时间的延长，恢复的效果逐渐减小，可能是由于在恢复初期，冷水的刺激对机体产生了较大的作用，随着时间的延续，机体产生了冷服习，从而降低了冷水对机体的刺激作用。

通过对耳温指标进行双因素重复测量方差分析发现，CON 组、LBI 组和 CLBI 组组间在统计学上存在显著性差异（$F=4.68$，$p=0.0162$），这说明不同的恢复干预方式对耳温具有独立显著的影响。随着恢复的进行，恢复时间的不同会对耳温产生不同的影响，存在非常显著的影响（$F=128.24$，$p<0.000001$），且不同恢复方式与时间对耳温具有明显交互影响（$F=2.34$，$p=0.0281$）。这表明，不同的恢复方式不是影响耳温的独立因素，且随着恢复时间的延长，恢复方式对耳温的影响更加显著。

综上所述，冷水浸泡和碳酸水冷疗都可以降低机体的耳温，在恢复阶段的前 10 分钟下降更加明显。同时，从耳温的变化趋势图上看，随着时间的延长，LBI 对机体耳温的降低比 CLBI 的效果更好。

4.3.5　碳酸水冷疗恢复对自行车运动员体表温度的影响分析

体表温度指人体表层最外层，即皮肤表层的温度，也叫皮肤温。皮肤是人体最大的器官之一，体表温度与局部血流量、体内深部器官温度及神经系统调控有着密切的联系。受环境因素的影响，体表温度不稳定且变化范围较大，一般在 $20\sim40℃$ 浮动。有关文献指出，当前人体体表温度测量的方法有两大类：一类是接触性测温法，如热电偶、热敏电阻等；另一类是非接触性测温法，如微波热像仪、红外热像仪等。本实验采用红外热像仪进行体表温度的测量。

人体各部位的体表温度有差异，同时人体体表温度受到人体内环境、皮肤、体外环境等多方面因素的综合影响。目前国内外普遍采用的方法是通过测量额、上臂、前臂、手背、背、胸、腹、大腿、小腿和右足背各个部位的体表温度，在将各个点的体表温度进行加权处理，从而计算出最终的体表温度。由于本研究的恢复阶段要求受试者进行浸泡，常规的多点加权计算皮肤表面平均温度的方法在实验中不适用，因此，我们采用红外热像仪测量头面部的体表温度作为本研究的数据采集指标。

实验数据分析结果显示，在恢复阶段 3 分钟时，LBI 组和 CLBI 组的体表温度均低于 CON 组，数据存在显著性差异。其他时间段各组间的体表温度指标无显著性差异。有研究结果表明，进行碳酸水浴后，机体的表皮温度下降[10]，与本研究的结果不一致。其原因可能是在测试过程中仅选一个区域作为体表温度的数值，并没有选取多点进行加权计算，导致体表温度不精确，数据误差较大导致各组之间无显著差异。

通过对体表温度指标进行双因素重复测量方差分析，CON 组、LBI 组和CLBI 组组间在统计学上不存在显著性差异（F=0.81，p=0.4539），不同恢复方式与时间对体表温度不具有明显交互影响（F=0.99，p=0.4237），但恢复时间的不同会对体表温度产生不同的影响，存在非常显著的影响（F=19.82，$p<0.000001$）。这说明不同恢复方式对体表温度影响不明显，而预冷时间成为影响体表温度的主要因素。

4.4 碳酸水冷疗恢复对自行车运动员身体机能状况的影响分析

4.4.1 碳酸水冷疗恢复对自行车运动员反应时的影响分析

反应时间（reaction time，RT），简称反应时，以数值的形式来反映机体各种心理指标和生理指标，是评定人体反应速度的一个常用指标。反应速度具体表现为判断准确、快速反应。因此，在进行反应时测量时必须考虑"速度-准确性"这两方面的权衡问题。通过对反应时的测定可以分析与评定大脑皮层的兴奋和抑制状态，测评机体的感觉、注意、学习与记忆、思维、个性差别等各种心理活动[73]。适宜运动负荷可能缩短简单反应时，疲劳甚至是轻微疲劳都可能延长简单反应时，在以反应速度为目的的训练中，或在十分注重反应速度的训练中，应注意这种效应[74]。本研究是在恢复结束后通过 Omegawave 运动技能检测系统受试者的反应时进行测试。

实验数据分析结果显示，在恢复结束后，LBI 组（0.168±0.014）秒的反应时和 CLBI 组（0.169±0.011）秒的反应时均低于 CON 组（0.180±0.012）秒的反应时，存在显著性差异（$p<0.05$）；LBI 组与 CLBI 组相比，反应时无显著性差异。综上所述，CLBI 和 LBI 均可降低机体的反应时，对提高反应能力产生了积极影响，且两者之间无差异。

4.4.2 碳酸水冷疗恢复对自行车运动员神经紧张度指标的影响分析

自主神经又称为植物性神经，是由交感神经系统和副交感神经系统构成的，两者功能互补。当机体的神经紧张度升高时，交感神经处于兴奋状态，副交感神经系统处于抑制状态。如果神经紧张度指标长期偏高，则机体疲劳程度深。

本研究通过 Omegawave 身体机能状态综合诊断系统对运动员进行神经紧张度指标的测试。Omegawave 测试系统提供神经紧张度指标为 15～180。该项测试结果受到测试环境、运动员自我调节能力、疲劳程度等因素的影响，不同个体间的测试结果差异性较大，但是进行综合分析也可在一定程度上说明冷疗恢复对机体的影响。

实验数据分析结果显示，LBI 组的神经紧张度指标（165.08±178.97）与 CLBI 组的神经紧张度指标（155.92±84.46）均低于 CON 组的神经紧张度指标（476.67±443.98），差异显著（$p<0.05$）。表明 LBI 和 CLBI 对神经紧张度指标的改善有显著影响。但其内在机制尚不明确，可能是由于受试者核心温度的降低，主观体力感觉得到缓解，改善运动员的神经紧张度。运动员运动后的神经紧张度得到了一定程度上的缓解该分析结果有待于进一步论证。

本研究采用 CON、LBI、CLBI 三种恢复方案，并对心率、血氧饱和度、温度、血乳酸、有氧能力指数和心指数等各项指标进行监测。研究结果显示，LBI 组和 CLBI 组之间的恢复效果无显著性差异，但从数据变化的趋势图上看，CLBI 组的恢复效果优于 LBI 组。分析其原因，一个可能是通过碳酸氢钠所配置出的溶液，产生的 CO_2 气体较少，同时碳酸水冷疗的温度过低及浸泡时间的持续，溶液中的 CO_2 会逐渐减少，不仅减缓了 CO_2 的向皮肤的扩散速度，而且减少进入机体的 CO_2 的含量，进而减弱碳酸水的作用效果，因此，在今后的研究中，我们应该深入探索和研究更好的碳酸水配置方案，找到适宜的碳酸水水温及浸泡时间的搭配比例，既能保证碳酸水中 CO_2 的浓度，又能保证 CO_2 的扩散速率。另一个原因可能是受试者个体间差异，各受试者间的运动水平、疲劳程度和恢复速度的不同，造成各个机体指标间无显著性差异，因此在今后的研究中，研究人员在实验前进行预实验，选择运动力竭时间相近的受试者进行实验。

5　结论与建议

5.1　结论

（1）下肢冷水浸泡和下肢碳酸水冷疗两种恢复方式都能加快运动员心率的降低、血乳酸的消除、核心温度的降低和血氧饱和度的恢复，使各相关生理生化指标恢复趋于正常，从而促进运动员疲劳的恢复。

（2）下肢冷水浸泡和下肢碳酸水冷疗两种恢复手段都能使运动员的反应时加快，神经紧张度降低，说明两种恢复方式可以改善运动员的反应能力和机体的适应能力。

（3）下肢冷水浸泡与下肢碳酸水冷疗相比较，各指标均无显著性差异，但从各指标变化趋势图上可以证实，随着恢复时间的延续，下肢碳酸水冷疗的恢复效果会优于下肢冷水浸泡。

5.2　建议

（1）当前，进一步研究确定最佳冷疗的目标温度和浸泡时间。

（2）今后应进一步探究不同碳酸水的 CO_2 浓度与碳酸水的温度对运动员的运动性疲劳恢复的影响，确定碳酸水溶液在浓度和温度之间的最佳配比关系。加强 CO_2 进入机体的机制的探索。

（3）在今后的研究中，需改进体表温度的测试方法，提高测量指标的精确性。

（4）在今后的研究中，建议选取更多与疲劳相关的指标，以此来验证冷疗恢复的作用和意义。

参 考 文 献

[1] Elias G P，Varley M C，Wyckelsma V L，et al，Effects of water immersion on posttraining recovery in Australian footballers[J]. International Journal of Sports Physiology and Performance，2012，7（4）：357-366.

[2] Ingram J，Dawson B，Goodman C，et al. Effect of water immersion methods on post-exercise recovery from simulated team sport exercise[J]. Journal of Science and Medicine in Sport，2009，12：417-421.

[3] Vaile J M，Gill N D，Blazevich A J，The effect of contrast water therapy on symptoms of delayed onset muscle soreness[J]. The Journal of Strength and Conditioning Research，2007，21（3）：697-702.

[4] Bailey D M，Erith S J，Griffin P J，et al. Influence of cold-water immersion on indices of muscle damage following prolonged intermittent shuttle running[J]. Journal of Sports Science，2007，25（11）：1163-1170.

[5] 李泽. 高温高湿环境下自行车运动后冷疗对运动性疲劳恢复及再运动能力影响的研究[D]. 北京：首都体育学院，2015.

[6] 张泰铭. 不同预冷方式对高温高湿环境下运动员功率自行车递增负荷运动能力的影响[D]. 北京：首都体育学院，2015.

[7] 王爵. 在高温高湿环境下用 Wingate 测试评价 预冷和预冷后短时热身对运动员无氧运动能力的影响[D]. 北京：首都体育学院，2015.

[8] Nishimura N，Sugenoya J，Matsumoto T，et al. Effects of repeated carbon dioxide-rich water bathing on core temperature，cutaneous blood flow and thermal sensation[J]. European Journal of Applied Physiology，2002，87（4/5）：337-342.

[9] 李复兴，赵飞虹. 苏打类的碳酸水与人体健康的关系[J]. 2010 中国饮用水高层论坛论文集，2010：143-146.

[10] Naoki Nishimura，Junichi Sugenoya，SatoshiIwase，et al. Effect of carbon dioxide-rich water bathing on thermoregulation，EEG and heart rate variability during sleep at nighttime[J]. European Journal of Applied Physiology，2005，87：457-462.

[11] Nonaka K，Akiyama J，Tatsuta N，et al. Carbon dioxide-rich water bathing increases myonuclear number and muscle fiber size in regenerating skeletal muscles[J]. Journal of Physical Therapy Science，2012，24（12）：129-134.

[12] 李国建.高温高湿低氧环境下人体热耐受性研究[D]. 天津：天津大学，2008.

[13] Booth J，Marino F，Ward J J. Improved running performance in hot humid conditions following whole body precooling[J]. Medicine and Science in Sports and Exercise，1997，29（7）：943-947.

[14] Lee D T，Haymes E M. Exercise duration and thermoregulatory responses after whole body precooling[J]. Journal of Applied Physiology，1995，79（6）：1971-1976.

[15] 曹志发，孟昭琴，姚为俊. 新编运动生理学[M]. 北京：人民体育出版社，2004：338.

[16] 王步标，华明. 运动生理学[M]. 北京：高等教育出版社，2006：376-377.

[17] Thomas M M Cheung S S，Elder G C，et al. Voluntary muscle activation is impaired by core temperature rather than local muscle temperature[J]. Journal of Applied Physiology，2006. 100（4）：1361-1369.

[18] González-Alonso J，Teller C，Andersen S L，et al. Influence of body temperature on the development of fatigue during prolonged exercise in the heat[J]. Journal of Applied Physiology，1999，86（3）：1032-1036.

[19] Nielsen B，Strange S，Christensen N J，et al. Acute and adaptive responses in humans to exercise in a warm，humid environment[J]. Pflugers Archiv European Journal of Physiology，1997，434（1）：49-56.

[20] Castle P C，MacDonald A L，Philp A，et al. Precooling leg muscle improves intermittent sprint exercise performance in hot，humid conditions[J]. Journal of Applied Physiology，2006，100（4）：1377-1384.

[21] Cheung S S，McLellan T M. Influence of heat acclimation ，aerobic fitness，and hydration effects on tolerance during uncompensable heat stress[J]. Journal of Applied Physiology，1998，84（5）：1731-1739.

[22] 赵杰修，冯连世. 高温高湿环境与运动性疲劳[J]. 中国运动医学杂志，2008，27（2）：238-242.

[23] 洪长青. 热应激与运动[J]. 北京体育大学学报，2004，27（4）：496-498.

[24] Halson S L. Does the time frame between exercise influence the effectiveness of hydrotherapy for recovery？[J]. International Journal of Sports Physiology and Performance，2011：147-159.

[25] Pournot H，Bieuzen F，Louis J，et al. Time-Course of Changes in Inflammatory Response after Whole-Body Cryotherapy Multi Exposures following Severe Exercise[J]. PLoS One，2011，6：227-248.

[26] 转引自余易安. 运动员洗冰水浴以加速代谢产物排泄放松肌肉[OL]. 健康时报，2008-9-28.

[27] 何晓敏. 英女足爱上洗冰浴. 东方体育日报[EB/OL]. http：//sports.qq.com/a/20070914/000125.htm，2007-9-14.

[28] 杨晓辉. 冰水浴与螺旋振动按摩消除中长跑运动员运动性疲劳的功效研究[D]. 上海体育学院，2009，4.

[29] 揭秘詹皇冰桑拿治疗[EB/OL]. http：//sports.qq.com/a/20150504/041343.htm，2015-5-4.

[30] Stein I D，Weinstein I W. The value of carbon dioxide baths in the treatment of peripheral vascular disease and allied conditions[J]. American Heart Journal，1942，23（3）：349-361.

[31] Diji A. Local vasodilator action of carbon dioxide on bloodvessels of the hand[J]. Journal of Applied Physiology，1959，14（3）：414-416.

[32] Loutzenhiser R，Matsumoto Y，Okawa W，et al. H^+-induced vasodilation of rat aorta is mediated by alterations in intracellular calcium sequestration[J]. Circulation Research，1990，67（2）：426-439.

[33] Gollwitzer-Meier KL. Beiträge zur Warmerregulation auf Grund von Bäderwirkungen[J]. Klinische Wochenschrift，1937，41：1418-1421.

[34] Jordan H. CO_2-Bädertherapie[J]. Physikalische Medizin，Rehabilitation Smedizin，Karortmedizin，37（2）：75-98.

[35] 柴景春，杨晓宁. 水-超临界二氧化碳界面的分子动力学模拟[J]. 扬州大学学报，2008，11（2）：35-38.

[36] 孙晓生. 温泉养生及其现代研究[J]. 新中医，2011，43（12）：103-104.

[37] 张愈，武后胜. 中国疗养康复大辞典[M]. 北京：中国广播电视出版社，1993：46.

[38] Tobian L，Martin S，Eilers W. Effect of pH on norepinephrine-induced contractions of isolated arterial smooth muscle[J]. American Journal of Physiology，1959，196（5）：998-1002.

[39] Vanhoutte P，Clement D. Effects of pH and PCO_2 changes on the reactivity of isolated venous smooth muscle[J]. Arch Int Physiol Biochem. 1968，76：144-146.

[40] 张向群. 矿泉疗法[M]. 北京：中国中医药出版社，2001：30-33.

[41] Schmidt K L. Kohlensa "urewa" sser（Sauerlinge）. In：Schmidt KL（ed）Kompendium der Balneologie und Kurortmedizin[J]. Steinkopff Verlag Darmstadt，Darmstadt，1989，171-180.

[42] 陈炎冰. 矿泉医学知识[M]. 重庆：重庆出版社，1984：31-33.

[43] 梁军，李革，焦永倩. 人工碳酸泉浴用颗粒剂的研制及医疗作用[J]. 新疆中药，2003，21（6）：38-39.

[44] 张慧明. 一种中性富氢水电解装置. 中国, 201120340424.4[P]. 2011-09-13.

[45] 转引自陈婷, 张燕, 田振军. 氢水对反复力竭运动大鼠海马组织氧化应激损伤及细胞自噬的影响[J]. 北京体育大学学报, 2014, 37 (7): 69-73.

[46] 揣云海, 孙学军, 蔡建明. 氢气生物学及其医学应用[J]. 生物物理学报, 2012, 28 (9): 705-718.

[47] Halson S L. Does the time frame between exercise influence the effectiveness of hydrotherapy for recovery? [J] International Journal of Sports Physiology and Performance, 2011, 6 (2): 147-159.

[48] Ascensão A, Leite M, Rebelo A N, et al. Effects of cold water immersion on the recovery of physical performance and muscle damage following a one-off soccer match[J]. Journal of Sports Sciences, 2011, 29 (3): 217-225.

[49] Rowsell G J, Coutts A J, Reaburn P, et al. Effects of cold-water immersion on physical performance between successive matches in high-performance junior male soccer players[J]. Journal of Sports Sciences, 2009, 27 (6): 565-573.

[50] 冯美云. 运动生物化学[M]. 北京: 人民体育出版社, 1999: 307.

[51] 丁报春, 余承高. 生理学对比名词辞典[M]. 长沙: 湖南科学技术出版社, 1989: 218.

[52] 彭雪涵, 陈伟霖. 运动性疲劳的发生机制及其恢复手段[J]. 体育科学研究, 2007, 11 (3): 81-83.

[53] 薛富善. 现代呼吸道管理学: 麻醉与危重症治疗关键技术[M]. 郑州: 郑州大学出版社, 2002 (4): 1358.

[54] Bieuzen F, Bleakley C M, Costello J T. Contrast water therapy and exercise induced muscle damage: A systematic review and meta-analysis. Plos One, 2013, 8 (4): 1-15.

[55] 中学化学知识多用词典[M]. 吉林: 延边人民出版社, 2000 (1): 93.

[56] 中国营养学会科普委员会. 中老年吃什么才健康[M]. 西安: 西安出版社, 1998: 138.

[57] 五大连池市德都天然苏打水饮品有限公司[N]. 黑龙江省人民政府公报, 2013 (4).

[58] 田大勇, 崔仲元, 孔庆轩, 等. 黑龙江省克东县宝泉镇天然苏打水形成条件浅析[J]. 地质与资源, 2008, 17 (3): 119-221.

[59] 华文. 黑龙江发现我国首个天然苏打水矿泉[N]. 地质勘查导报, 2006-6-10 (2).

[60] Yorozu H, Kubo Y, Eguchi Y, et al. Research for carbon dioxide bathing. I. On the effective CO_2 concentration for the artificial CO_2-bathing[J]. J Jpn Assoc Phys Med BalneolClimatol. 1984, 47: 123-129.

[61] Yorozu H, Kubo Y, Eguchi Y, et al. Research for carbon dioxide bathing. III. Basic points for the artificial CO_2-bathing and on the effect of CO_2 concentration released in the air[J]. J Jpn Assoc Phys Med BalneolClimatol, 1985, 48: 79-85.

[62] Ito T, Moore J I, Koss M C. Topical application of CO_2 increases skin blood flow[J]. Journal of Investigative Dermatology, 1989, 93 (2): 259-262.

[63] Havenith G, Inoue Y, Luttikholt V, et al. Age predicts cardiovascular, but not thermoregulatory, responses to humid heat stress[J]. European Journal of Applied Physiology and Occupational Physiology, 1995, 70 (1): 88-96.

[64] 周文军, 金宏伟, 李坚. 心率在运动训练监控中的运用 [J].长沙大学学报, 2007, 21 (5): 114-116.

[65] 冯炜权, 翁庆章, 血乳酸与运动训练——应用手册[M]. 北京: 人民体育出版社, 1990.

[66] ISO9886. Evaluation of thermal strain by physiological measurements. Geneva: ISO, 1992.

[67] Ganio M S, Brown C M, Casa D J, et al. Validity and reliability of devices that assess body temperature during indoor exercise in the heat[J] .Journal of Athletic Training, 2009, 44 (2): 124.

[68] Moran D S, Mendal L.Core temperature measurement[J]. Sports Medicine, 2002, 32 (14): 879-885.

[69] Byrne C, Lee J K W, Chew S A N, et al. Continuous thermoregulatory responses to mass-participation distance running in heat[J]. Medicine & Science in Sports & Exercise, 2006, 38 (5): 803.

[70] Wendt D, Van Loon L J C, Lichtenbelt W D M. Thermoregulation during exercise in the heat[J]. Sports Medicine, 2007, 37 (8): 669-682.

[71] Coris E E, Ramirez A M, Van Durme D J. Heat illness in athletes[J]. Sports Medicine, 2004, 34 (1): 9-16.

[72] Elias G P, Wyckelsma V L, Varley M C, et al. Effectiveness of water Immersion on postmatch recovery in elite professional footballers[J]. International Journal of Sports Physiology and Performance, 2013, 8 (3): 243-253.

[73] 陈容, 汤天钧. 反应时测定及其影响因素[J]. 中国学校卫生, 2002, 23 (3): 277-278.

[74] 李今亮, 张力为, 对运动员反应时问题的探讨 (综述) [J]. 北京体育大学学报, 1995, 18 (3): 31-36.

高温高湿环境下冷疗与交替疗法对自行车运动后疲劳恢复效果的对比研究

殷 越 吴 昊

摘 要

高温高湿环境是包括夏季奥运会在内的各项大型赛事都不可避免的环境问题，而恢复阶段作为训练和比赛中至关重要的一个阶段，对使运动员保持良好的机能状态以应对接下来的训练和比赛都显得举足轻重。训练和比赛后的冷疗恢复是一项既可以帮助运动员抵御高温高湿热压力，又能快速恢复的新兴物理恢复手段。本研究旨在比较研究不同冷疗恢复方法对在高温高湿环境下进行自行车运动后生理指标影响，探索合理的恢复方法。

本研究采用随机分组设计，12 名男性（平均年龄 22.08±2.02 岁）进行三次冷疗干预试验，即空白（control，CON）、冷疗（cold water immersion，CWI）和冷热交替疗法（contrast water therapy，CWT），每次间隔 7 天。同一名受试者采用不同干预方式形成自身对照。受试者进入温度为 35～38℃、相对湿度为 60%～70% 的高温高湿环境中进行递增负荷至力竭的功率自行车运动后，立即进行冷疗干预 15 分钟。实验中采集相关生理指标和运动成绩，数据结果采用 SPSS23.0 统计软件进行分析。

本研究得到如下结果。

（1）恢复结束后，与 CON 组相比，CWT 组心率平均降低 7 次/分，CWI 组心率平均降低 5 次/分，没有显著性差异（$p > 0.05$）。

（2）恢复结束后，与 CON 组相比，CWT 组核心温度没有明显变化，CWI 组核心温度平均降低 0.3℃，表现出了显著性差异（$p < 0.05$）。

（3）恢复至第 5 分钟时，CWI 组比 CON 组降低了 0.7℃，表现出显著性差异（$p < 0.05$）；在恢复至第 8 分钟时，CWT 组比 CON 组降低了 0.7℃，表现出了显著性差异（$p < 0.05$）。其他时刻各组之间未表现出显著性差异（$p > 0.05$）。

（4）在恢复的第 13 分钟和恢复结束后，与 CON 组相比，CWT 组血乳酸分别平均降低了 1.7 毫摩尔/升和 1.9 毫摩尔/升，均表现出了非常显著性差异（$p < 0.001$）。

（5）Omegawave 测试表明受试者机能状态反应各不相同，没有统一规律。

本研究所得结论如下。

（1）冷疗可以显著降低核心温度；冷疗及冷热交替疗法对于皮肤表面温度的影响表现为先下降后上升；运动后进行冷热交替疗法相比于冷疗，血乳酸的恢复速度更快。

（2）冷疗与冷热交替疗法对于恢复阶段心率、血氧饱和度及机体综合指标的恢复没有明显效果。

（3）建议在恢复阶段针对不同个体设计不同恢复方案，并对室温进行严格掌控，使之保持在合理区间。

关键词：高温高湿；恢复；冷疗；递增负荷

1　前　　言

1.1　选题依据

随着运动水平的不断提高和运动领域的不断发展，物理治疗手段正逐渐兴起，并逐渐被广泛应用于运动领域。水浴治疗尤其是冷疗作为新兴的物理治疗手段正在被更多的运动员和教练员接受。国内目前对其研究还比较缺乏，但一些发达国家和高水平的运动队已经在使用此方法了。世界上最高水平的运动员都在接受冷疗，这充分说明了本研究的价值。

在高温高湿环境下进行耐力型运动，由于过高的温度和湿度，机体散热受到严重影响，核心温度升高，心血管、消化、神经等一系列功能下降，最终会导致运动疲劳的加速产生，严重影响运动能力。如何使运动能力在高温高湿环境中得到更好的保持，以及运动后如何进行合理恢复成为当前的一个热点问题。

冷疗通过温度的落差，刚好可以减轻因为高温高湿带来的热应激反应，降低机体的体表温度和核心温度，使机体热应激反应减轻，延缓疲劳的出现，并减轻疲劳的反应。冷热交替疗法相当于冷疗的升级版，通过提供更好的刺激，使冷疗表现出更好的效果。

在高温高湿环境下进行功率自行车力竭运动，会使机体产生显著的疲劳，还会表现出一定的延迟性肌肉酸痛反应，严重影响了运动员的疲劳恢复和接下来的训练及比赛。为使运动员能够以良好的竞技状态应对日常的训练和比赛，为运动员设计合理有效的恢复手段成为不可少的步骤。以往的恢复手段更多以按摩为主，辅之以温水浴，但效果非常有限，并不能对疲劳的缓解起到很好的帮助作用。而冷水浴作为新兴的恢复手段还不能很好地被国人接受，尤其是深深被中医思想所影响的中国教练和医生，都把运动完接受冷刺激作为一种避讳，远远避之。其实冷并没有人们想的那么可怕，而且也并没有那些所谓的对人体的危害。恰恰相反，冷刺激对人体有很多的益处，冬泳和冷水澡都是很好的证明。

运动后的冷疗恢复可以增加血液和细胞的流动性，消除肿胀，在不增加耗能的情况下提高心输出量，增加组织的血流量，有利于营养向组织的运输和代谢废物的排出，还对运动后肌纤维微细结构损伤的恢复有促进作用。当人体浸泡在水中时，水的压力会刺激血液的流动。当人体腰部以下浸泡在冷水中时，由于水对下肢的压力和冷刺激促使血管收缩，促使血液回流心脏，加速了机体新陈代谢过程，促进了机体对代谢废物的排出，提升了恢复的速度。并且由于水深不同而导致水压的不同，也会对机体产生不同的刺激。另外，人体在水中可以使骨骼肌肉系统和肌肉神经系统得以放松，而冷刺激又可以降低神经传导速度，降低机体对于疼痛的感受，因此冷水浸泡可以使机体对于疲劳的感受降低。

基于此，本研究设计将功率自行车运动至力竭后用不同的手段恢复进行对比，旨在为找到最佳的恢复手段提供参考。

1.2　研究目的、意义

1.2.1　研究目的

夏季奥运会顾名思义便是在夏季举办，而夏季就难以避免高温高湿的问题。历史上很多届奥运会都因为夏季高温高湿的环境使运动员面临了热应激的难题。而 2016 年里约热内卢奥运会也不例外。里约热内卢奥运会于 2016 年 8 月 5～21日在巴西的里约热内卢举行。里约热内卢属于热带草原气候，终年高温，加上其一年中有明显的干季与雨季，年降雨量在 1300 毫米左右。高温高湿对于运动员的影响将是室外运动的一项较大的挑战。如何在高温高湿环境中进行合理有效快速的恢复就变得极为必要。当前冷疗的兴起为高温高湿环境中运动后的恢复提供了一个很好的手段。但冷疗用于疲劳恢复目前在国内研究较少，尤其是冷热水浴，国内研究更少，相关资料非常缺乏。本研究致力于通过比较冷疗和冷热交替疗法，得出更加合理有效的方法，填补国内冷疗恢复研究的空白，也为专业运动员的恢复提供参考和建议。

1.2.2　研究意义

对于在高温高湿的环境中进行运动和训练来说，冷疗是抵抗热应力最主要的方式。研究已经证实，赛前预冷对改善高温高湿环境下运动能力具有良好的效果。本研究将就运动后如何通过合理的冷热交替疗法达到更好的恢复效果进一步深入研究，探索其机制，完善冷热交替疗法研究的科学理论。首先，通过实验，研究不同的冷热交替疗法在抵御热负荷、改善运动员在高温高湿环境下运动能力的有效性，为高温高湿环境下的体育训练和竞赛提供科学理论依据。其次，为实际中高温高湿环境下运动员的训练和比赛探索出科学的冷疗方法，帮助运动员更好地恢复，进而改善运动能力，提高运动成绩。最后，弥补国内体育科学研究中关于冷热水交替浴研究方面的空白，也为专业运动员的恢复提供参考和建议。

1.3　研究任务

（1）研究在高温高湿环境下自行车运动后使用两种冷疗措施进行干预，观察运动员在骑功率自行车至力竭后的恢复情况，分析每种措施对运动员恢复效果的影响。

（2）比较研究冷疗和冷热交替疗法对受试者自行车运动后生理指标和运动能力的影响，探讨冷疗和冷热交替疗法的优劣，以及在实际应用中的可行性。

（3）根据实验结果，综合分析冷疗对高温高湿环境下运动后恢复的影响效果，并结合实际提出合理的恢复方法。

1.4　研究内容

（1）在实验室条件下模拟高温高湿环境，让受试者在高温高湿环境下进行递增负荷至力竭的功率自行车运动。

（2）在受试者运动至力竭后，通过冷疗和冷热交替疗法对受试者进行干预。

（3）通过高温高湿环境下递增负荷的功率自行车运动前后自行车运动员身体温度变化、心率变化、血流变化、血液生化指标变化、运动时间、运动总功、热应变能力和疲劳程度等指标，判断并比较以上几种恢复措施以及无恢复措施对运动员恢复效果影响的差异。

1.5　文献综述

1.5.1　高温高湿环境概述

1.5.1.1　高温高湿环境

通常把 35℃以上的生活环境和 32℃以上的训练环境视为高温环境，相对湿度在 60%以上的环境称为高湿环境[1]。高温高湿环境对比赛尤其是室外的项目而言影响很大，而夏季奥运会的举办，不可避免地面临高温高湿的问题。夏季奥运会应当在夏季举办，但据有关资料记载，第 18 届东京奥运会、第 19 届墨西哥奥运会和第 24 届汉城奥运会就是因夏季闷热多雨的天气而推迟到秋季举行。而第 28 届北京奥运会就是由于高温和高湿的环境，包括皮划艇、自行车等在内的 16 个运动项目都涉及了运动性热应激方面的问题[2]。关于高温高湿环境给运动竞赛带来的不利影响，以及如何合理有效地消除这些影响，逐渐成为各国运动队关注的焦点。

1.5.1.2　高温高湿环境下对人体的应激

高温高湿环境对人体的影响主要体现在对人体产生热应力。美国职业安全与健康研究所（National Institute for Occupational Safety and Health，NIOSH）将热应力定义为：由环境和人体自身因素产生的作用于人体的热负荷总和，是人体所承受极端热环境负荷的一种程度上的描述[3]。有学者认为[4]，在高湿环境下，温度达到 35℃以上时，会对生理机能产生不良影响，出现体温升高，心率加快，汗蒸发率升高，免疫机能下降等症状。

1.5.2　水浴疗法概述

1.5.2.1　水浴疗法

水浴疗法作为一种恢复手段目前已经被证实其有效性，并在英国、美国等发达国家被广泛应用[5]。近年来，水浴疗法在我国逐渐被重视，但研究较少，仍属于新兴领域。水浴疗法主要包括冰浴、冷水浸泡、冷热水浴、温水浴、热水浴和桑拿浴六种。

1.5.2.2　水浴疗法分类

1）冰浴

冰浴又称冷冻治疗[6]，是指在 0℃或 0℃以下的环境中，通过冰或蒸发冷冻剂等物理手段进行恢复或治疗运动损伤的一种方法。目前主要有全身冷冻治疗（whole body cryotherapy，WBC）和局部冷冻治疗（local cryotherapy，LC）两种模式。全身冷冻治疗[7]是一种通过液氮或压缩机，制造−110℃或更低的超低温来治疗的新方法，目前美国、日本和一些欧洲的发达国家正将全身冷冻治疗应用到运动领域中，尤其是在运动训练后的恢复或者运动前的预冷方面。局部冷冻治疗主要包括冰敷、冰水浴、冰按摩等方法，以达到减轻运动后肌肉酸痛和肌肉痉挛、影响血液循环与新陈代谢等目的。

2）冷水浸泡

冷水浸泡[8]通常是指在 0～15℃（一般为 10～14℃）的水中对人体进行局部的浸泡，通过低温对机体产生冷刺激，以达到减轻酸痛，加速恢复的目的。有研究表明[9]，橄榄球运动后进行冷水浸泡可以消除肌肉微结构损伤，由于方法简单易行且温度较易控制，目前被采用较多。

3）冷热水浴

冷热水浴，又称冷热交替疗法[10]，该方法将热疗和冷冻疗法结合在一起，起初主要被用于治疗脚踝扭伤、常见的拉伤及四肢的挫伤。目前使用最广泛的冷热交替疗法是冷热浸泡。冷热浸泡有多种不同方式的搭配，具体实施应按具体情况而定。冷热交替疗法可以改变血流量，减轻损伤部位的肿胀，降低损伤部位的炎症反应，减轻肌肉痉挛和肌肉酸痛。研究表明[11]，冷热交替疗法可以加快肌酸激酶的清除速度，降低交感神经活性，同时提高外周神经系统的神经功能、提高乳酸的清除速度。

4）温水浴

温水浴（thermoneutral water immersion，TWI）是一种新兴的水浴恢复方式，通常与其他水浴方式或被动休息结合，水温通常控制在 20～36℃。通过水浴的按摩作用，舒缓神经紧张，使肌肉相比安静休息得到更好的放松。同时水压可以加速全身的血液循环，加快新陈代谢，促进代谢物的排出。

5）热水浴

热水浴（hot water immersion，HWI）是指在训练或比赛后进行的水温在36～43℃（通常为40℃左右）的一种浸泡或淋浴式的水疗法[12, 13]。热水浴通常为5～10 分钟，在此过程中须防止温度过高而烫伤皮肤，也要保证温度不要太低，否则起不到恢复的效果。热水浴可通过升高机体的温度，加速血液循环和新陈代谢，加快疲劳的恢复，减轻肌肉酸痛。但热水可能会导致肌肉炎症的加深，其机制还有待进一步研究。

6）桑拿浴

桑拿浴起源于芬兰，又称芬兰浴，也称干蒸浴，是发汗浴的一种，是指在空气温度为 80～90℃，相对湿度为 10%～15%的人工环境下，使入浴者在 12～18 分钟的时间内达到迅速发汗、放松肌肉和韧带、加速血液循环、改善机体血液供应、快速消除疲劳的目的[14]。

1.5.3　CWI 与 CWT 在体育运动领域的应用研究

1.5.3.1　CWI 应用研究

1）影响因素

CWI 影响因素包括温度、作用时间和运动项目及时机。

（1）温度。当以水为介质，冷疗时，水温为 0～15℃，采用 10～14℃效果最好。不同的温度对机体产生的刺激不同，所起到的效果也就不同。Pournot 等[15]的研究表明，10℃的冷水浸泡比 36℃的温水浸泡有更好的恢复效果。

（2）作用时间。关于冷疗的研究所采用的时间为 20～45 秒，根据不同的项目和目的，所采用的时间不同。Fischer 等[16]研究发现，3 分钟对运动能力没有不利影响，但超过 10 分钟会降低速度性项目的运动能力和输出功率。通过对比其他研究可以发现，如果冷疗后还需要继续运动，理想的冷疗时间应该控制在 10 分钟以内，超过 10 分钟会对运动能力产生不利影响。如果冷疗后不需要继续运动，可适当增加冷疗时间，恢复效果会更加明显。

（3）运动项目及时机。对于不同的运动项目而言，所采用的冷疗手段均有所不同。Garcia-Manso 等[17]研究发现，运动前进行冷疗会明显影响到足球运动员的股四头肌功能，表现为肌肉反应速度和收缩速度均下降，还有可能导致肌肉硬度增加。还有研究表明[18]，在连续性速度型项目的短暂间歇时间内采用冷疗也会引起运动能力的下降。

但对于马拉松等耐力型项目来说，尤其在高温高湿的环境中进行的训练和比赛，采用短时间的头颈部冷疗有助于降低机体的热应力作用，减缓运动能力的下降[19]。

Nardi 等[20]针对青年足球联赛期间的研究发现，在比赛后分别用冷水浸泡或温水浸泡 5 分钟，发现冷水浸泡明显缓解隔天比赛时的下肢肌肉酸痛和疲劳感，并且比赛中跑步能力得到了一定的改善。

2）冷疗对机体功能的影响

（1）冷疗对神经系统功能的影响。

冷疗对神经系统功能的影响主要表现在以下三个方面。

一是冷疗对本体感觉的影响。有研究表明[21]，冷疗对于本体感觉没有影响，但是也有很多研究表明，冷疗会在一定程度上影响本体感觉[22-24]。尽管这些研究还存在争议，但已经可以表明冷疗可能会影响本体感觉。

二是冷疗对神经传导速度的影响。Herrera 等[25]对比了 CWI、冰袋、冰按摩 3 种冷疗形式对运动和感觉神经传导的影响，发现 3 种冷疗形式均降低了神经传导速度，CWI 的效果最为明显。资料还显示，皮肤温度每下降 1℃，感觉神经的传导速度就会下降 1.4～2.6 米/秒，而运动神经传导速度下降 1.1～1.5 米/秒。因此，建议运动员不要在运动前进行长时间的冷疗，以防止运动能力下降。

三是冷疗对植物性神经的影响。现有研究表明[26, 27]，采用短时（5 分钟内）冷疗可以平衡副交感神经和交感神经之间的调节功能，提高副交感神经活性，抑制运动诱导的交感神经的过度应激，改善大强度训练或运动后心脏的自我保护能力。

（2）冷疗对运动能力的影响。

目前冷疗在运动中的应用主要分为运动前预冷和运动中与运动后的恢复。预冷通常用于高温高湿的环境中，如夏季闷热多雨的天气。通过预冷的手段降低机体的体表温度和核心温度，减轻机体因热应激而产生的不良影响，并以此相应地提高运动能力[28, 29]。运动中和运动后进行冷疗，可以降低机体的体表温度和核心温度，延长运动能力持续时间，降低机体因为热应激引起的不良反应，推迟爆发力与最大力量下降出现的时间，继而改善运动能力。

（3）冷疗对物质代谢的影响。

大运动量和高强度运动会引起延迟性肌肉酸痛（delayed onset muscle soreness，DOMS），有实验表明，运动后冷疗可以有效减轻酸痛的症状，但仅限于主观感觉[30]，并没有改善血乳酸清除率[31]，因此有学者认为[32]，冷疗起到的更多可能只是安慰作用，至于其相关的机制尚不明确，还有待进一步的研究。

3）冷疗方法分类

（1）全身冷冻疗法。

全身冷冻疗法[33]是指采用压缩制冷技术生成的温度为−110～−130℃的治疗室冷疗，受治者先进入−60℃准备室暴露 30～60 秒进行低温适应，然后短时间（2～3 分钟）暴露在治疗室内。治疗期间受治者需最少着装，只保护身体末梢部位以防止冻伤，同时保证治疗室内空气干燥，受治者需擦干身体，且不停移动身体，保持平稳呼吸，头部暴露在治疗室外。在 20 世纪 80 年代，WBC 最早被应用于医学领域，近年来，国外已将 WBC 应用在竞技体育领域，进行运动损伤的康复治疗或作为运动后的恢复手段。

（2）局部冷水浸泡。

局部冷水浸泡通常是指在 0～15℃（一般为 10～15℃）的水中对人体进行局部的浸泡，通过低温对机体产生冷刺激，以达到减轻酸痛、加速恢复的目的。关于冷水浸泡的时间，目前各种研究结论不一，有研究表明[34]，冷水浸泡需超过 10 分钟才能起到作用；但也有研究表明[35]，冷水浸泡的时间超过 5 分钟就会影响运动能力。因此，可以认为，不同的目的采用的浸泡方式和时间均不同，实施时需因人而异。

1.5.3.2　CWT 应用研究

CWT 是目前非常前沿的物理治疗手段。已有研究表明[36]，目前 CWT 最为常用的温度一般为冷水 10～15℃，温水 36～43℃，时间为 5～24 分钟。研究还指出，CWT 可以在运动后的 24 小时、48 小时和 72 小时内有效缓解肌肉酸痛，加快疲劳恢复，但可能只是主观感觉，其机制尚不明确，还有待进一步研究。

运动后进行 CWT 研究现状如表 1 所示。

表 1　国外 CWT 研究现状

研究者	受试者	运动类型	运动强度	（CWT 持续时间，温度）×次数	起/始	全程时间/分钟
Dawson 等[35]	17 名半职业男性足球运动员	足球比赛	高强度	（1 分钟，12℃）×4 （2 分钟，45℃）×5	热/热	14
Elias 等[36]	14 名职业男性足球运动员	60 分钟足球训练	高强度	（1 分钟，38℃）×7 （1 分钟，12℃）×7	不明	14
Elias 等[37]	24 名职业男性足球运动员	足球比赛	高强度	（1 分钟，38℃）×7 （1 分钟，12℃）×7	不明	14
Gill 等[38]	28 名男子橄榄球优秀运动员	橄榄球比赛	高强度	（1 分钟，8～10℃）×3 （2 分钟，40～42℃）×3	不明	9
Higgins 等[39]	24 名男子橄榄球运动员	模拟橄榄球比赛	高强度	（1 分钟，10～12℃）×5 （1 分钟，38～40℃）×5	不明	10
Kinugasa & kilding[40]	14～15 岁男性足球运动员	足球比赛	高强度	（1 分钟，12℃）×3 （2 分钟，38℃）×3	冷/热	9
Pournot 等[41]	19 名男子优秀运动员	20 分钟间歇运动	高强度	（1.5 分钟，42℃）×5 （1.5 分钟，10℃）×5	冷/热	15

1.5.4　运动后冷疗恢复相关指标及其意义

1.5.4.1　心率

心率（heart rate，HR）是指心脏每分钟跳动的次数，是评价机体状态和运动能力最常用的指标之一，能直接反映运动员在运动过程中的机能状况。运动前的安静心率，运动中的心率变化，以及训练后心率恢复速率的快慢，都是对运动员心功能的直观反映。因此，通过在实验中记录受试者的心率变化，对不同恢复方式下心率恢复速度的变化进行对比，可以看出不同恢复方式对心功能和机体疲劳的恢复是否具有积极作用。

1.5.4.2　核心体温

核心体温（core temperature，T_c）是运动员在运动过程中反映身体状态的另一个重要指标，尤以在高温高湿环境中更为重要。核心体温过高会导致运动能力下降，机体水分丢失甚至出现脱水。本研究通过不同恢复方式探索使运动员核心体温快速下降的最佳方法，使机体尽快恢复正常体温，既能达到尽快恢复身体机能的效果，也为接下来的比赛和训练做好准备。

1.5.4.3　皮肤表面温度

皮肤是机体直接与外界环境接触的组织，最先感应外界环境的变化，并传导至机体的核心，可以说是机体与外界环境接触的桥梁。皮肤表面温度变化较核心体温变化更为快速，也更能直观地表现机体对外界环境的反应。由于实验需要受试者腰部以下处于水中，因此选择受试者面部皮肤表面温度作为评价指标。

1.5.4.4　血乳酸

血乳酸（blood lactic acid，Bla）的变化是在运动员运动过程中反应运动能力的又一重要指标，更能体现运动员的有氧工作能力。实验通过采集运动员运动中和运动后通过不同恢复手段进行恢复过程中血乳酸的变化情况，评价不同恢复手段对血乳酸清除速率的影响。

1.5.4.5　血氧饱和度

血氧饱和度（Oxygen saturatior，SpO_2）是指血液中被氧结合的氧合血红蛋白（HbO_2）的容量占全部可结合的血红蛋白（hemoglobin，Hb）容量的百分比，即血液中血氧的浓度，是呼吸循环的重要生理参数。血氧饱和度可反映运动员运动中的氧供情况，可用作呼吸肌疲劳的评价指标。

1.5.4.6　Omegawave 综合机能测试

Omegawave 系统可以对运动员交感神经紧张程度、心功能调节机制、心脏应激适应能力、心脏功能储备、能量代谢系统功能储备、恢复速度、抗缺氧能力、中枢神经应激调节能力、中枢神经兴奋度、心肺调节系统功能等指标进行采集并做出综合分析，既可以对运动员实时状态做出准确评价，又可以对运动员机能状态实现长期持续的监控；可以帮助教练员和队医及时了解运动员各项机能状态的实时情况，对运动损伤等一系列疾病的做出预防，防止其发生和恶化；还可辅助队医及教练员制定相应的康复计划，帮助运动员尽快恢复。通过不同恢复手段后的 Omegawave 测试，能够清晰的了解运动员各项生理指标和生物电指标等的恢复情况，有助于对运动员恢复后的状态做出准确的综合评定。

2　研究对象与方法

2.1　研究对象

通过自愿报名的方式招募一定数量的男性受试者，通过严格细致的问卷调查和医学体检，筛选出身体健康、素质良好、在身体和心理上能够承受冷疗实验的受试者 12 名。受试者均为自愿加入实验，明确告知其实验具体流程和要求，以及实验可能造成的不适反应，签署知情同意书，并保证有充足的时间完成本项实验。医学筛查的目的是排除受试者患有或者潜在不良健康因素，主要包括心血管疾病（如高血压、心脏病）、神经系统疾病（如皮肤感觉不良）、呼吸系统疾病和代谢系统疾病等。受试者基本资料如表 2 所示。

表 2　研究对象基本资料

受试者	年龄/岁	身高/厘米	体重/千克	BMI/（千克/平方米）	体脂百分比/%
$n=12$	22.08±2.02	173.92±5.75	70.00±7.57	23.17±2.56	14.78±3.77

2.2　研究方法

2.2.1　实验设计

本研究采用随机顺序自身对照设计。每人三次实验完成相同的实验流程，每次实验间隔 7 天，测试在每天的相同时间进行（±1 小时）。分别进行安静休息，下肢冷疗，冷热交替疗法，受试者在测试前 24 小时补充足够的能量和水，没有饮酒和进行剧烈的运动，测试前 3 小时禁止喝咖啡。

2.2.2　实验流程和步骤

2.2.2.1　实验前期准备阶段

受试者通过自愿报名和严格的筛查后，最终确定 12 名男性作为本研究受试者。在正式实验前一周，先集中召集受试者到实验室完成以下内容：第一，了解实验内容，熟悉并体验实验流程；第二，向受试者介绍实验要求、实验注意事项和可能出现问题，并签订知情同意书；第三，对基本信息进行采集，包括年龄、体重、身高和身体成分等；第四，对受试者安排实验日程。受试者需保证严格按照安排的实验流程和日期完成实验。

2.2.2.2　实验具体步骤

在拟定的实验日，受试者在餐后 2 小时进入实验室，在进入实验室前 24 小时内无吸烟、饮酒和服用药物，没有进行剧烈运动。接下来的整个实验分基础值采集和准备阶段、运动阶段和恢复阶段三步。实验步骤流程如图 1 所示。

第一步：基础值采集和准备阶段。

受试者进入实验室后，换上预先准备的便携服装并佩戴心率表，安静休息 15 分钟后进行基础值采集。测定指标有安静心率、血乳酸、血氧饱和度、面部皮肤表面温度和核心体温。

第二步：运动阶段。

受试者进入高温高湿的模拟房进行递增负荷的功率自行车运动，运动起始功率为 60 瓦，每 5 分钟增加 30 瓦[34]，直至力竭。运动房的环境条件为温度 35～38℃，相对湿度 60%～70%。运动过程中每 5 分钟采集相关指标，包括心率、血氧饱和度、血乳酸、耳温、面部皮肤温度和主观疲劳程度。运动过程中给予适当补水和干净毛巾擦汗。

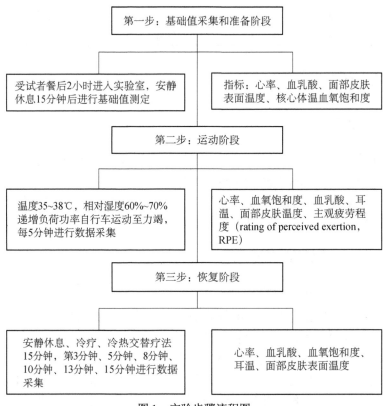

图 1　实验步骤流程图

第三步：恢复阶段（15 分钟）。

受试者运动至力竭后，即刻进行安静休息、冷疗和冷热交替三种恢复手段之一，时间为 15 分钟。在此过程中，分别在第 3 分钟、5 分钟、8 分钟、10 分钟、13 分钟、15 分钟采集心率、血乳酸、血氧饱和度、耳温、面部皮肤表面温度等指标。

2.2.3　实验环境及高温高湿条件的控制

在有关高温高湿环境的研究中，环境温度为 18～40℃，相对湿度为 19%～90%，一般都是温度越高，湿度越低。在本研究中，根据研究目的及实际中夏季奥运会可能遇到的高温高湿环境条件，我们设置递增负荷运动的环境条件为温度控制在 35～38℃，相对湿度控制在 60%～70%。

实验在首都体育学院环境模拟实验室进行。该实验室内设环境气候模拟实验室，通过加热和加湿设备使气候模拟实验室内的温度和湿度控制在需要的范围，而气候模拟实验室外的环境温度保持在正常室温。

因此，本研究运动阶段在气候模拟实验室内进行，实验前准备和恢复等环节均在正常室温下进行，温度控制在 22～25℃，相对湿度在 45%左右。

2.2.4　冷疗干预措施及设备

本研究冷疗措施为冷水浸泡。采用澳大利亚 iCoolSport 生产的冷疗设备，设备主要由冷疗池、制冷设备、抽水泵和导水管构成。冷疗池可容纳一人浸泡，冷疗池上有一个进水口和一个出水口。抽水泵通过导管一端连接到冷疗池的出水口，另一端连接到制冷设备，制冷设备的另一端再通过导管连接到冷疗池的进水口。设备工作时，冷疗池内的水通过抽水泵抽入制冷设备中，制冷设备对水进行制冷，制冷后的水通过出水口及导管再注入冷疗池，如此循环制冷，最终将冷疗池中的水温降到需要的温度（14～16℃）。

在目前的冷疗恢复研究中，采用的温度为 0～30℃，冷疗时间为 2～90 分钟。其中，研究表明有效的冷疗温度为 5～20℃，时间控制在 5～30 分钟。一般来讲，预冷温度越低，预冷时间就越短，反之就越长。根据实验目的和采用的冷疗设备性能，本研究预冷温度设计为 14～16℃，时间为 15 分钟，具体措施如下。

（1）安静休息受试者进入环境模拟实验室运动至力竭后在温度为 22～25℃、相对湿度 40%～50%的实验室环境中安静休息 15 分钟。

（2）冷疗采用澳大利亚 iCoolSport 生产的冷疗池，通过制冷设备使冷疗池中温度恒定在 14～16℃，受试者上身裸露，下身着泳裤，腰部以下浸泡在冷疗池中，时间为 15 分钟。

（3）冷热交替疗法采用两个澳大利亚 iCoolSport 生产的冷疗池，一个通过制冷设备使冷疗池中温度维持在 14～16℃，另一个通过热水的调节和温度的实时监控，使温度维持在 38～40℃。受试者上身裸露，下身着泳裤，并将腰部以下浸泡在冷疗池中。受试者在冷水中浸泡 3 分钟后换到热水中浸泡 2 分钟，两种干预交替 3 次，总时长 15 分钟。

2.2.5　运动方式

受试者进入环境模拟实验室，在高温高湿环境下进行一次递增负荷的功率自行车运动。功率自行车为 Ergoline 100K 立体式自行车。运动开始前，受试者须将座位及车把调节到自身舒适的位置。运动起始负荷为 60 瓦，每 5 分钟递增 30 瓦，运动中保持转速 60 转/分钟，直至受试者力竭，运动结束。本研究力竭判断标准为：第一，根据受试者主观感觉程度，当受试者主观感觉不能继续坚持运动或不能维持规定的转速，都应立即结束；第二，随着运动负荷的增加，出现血乳酸拐点，并且心率临近人体生理学最高心率而不再增加。

2.2.6　指标数据采集

实验过程中，在运动阶段，每 5 分钟采集一次数据，包括心率、耳温、皮肤表面温度、血氧饱和度、血乳酸、主观疲劳程度、运动时间、骑行路程和运动总功。在恢复阶段，采集并记录第 3 分钟、5 分钟、8 分钟、10 分钟、13 分钟、15 分钟 6 个时刻受试者的心率、耳温、皮肤表面温度、血氧饱和度、血乳酸值。数据采集步骤如图 2 所示。

0 分钟　　　　　　15 分钟	0 分钟　5 分钟　15 分钟　20 分钟 　25 分钟　30 分钟	0 分钟　3 分钟　5 分钟　8 分钟 　10 分钟　13 分钟　15 分钟
基础准备阶段	运动阶段	恢复阶段
HR	HR	HR
T_c	T_c	T_c
T_s	T_s	T_s
SpO_2	SpO_2	SpO_2
BLa	BLa	BLa
	RPE	
	Time	
	S	
	P	

图 2　实验过程中数据采集步骤示意图

（1）心率，实验采用 Polar 公司生产的 RS400 遥测心率表进行测量。受试者进入实验室即刻开始佩戴 Polar 遥测心率表，实时连续监测心率。受试者安静休息 15 分钟后取安静心率，运动过程中每 5 分钟及运动至力竭即刻采集数据，恢复过程中，在第 3 分钟、5 分钟、8 分钟、10 分钟、13 分钟和 15 分钟分别采集并记录数据。

（2）血氧饱和度，实验采用指夹式血氧饱和度测试仪进行测试。在既定的时间点，将测试仪夹在受试者左手无名指上，记录数据。受试者安静休息 15 分钟后取血氧饱和度作为基础值，运动过程中每 5 分钟及运动至力竭即刻采集数据，恢复过程中，在第 3 分钟、5 分钟、8 分钟、10 分钟、13 分钟和 15 分钟分别采集并记录数据。

（3）核心温度，实验采用泰尔茂公司生产的 EM-30CPL 耳式体温计（产地为中国杭州）测量耳道鼓膜温度，用以代替核心温度。测量时将探测头插入受试者的外耳道，记录数据。受试者安静休息 15 分钟后取耳温作为基础值，运动过程中每 5 分钟及运动至力竭即刻采集数据,恢复过程中,在第 3 分钟、5 分钟、8 分钟、10 分钟、13 分钟和 15 分钟分别采集并记录数据。

(4)皮肤表面温度,实验采用 Fluke 公司生产的 TIR 红外热像仪测量面部温度作为本研究监测的皮肤表面温度。由于本研究涉及冷水浸泡和冷热水交替浸泡,实验中受试者腰部以下都会浸泡于水中,不便于直接采集腿部皮肤表面温度,因而本研究选择头面部皮肤表面温度作为数据采集指标,测量方式为红外热像测试。测量时尽量保证测试位置一致。受试者安静休息 15 分钟后取面部皮肤表面温度作为基础值,运动过程中每 5 分钟及运动至力竭即刻采集数据,恢复过程中,在第 3 分钟、5 分钟、8 分钟、10 分钟、13 分钟和 15 分钟分别采集并记录数据。

(5)血乳酸,实验采用德国 EKF Lactate Scout 血乳酸分析仪,受试者安静休息 15 分钟后取血乳酸作为基础值,运动过程中每 5 分钟及运动至力竭即刻采集数据,恢复过程中,在第 3 分钟、5 分钟、8 分钟、10 分钟、13 分钟和 15 分钟分别采集并记录数据。

(6)主观疲劳程度为功率自行车递增负荷测试过程中,受试者每 5 分钟对照 RPE 量表,根据自己主观疲劳感觉选择对应的数字。

(7)运动路程,运动至力竭即刻,记录功率自行车上记录的运动总路程。

(8)运动时间,运动至力竭即刻,记录功率自行车上记录的运动总时间。

(9)运动总功,运动至力竭即刻,记录功率自行车上记录的运动总功。

(10)身体机能评定实验采用 Omegawave 身体机能评定系统,在冷疗结束后,受试者安静躺于地垫上,利用 Omegawave 对受试者进行身体机能评定。

2.3 数据统计和分析

本研究所有数据以平均数±标准差($\bar{X}$±SD)表示。统计学处理采用 SPSS23.0 统计软件进行。将实验过程中随时间变化的指标(如心率、核心温度、面部皮肤表面温度、血乳酸、血氧饱和度和主观疲劳程度)进行方差分析,出现显著性差异时再进行配对样本 T 检验。取 $p<0.05$ 为显著性水平,$p<0.01$ 为非常显著性水平。

3 研 究 结 果

所有受试者均签署知情同意书并完成所有实验,没有中途退出者,数据完整,没有不良反应。本研究采取的运动方式为功率自行车递增负荷运动至力竭。

受试者尽管各自运动能力存在差异，但均在运动中达到了力竭的程度。为了统计需要，我们对所有受试者的基础值，力竭时的即刻值，以及恢复过程中的既定测量点进行了数据的采集和统计处理。经统计，受试者每次平均运动时长为（19.74±3.59）分钟，平均运动里程为（3.86±0.96）千米。

3.1 不同恢复方式对生理指标的影响

3.1.1 不同恢复方式对心率的影响

如表 3 所示，CON 组、CWT 组和 CWI 组受试者基础心率分别为（71.1±7.4）次/分、（71.5±7.8）次/分和（70.6±7.3）次/分，运动后即刻，CON 组、CWT 组和 CWI 组心率分别为（181.4±16.2）次/分、（180.3±10.8）次/分、（180.2±13.7）次/分，相互间均无显著性差异（$p>0.05$）。经过 15 分钟的恢复，CON 组、CWT 组和 CWI 组心率分别为（95.3±11.7）次/分、（88.3±13.5）次/分、（87.8±13.7）次/分，较恢复前分别降低（86.1±5.5）次/分、（92.1±2.7）次/分和（92.4±0.3）次/分，通过配对样本 T 检验可知，CWT 组与 CON 组相比，没有表现出显著性差异（$p>0.05$），而 CWI 组与 CON 组相比，也没有表现出显著性差异（$p>0.05$）。

表 3 不同恢复方式下心率变化情况（$\bar{X} \pm SD$）

时间点（分钟）	CON 组/（次/分）	CWT 组/（次/分）	CWI 组/（次/分）
基础	71.1±7.4	71.5±7.8	70.6±7.3
0	181.4±16.2	180.3±10.8	180.2±13.7
3	112.6±14.2	104.4±17.1	180.2±15.9
5	104.2±14.3	102.1±15.9	107.4±16.1
8	101.2±13.8	93.7±16.1	101.2±15.5
10	100.7±14.2	94.6±14.1	95.9±14.3
13	96.6±12.2	89.6±15.4	93.6±14.3
15	95.3±11.7	88.3±13.5	87.8±13.7

图 3 为心率-时间变化曲线，由图可以看出，在运动阶段，三次实验中受试者心率变化曲线基本一致，力竭时刻三组受试者平均心率基本相同，具备统计学意义。在恢复阶段，0~3 分钟 CWT 组、CWI 组和 CON 组三组的心率变化曲线也没有明显差别，从第 3 分钟开始，曲线开始出现变化，CWI 组与 CWT 组相比于 CON 组表现出了下降趋势，虽有所波动，但两组的平均心率始终低于 CON 组，而 CWT 组与 CWI 组之间则未表现出明显差异。整个恢复阶段，CWT 组与 CWI 组的心率虽然比 CON 组略有下降，但下降的趋势并不明显。

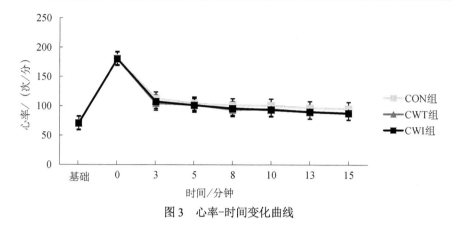

图3 心率–时间变化曲线

3.1.2 不同恢复方式对核心温度的影响

表 4 为受试者在基础值、运动后即刻值和恢复阶段各测定时间点上核心温度的变化情况，其中 CON 组、CWT 组和 CWI 组基础耳温分别为（36.1±0.6）℃、（35.9±0.4）℃和（36.2±0.4）℃，相互间没有显著性差异（$p>0.05$）；运动至力竭即刻时，CON 组、CWT 组和 CWI 组基础核心温度分别为（37.4±0.6）℃、（37.3±0.6）℃和（37.4±0.5）℃，相互间无显著性差异（$p>0.05$）。恢复 15 分钟后，CWT 组从（37.3±0.6）℃下降到（36.5±0.7）℃，降低了 0.8℃；CWI 组从（37.4±0.5）℃下降到（36.2±0.6）℃，降低了 1.1℃。通过配对样本 T 检验分别对比 CWI 组与 CON 组和 CWT 组与 CON 组恢复第 15 分钟的核心温度值，发现 CWT 组与 CON 组相比没有显著性差异（$p>0.05$），CWI 组与 CON 组相比表现出了显著性差异（$p<0.05$），CWT 组与 CWI 组相比没有显著性差异（$p>0.05$）。

图 4 表示 CON 组、CWT 组和 CWI 组核心温度随时间变化趋势。由图 4 可以看出，在运动阶段，三次实验中受试者核心温度变化曲线基本一致，力竭时刻三组受试者平均核心温度基本相同。在恢复阶段，三组分别表现出了不同的下降趋势，三组曲线各不相同。在恢复的开始阶段（0～5 分钟），CWI 组与 CON 组下降幅度要低于 CWT 组，但从第 5 分钟开始，曲线发生变化，CON 组曲线坡度开始变缓，下降幅度开始低于 CWI 组与 CWT 组，CWT 组与 CON 组因为受到冷热水交替刺激和室温环境的影响，曲线略有波动并于 8 分钟后开始趋于稳定，而 CWI 组因为持续冷水刺激，呈持续下降趋势，且趋势较为稳定。在 10 分钟后，CWI 组核心温度与 CWT 组和 CON 组之间差距逐渐增大，在第 15 分钟恢复结束即刻，CWT 组与 CON 组平均核心温度没有明显差别，而 CWI 组则显著降低。

表4　不同恢复方式对核心温度的影响（$\bar{X} \pm SD$）

时间/（分钟）	CON 组/℃	CWT 组/℃	CWI 组/℃
基础	36.1±0.6	35.9±0.4	36.2±0.4
0	37.4±0.6	37.3±0.6	37.4±0.5
3	37.1±0.5	37.1±0.6	37.1±0.5
5	36.8±0.6	37.1±0.6	36.9±0.5
8	36.7±0.6	36.7±0.7	36.6±0.6
10	36.6±0.5	36.7±0.7	36.5±0.5
13	36.6±0.5	36.6±0.7	36.4±0.6
15	36.5±0.5	36.5±0.7	36.2±0.6*

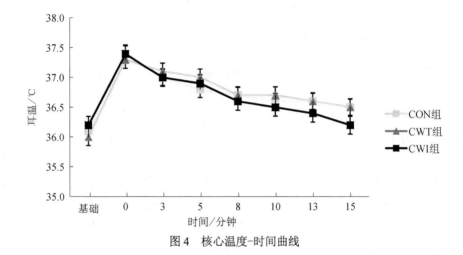

图4　核心温度-时间曲线

3.1.3　不同恢复方式对皮肤表面温度的影响

　　表 5 为受试者在基础值、运动后即刻值和恢复阶段各测定时间点上面部皮肤表面温度的变化情况，其中 CON 组、CWT 组和 CWI 组基础面部皮肤表面温度分别为（33.6±0.6）℃、（33.2±0.7）℃和（32.9±0.6）℃，运动至力竭即刻时，CON 组、CWT 组和 CWI 组皮肤表面温度分别为（36.3±1）℃，（36.4±0.6）℃和（36.6±0.4）℃，相互间均无显著性差异（$p>0.05$）。在恢复至第 5 分钟时，CWI 组 下 降 至 （34.3±0.7）℃，比 CON 组降低了 0.7℃；CWT 组下降至（34.5±0.7）℃，比 CON 组降低了 0.5℃。通过配对样本 T 检验分析可知，CWI 组相比于 CON 组表现出了显著性差异（$p<0.05$），而 CWT 组与 CON 组相比没有表现出显著性差异（$p>0.05$）。在恢复至第 8 分钟时，CWT 组下降至（34.1±0.9）℃，比 CON 组降低了 0.7℃；CWI 组下降至（34.5±0.7）℃，比 CON 组降低了 0.3℃，CWT 组相比于 CON 组表现出了显著性差异（$p<0.05$），而 CWI 组与 CON 组相比没有表现出显著性差异（$p>0.05$）。其他时刻各组之间未表现出显著

性差异（$p>0.05$）。由双因素重复测量方差分析显示，恢复时间对面部皮肤表面温度具有非常显著的影响（$p<0.01$）；同时，恢复方式与时间对面部皮肤表面温度具有交互影响（$p<0.05$）。说明恢复的时间和恢复手段都是影响面部皮肤表面温度的主要因素。

表5 不同恢复方式下面部皮肤表面温度的变化（$\bar{X} \pm SD$）

时间/分钟	CON 组/℃	CWT 组/℃	CWI 组/℃
基础	33.6±0.6	33.2±0.7	32.9±0.6
0	36.3±1.0	36.4±0.6	36.6±0.4
3	35.2±0.6	34.7±0.9	34.6±0.7
5	35.0±0.6	34.5±0.7	34.3±0.7*
8	34.8±0.7	34.1±0.9	34.5±0.7*
10	34.6±0.8	34.4±0.9	34.5±0.7
13	34.4±0.8	34.3±0.9	34.6±0.9
15	34.7±0.9	34.7±0.5	34.7±1.0

图 5 表示 CON 组、CWT 组和 CWI 组面部皮肤表面温度随时间变化趋势。由图可以看出，在运动阶段，三次实验中受试者面部皮肤表面温度变化曲线基本一致，力竭时刻三组受试者平均面部皮肤表面温度基本相同。在恢复阶段，0～5分钟趋势基本相同，但 CWT 组与 CWI 组平均面部皮肤表面温度要低于 CON 组。第 5 分钟开始，CWI 组变为上升趋势，面部皮肤表面温度开始出现回升，而CON 组与 CWT 组则继续下降。第 8 分钟开始，CWT 组也开始出现上升趋势，CWI 组温度继续上升，CON 组则保持下降趋势不变。8～13 分钟，三组面部皮肤表面温度均表现出小幅度的波动。13～15 分钟，三组均表现出了上升的趋势，三组面部皮肤表面温度都有所回升，并在恢复结束即刻（第 15 分钟）基本趋近于一个相同值。

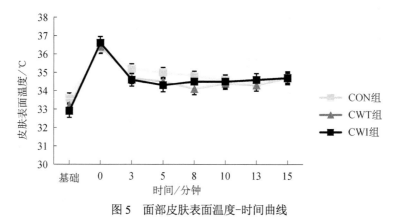

图 5 面部皮肤表面温度-时间曲线

3.1.4　不同预冷方式对血氧饱和度的影响

由表 6 可知，CON 组、CWT 组和 CWI 组基础血氧饱和度分别为（97.8±0.9）%、（98.1±0.6）%和（98.2±0.4）%，相互之间没有显著性差异（$p>0.05$）。方差分析显示，在恢复的整个过程中，CWT 和 CWI 两种恢复手段对血氧饱和度的恢复均无显著性差异。

表6　不同恢复方式下血氧饱和度变化（$\bar{X} \pm SD$）

时间/分钟	CON 组/%	CWT 组/%	CWI 组/%
基础	97.8±0.9	98.1±0.6	98.2±0.4
0	97.9±0.9	98.3±0.7	98.1±1.6
3	98.0±0.8	98.7±1.0	98.2±1.7
5	97.9±1.0	98.8±0.8	98.2±1.2
8	97.8±0.9	98.5±0.6	98.4±1.2
10	97.8±1.1	98.0±1.4	98.4±0.9
13	97.7±0.9	98.1±0.5	97.8±1.5
15	97.7±1.4	97.8±0.8	97.6±1.1

3.1.5　不同恢复方式对血乳酸的影响

表 7 为受试者的血乳酸变化情况。由表 7 可知，安静状态下受试者的血乳酸浓度分别为（1.6±0.2）毫摩尔/升、（1.5±0.3）毫摩尔/升和（1.6±0.2）毫摩尔/升，无显著性差异（$p>0.05$）；运动后即刻的血乳酸浓度分别为（8±1.6）毫摩尔/升、（8.1±2.2）毫摩尔/升和（7.9±2.4）毫摩尔/升，统计结果显示无显著性差异（$p>0.05$）。配对样本 T 检验分析显示，在恢复阶段的第 13 分钟和第 15 分钟，CON 组与 CWT 组均表现出了非常显著性差异（$p<0.001$），而 CON 组与 CWI 组、CWT 组与 CWI 组之间则未表现出显著性差异（$p>0.05$）。双因素重复测量方差分析显示，恢复时间对血乳酸具有显著性影响（$p<0.05$）；同时，恢复方式与时间对血乳酸具有交互影响（$p<0.05$）。说明恢复的时间和恢复手段都是影响血乳酸恢复的主要因素。

表7　不同恢复方式对血乳酸的影响（$\bar{X} \pm SD$）

时间/分钟	CON 组/（毫摩尔/升）	CWT 组/（毫摩尔/升）	CWI 组/（毫摩尔/升）
基础	1.6±0.2	1.5±0.3	1.6±0.2
0	8.0±1.6	8.1±2.2	7.9±2.4
3	7.7±1.7	7.6±2.2	7.2±2.3
5	7.3±1.5	6.8±1.9	7.2±2.8
8	7.0±1.5	6.0±1.7	6.4±2.5
10	6.4±1.1	5.2±1.6	6.1±2.5
13	6.0±1.4	4.3±1.3**	5.2±2.3
15	5.6±1.3	3.7±1.1**	4.8±1.9

图 6 表示血乳酸随恢复时间变化趋势。由图可看出，在运动阶段，三次实验中受试者血乳酸变化曲线基本一致，力竭时刻三组受试者平均血乳酸基本相同。恢复阶段，在 0～3 分钟，三组均呈现出了不同的下降趋势；随后在 3～5 分钟，CWI 组出现了小幅的波动，在之后的 10 分钟里，三组都表现出了比较稳定的下降趋势，总体表现为 CWT 组下降最快，CWI 组次之，CON 组下降速度最慢。总体来看，冷疗和冷热交替疗法后血乳酸曲线坡度均有增大趋势，而 CWT 组坡度变化更大，说明 CWT 组血乳酸下降幅度更大，冷热交替疗法对于运动后血乳酸的消除有一定的积极作用。

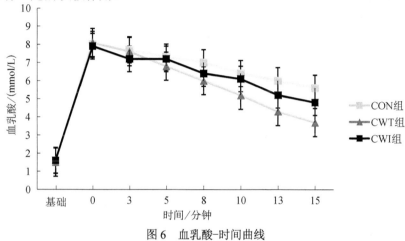

图 6　血乳酸-时间曲线

3.2　不同恢复方式后 Omegawave 机能状态诊断分析

表 8 为对 12 名受试者运动后进行 Omegawave 身体机能评定的各项身体指标，通过独立样本 T 检验可知，在迷走神经调节系统影响因数、交感神经调节系统影响因数、紧张度指数、有氧能力指数、无氧能力指数等指标中，各组之间均没有显著性差异。

表 8　Omegawave 机能状态诊断

测试指标	分组 编号	1	2	3	4	5	6	7	8	9	10	11	12
迷走神经调节系统影响因数	CON	0.02	0.11	0.20	0.08	0.04	0.10	0.08	0.24	0.05	0.10	0.24	0.19
	CWI	0.03	0.09	0.15	0.14	0.29	0.07	0.18	0.16	0.07	0.25	0.23	0.10
	CWT	0.06	0.20	0.18	0.17	0.17	0.07	0.12	0.14	0.04	0.17	0.22	0.33
交感神经调节系统影响因数	CON	109	54	50	53	57	72	69	42	111	72	38	40
	CWI	98	80	50	57	42	76	44	36	68	48	37	60
	CWT	94	38	41	65	36	81	66	48	65	60	39	32

测试指标	分组 编号	1	2	3	4	5	6	7	8	9	10	11	12
紧张度指数	CON	4504	392	153	510	1154	495	513	88	1941	525	106	129
	CWI	2722	580	208	255	110	931	132	116	766	114	110	392
	CWT	1306	113	150	273	148	993	290	208	1343	203	113	61
有氧能力指数	CON	141	114	130	109	134	123	114	130	130	121	130	123
	CWI	139	121	129	117	137	125	121	128	126	123	133	120
	CWT	140	121	129	114	138	121	112	128	133	122	131	119
无氧能力指数	CON	129	145	133	127	141	143	146	147	146	124	140	132
	CWI	130	138	134	127	144	135	153	128	148	132	135	139
	CWT	133	143	133	121	142	153	158	153	155	130	138	137

4　分析与讨论

随着时代的不断发展和运动水平的不断提高，运动领域的科技含量也在不断升高，而作为身体功能训练领域和康复领域交叉的物理治疗手段也逐渐被教练员和运动员所接受。其中水浴治疗尤其是冷疗是时下诸多物理治疗手段中较为热门也是被广泛认可的一种恢复手段。一些发达国家和高水平的运动队已经在使用，世界上最高水平的运动员都在接受冷疗，这充分说明了本研究的价值。但国内目前对其研究还比较缺乏。

在高温高湿环境下进行耐力型运动，由于过高的温度和湿度，机体散热受到严重影响，核心温度升高，心血管、消化、神经等一系列功能下降，最终会导致运动疲劳的加速产生，严重影响运动能力。而冷疗通过温度的落差，刚好可以减轻因为高温高湿带来的热应激反应，降低机体的体表温度和核心温度，使机体热应激反应减轻，延缓疲劳的出现，并减轻疲劳的反应。冷热交替疗法相当于冷疗的升级版，通过提供更强烈的刺激，使冷疗表现出更好的效果。对于在高温高湿的环境中进行运动和训练来说，冷疗是抵抗热应力最主要的方式。

近些年来，冷疗越来越多地被广泛应用于运动后和运动中的恢复阶段。冷疗已经渐渐从传统的用于消炎、消肿、止痛的冰敷手段扩展为使用冷疗池、冰桶、冰背心、冰袖套、冰手套等来进行疲劳恢复的科技水平越来越高的一个新兴手段。目前使用最为广泛的就是冷水浸泡和冷热水交替浸泡。已经有大量的研究证实了这一方法的有效性，但由于冷疗领域尚处于摸索阶段，且由于运动员个体的差异和实验条件的限制，许多机理和真正适用的冷疗手段尚未探清。

冷疗也越来越多地被应用于实践当中，被很多高水平的运动队和运动员采用。冷疗降温的商业产品也开始如雨后春笋般出现在训练和比赛场上，如冰浆、冰背心、冰手套、冰桶、小型乃至大型的冷疗池。尽管已经证实了冷疗的效果，也的确有很多运动队和运动员肯定了冷疗的作用，但冷疗的机制尚处于摸索阶段，并没有十分明确。虽然冷疗不论作为运动前的预冷手段以提升运动员的运动表现和比赛成绩，还是作为恢复手段促进运动员的疲劳恢复都有明显效果，但其效果更多体现在运动员的主观感受上，并没有有效数据的支撑。

已有研究表明[42]，在高温高湿环境下，运动后进行冷疗恢复可以增加血液和细胞的流动性，消除肿胀，在不增加耗能的情况下提高心输出量的能力，增加组织的血流量，有利于营养向组织的运输和代谢废物的排出。还有研究表明[43]，冷疗对运动后肌纤维微细结构损伤的恢复有促进作用。

研究已经证实，赛前预冷对改善高温高湿环境下运动能力具有良好的效果。而对于运动后恢复效果的实验设计则更多地使用短距离高强度冲刺练习，选用递增负荷运动较少。本研究选用递增负荷功率自行车运动，就运动后如何通过合理的冷热水交替疗法达到更好的恢复效果进一步深入研究，探索其机制，完善冷热水交替疗法研究的科学理论。通过实验研究不同的冷热水交替疗法在抵御热负荷、改善运动员在高温高湿环境下运动能力的有效性，为高温高湿环境下的体育训练和竞赛提供科学理论依据。

已有研究证实[5]，冷疗最适宜的时间为 10～15 分钟，温度为 10～15℃。本研究的主要目的是在已有的理论基础上，进一步探究冷疗对高温高湿环境下运动后恢复效果的影响。本研究采用已有研究中常见的局部冷水浸泡和冷热交替疗法作为恢复干预方式，另外设置安静休息组作为对照。根据已有研究和实验室条件，我们将冷水水温控制在 14～16℃，时间为 15 分钟。整个恢复过程在室温下进行（23～27℃），运动在高温高湿环境气候模拟室内进行，模拟室环境参考夏季奥运会气候条件，温度控制在 36～38℃，相对湿度控制在 60%～70%。运动方式为递增负荷至力竭的功率自行车运动。通过对比恢复过程中的生理指标来检验恢复效果。

本研究在已有研究的基础上，对已有研究进行调整和改善，并根据实际情况设计。研究结果与已有研究基本一致，但也有些许出入。已有研究更多用于训练或模拟比赛过程中，重视恢复后紧接着的再运动是否能够继续保持较高的竞技状态。这一出发点实用性较强，对运动员以较好的状态应对接下来的比赛有较高的意义，但因为顾及接下来的运动表现，对运动员的冷疗干预难免有所控制，可能不能达到最好的恢复效果。本研究则主要运用于训练结束后，只关注恢复效果，对恢复后短时间内的运动表现不予考虑。

从实验结果来看，冷疗对运动员的核心温度和皮肤表面温度都产生了明显影响，而冷热交替疗法则对恢复阶段血乳酸的降低起到了很好的刺激作用。冷疗与安静休息相比，经过冷疗 15 分钟后，受试者心率平均下降了 5.3 次/分，核心温度平均降低了 0.3℃，皮肤表面温度没有明显变化，血乳酸平均降低了 0.8 毫摩尔/升。而 15 分钟冷热交替疗法使受试者心率平均下降了 7 次/分，核心温度和皮肤表面温度均没有明显变化，血乳酸平均降低了 1.9 毫摩尔/升。结果显示，两种恢复方式对高温高湿环境下递增功率自行车运动后的恢复效果影响方面各不相同，冷热交替疗法的效果主要体现在心率和血乳酸的降低上，而冷疗的效果则主要表现在对核心体温的降低上。从结果来看，虽然研究不够详尽，但已经能够为恢复手段的建立提供一定的数据支撑。

4.1　恢复方式对生理指标的影响分析

本研究采用三种恢复方式（安静休息、冷疗和冷热交替疗法），时间均为 15 分钟。冷水水温 14～16℃，热水水温 38～40℃。其中安静休息为室温环境下静坐 15 分钟；冷疗为冷水中浸泡 15 分钟；冷热交替疗法为冷水浸泡 3 分钟，热水浸泡 2 分钟，共交替循环三次，总时长也为 15 分钟。指标选用心率、核心温度、皮肤表面温度、血乳酸、血氧饱和度以及 Omegawave 身体综合机能评定。

4.1.1　恢复方式对心率的影响

心率即心脏每分钟跳动的次数，它作为评价运动员身体机能与运动中身体机能状态的非常重要且直观的指标，一直被教练员所重视。由于其实用性和便捷性，一直在训练和比赛中被广泛采用。

Bosak 等[44]的研究表明，5 千米跑运动后的心率对比，冷疗组平均心率要低于对照组。Crowe 等[45]的研究显示，30 秒的最大强度功率自行车运动后进行冷疗恢复，平均心率也要低于安静休息。

但在 Dawson 等[46]的研究中，运动后进行冷热交替疗法，对于疲劳的恢复并没有什么显著的效果。而 Rowsell 等[47]的研究中，运动后进行冷疗恢复所测得的心率甚至比安静休息表现出了上升趋势。

综上所述，已有实验中对于冷疗和冷热交替疗法的实际功效并没有得出一致的结论。

本研究采用 Polar 公司生产的 RS400 遥测心率表。受试者进入实验室即刻开始佩戴 Polar 遥测心率表，实时连续监测心率。受试者安静休息 15 分钟后取安静心率，运动过程中每 5 分钟采集数据，恢复过程中，在第 3 分钟、5 分钟、8 分钟、10 分钟、13 分钟和 15 分钟分别采集并记录数据。

从实验结果来看，与 CON 组相比，在恢复至第 15 分钟时，CWT 组心率降低了 7 次/分，CWI 组心率降低了 5.3 次/分。无论是冷疗还是冷热交替疗法，恢复后心率相比安静休息都有下降的趋势，但并不明显。这说明无论 15 分钟的冷疗还是 15 分钟的冷热交替疗法，都不能对降低心率起到很好的作用。并且由图 3 可以看出，三组心率变化趋势大致相同，在恢复的前 3 分钟内大幅下降，并在随后的时间里趋于稳定。

由于心率较容易受到外界干扰，且波动较大，在实验中较难控制，给数据的收集造成了一定的难度。虽然实验中尽量屏蔽可以规避的外界影响因素，使受试者在相对安静的环境下进行三种不同手段的恢复措施，但是从结果来看，相比于安静休息，不论是冷疗还是冷热交替疗法，对心率的降低都没有起到非常好的促进作用。分析其原因，首先，可能是进行冷疗和冷热交替疗法过程中，冷水或冷热水交替的作用，增加了下肢血管的收缩和舒张，加速了血液循环，进而影响了心率的降低。其次，冷刺激会刺激肾上腺素的分泌，也会刺激心脏收缩，引起心率加快。最后，低温环境会使机体发生能量代谢的变化，表现为代谢产热量增加以抵抗低温，也会使心率增加。

4.1.2 恢复方式对核心温度的影响分析

实验采用泰尔茂公司生产的 EM-30CPL 耳式体温计测量耳道鼓膜温度，用以代替核心温度。测量时将探测头插入受试者的外耳道，记录数据。受试者安静休息 15 分钟后取耳温作为基础值，运动过程中每 5 分钟及运动至力竭即刻采集数据，恢复过程中，在第 3 分钟、5 分钟、8 分钟、10 分钟、13 分钟和 15 分钟分别采集并记录数据。在每个时间点都进行三次测量，取平均值进行统计分析。

实验结果显示，恢复 15 分钟后，CWI 组核心温度从（37.4±0.5）℃下降到（36.2±0.6）℃，降低了 1.1℃；CWT 组从（37.3±0.6）℃下降到（36.5±0.7）℃，降低了 0.8℃。CWI 组下降显著（$p<0.05$）。又由图 4 核心温度-时间曲线可知，随着恢复的进行，CON 组和 CWT 组的耳温曲线没有表现出明显的差异，而 CWI 组的曲线则表现出了比较明显的下降趋势。在恢复结束即刻，CON 组和 CWT 相比没有明显统计学差异，且数值上也相近，而 CWI 组的核心温度则显著低于 CON 组（$p<0.05$）。可见，15 分钟的冷疗恢复可以对受试者的核心温度产生明显的影响，而冷热交替疗法则对核心温度的影响不大。

从实验结果来看，冷疗对受试者核心温度的降低效果要好于冷热交替疗法。其原因为，在冷热交替疗法中，热水的因素起到了很大的影响作用。而且冷热水的交替刺激更大地加速了机体的血液循环，对于保持机体的温度起到了很好的作用。而且冷热交替疗法可适用的条件更加广泛，既可用于高温高湿环境下，通过降低冷水的温度和增长冷水浴的时间使降温的效果增强，又可用于常温或低温环境下，既能对机体起到恢复的作用，又不至于因温度过低而使机体产生一系列的不良反应。

4.1.3　恢复方式对皮肤表面温度的影响分析

实验采用 Fluke 公司生产的 Ti32 红外热像仪测量面部皮肤表面温度作为本研究监测的皮肤表面温度。由于本研究涉及冷水浸泡和冷热水交替浸泡，实验中受试者腰部以下都会浸泡于水中，不便直接采集腿部皮肤表面温度，因而本研究选择面部皮肤表面温度作为数据采集指标，测量方式为红外热像测试。测量时尽量保证测试位置一致。受试者安静休息 15 分钟后取面部皮肤表面温度作为基础值，运动过程中每 5 分钟及运动至力竭即刻采集数据，恢复过程中，在第 3 分钟、5 分钟、8 分钟、10 分钟、13 分钟和 15 分钟分别采集并记录数据。在每个时间点都进行三次测量，取平均值进行统计分析。

由结果可知，经过 15 分钟的恢复后，三组的面部皮肤温度几乎相同，但在恢复过程中略有差异。在恢复至第 5 分钟时，CWI 组下降至（34.3±0.7）℃，比 CON 组降低了 0.7℃，表现出显著性差异（$p<0.05$）。在恢复至第 8 分钟时，CWT 组下降至（34.1±0.9）℃，比 CON 组降低了 0.7℃，表现出了显著性差异（$p<0.05$）。由图 5 也可以看出，CON 组恢复阶段面部皮肤表面温度变化比较平稳，而 CWI 组和 CWT 组表现出了先下降后升高的趋势，CWI 组的转折点出现在第 5 分钟，而 CWT 组的转折点则出现在第 8 分钟。

由实验结果可知，单纯的冷水浴对皮肤表面温度的降低效果明显要好于冷热水交替浴，主要因为冷热水交替浴中的热水使皮肤表面温度得到了一定的恢复和提升。可见在高温高湿环境下，如果从降低皮肤表面温度进而帮助机体尽快散热的角度出发，冷水浴有更好的效果。

4.1.4　恢复方式对血乳酸的影响分析

血乳酸是体育科学研究中应用最广泛的指标之一，研究历史长久。随着竞技体育水平的不断提升，运动技术的不断完善，运动器械、场地条件的不断改进和提高，人体运动能力的不断加强，人类正不断地冲破着生理极限。其中，骨骼肌系统、神经系统、呼吸系统、循环系统等都与运动能力有着密切的联系。然而有研究表明[48]，世界优秀运动员循环系统和呼吸系统等反映的指标并没有明显的提升，而是骨骼肌代谢能力的提高在起着更重要的作用。在骨骼肌代谢系统评价指标中，血乳酸一直是用来评价训练方法、训练强度、训练效果和身体机能最重要的指标之一。

实验采用德国 EKF lactate scout 血乳酸分析仪，受试者安静休息 15 分钟后取血乳酸作为基础值，运动过程中每 5 分钟及运动至力竭即刻采集数据，恢复过程中，在第 3 分钟、5 分钟、8 分钟、10 分钟、13 分钟和 15 分钟分别采集并记录数据。

由结果可知，在恢复阶段的前 3 分钟内，三组均呈现出了不同的下降趋势；随后在第 3～5 分钟，CWI 组出现了小幅的波动，之后三组表现出了比较稳定的下降趋势，表现为 CWT 组下降最快，CWI 组次之，CON 组下降速度最慢。在第 13 和第 15 分钟，CWT 组与 CON 组表现出了非常显著性差异（$p<0.001$），而 CON 组与 CWI 组、CWT 组与 CWI 组之间则未表现出显著性差异（$p>0.05$）。总体来看，采用冷疗和冷热交替疗法后血乳酸曲线坡度均有增大趋势，而 CWT 组坡度变化更大，说明 CWT 组血乳酸下降幅度更大，冷热交替疗法对运动后血乳酸的消除有一定的积极作用。

分析其原因，无论是冷疗还是冷热交替疗法，都对全身的血液循环起到了加速作用，加快了机体的新陈代谢和代谢产物的排出。冷刺激可以收缩下肢的血管，使血液回流心脏，增大了心脏泵血压力，继而心脏泵血增加，加速血液循环。而冷热交替疗法中，冷水与热水交替浸泡，由于热水使血管进一步舒张，更是加快了这一进程；同时，冷刺激引起机体分泌更多肾上腺素，刺激心跳加快，也加速了血液循环和新陈代谢，又与热水相辅相成，使代谢产物的排出过程得到了进一步的加强。

4.1.5　恢复方式对血氧饱和度的影响分析

血氧饱和度是指血液中被氧结合的氧合血红蛋白的容量占全部可结合的血红蛋白容量的百分比，即血液中血氧的浓度。实验采用指夹式血氧饱和度测试仪进行测试。在既定的时间点，将测试仪夹在受试者左手无名指上，记录数据。受试者安静休息 15 分钟后取血氧饱和度作为基础值，运动过程中每 5 分钟及运动至力竭即刻采集数据，恢复过程中，在第 3 分钟、5 分钟、8 分钟、10 分钟、13 分钟和 15 分钟分别采集并记录数据。

实验结果显示，在整个实验过程中，虽然血氧饱和度数值略有变化，但差异并不明显，经统计学分析也未表现出显著性差异。这表明实验中的运动因素和恢复手段对血氧饱和度的变化没有明显影响。

4.1.6　恢复方式对身体机能的影响分析

实验采用 Omegawave 身体机能评定系统，在冷疗结束后，受试者安静平躺于地垫上，利用 Omegawave 对受试者进行身体机能评定。

Omegawave 身体机能评定的结果显示，受试者在运动后经过不同恢复方式后表现出来的各项指标反应各不相同，也未表现出统一规律。交感神经紧张程度、心功能调节机制、心脏应激适应能力、心脏功能储备、能量代谢系统功能储备、恢复速度、抗缺氧能力、中枢神经应激调节能力、中枢神经兴奋度、心肺调节系统功能等指标皆表现出了不同的个体差异，因此不能以此作为本研究中评判恢复方式的标准。

尽管身体机能综合评定系统没有一致证明某种恢复手段对于身体综合机能恢复的明显作用，但通过受试者的主观反映和实验后第二天的追踪调查得知，受试者通过冷疗和冷热交替疗法后，其恢复效果要明显好于安静休息，对于疲劳的感知要明显低于安静休息，而其中又以冷热交替疗法效果更为明显。而且有研究表明[49]，运动员在冷疗后有明显的轻松感，肌肉的硬度也感觉有明显下降，身体的主观感觉也轻松不少，证明冷疗对降低疲劳的产生或促进疲劳恢复来说是有效的方法。

5　结论与建议

5.1　结论

（1）冷疗与冷热交替疗法对恢复阶段心率的降低没有明显效果。

（2）冷疗可以显著降低核心温度。

（3）冷疗及冷热交替疗法对皮肤表面温度的影响表现为先下降后上升。

（4）冷疗与冷热交替疗法对恢复阶段血氧饱和度的恢复没有明显效果。

（5）运动后进行冷热交替疗法相比于冷疗，血乳酸的恢复速度更快。

（6）冷疗与冷热交替疗法对于恢复后机体综合指标的恢复没有明显的增益。

5.2　建议

（1）建议在恢复阶段针对不同个体设计不同恢复方案，如调整水温或浸泡时间，以起到更好的恢复效果。

（2）室温对于机体温度的升高和降低影响较大，建议对室温进行严格掌控，并保持在合理区间。

（3）实验中加入对受试者个体身体状况的考虑，受试者身体机能状态的变化也会对实验数据产生影响。

（4）心率作为评价指标在评价受试者恢复过程中机体状态时，由于心率较容易受到人为因素和外界环境因素的影响，且变化幅度相对较大，实验中应尽量避免这种影响。

（5）由于实验中运动强度较大，可能使受试者产生一定的不适，且因为恢复手段温度较低也可能会对受试者造成损伤，因此建议实验中严格监控受试者身体状态，运动应适可而止，冷疗时严格控制冷水和热水的温度以及浸泡的时间，以免发生冻伤和烫伤。

参 考 文 献

[1] 赵杰修. 高温高湿条件下的训练与比赛[J]. 中国体育报，2007：234-242.

[2] 吴正华. 闷热多雨天气对奥运会的影响与对策[C]//北京自然科学界和社会科学界联席会议. 2008. 高峰论坛论文集. 北京：2008：88-92.

[3] 李国建. 高温高湿低氧环境下人体热耐受性研究[D]. 天津：天津大学，2008.

[4] 裴国献. 重视热带地区战创伤救治研究[J]. 解放军医学杂志. 2003，28（4）：285-288.

[5] Wilcock I M，Cronin J B，Hing W A. Water Immersion: Does It Enhance recovery from exercise? [J]. International Journal of Sports Physiology and Performance，2006，1（3）：195-206.

[6] 宋昆鹏. 全身冷冻治疗技术在男子摔跤运动员机体快速恢复中的应用研究[D]. 苏州：苏州大学，2013.

[7] Bleakley C，Bieuzen F，Pavison G，et al. Whole-body cryotherapy: empirical evidence and theoretical perspectives[J]. Open Access Journal of Sports Medicine，2014：25-36.

[8] 檀志宗. 冷冻疗法在运动领域中的研究进展[J]. 体育科研. 2014，35（4）：50-61.

[9] Takashi M，Sato T，Hasegava T，et al. The Effects of Cold Water Immersion after Rugby Training on Muscle Power and Biochemical Markers[J]. Journal of Sports Science and Medicine，2014，13（3）：616-623.

[10] 魏婷婷. 身体功能训练中再生训练的应用[D]. 北京：北京体育大学，2013.

[11] Versey N G，Halson S L，Dawson B. Effect of Contrast Water Therapy Duration on Recovery of Running Performance[J]. International Journal of Sports Physiology and Performance，2012，7（2）：130-140.

[12] 史继祖. 高水平马拉松运动员身体恢复的手段与方法[J]. 当代体育科技，2014，4（25）：23-25.

[13] 顾家续. 水疗法对散打运动性肌肉疲劳恢复的作用机制[J]. 中华武术（研究），2012，1（11）：78-84.

[14] 孙鹏. 桑拿浴对运动疲劳的恢复作用[J]. 中国校外教育（理论），2009，1：155.

[15] Pournot H，Bieuzen F，DuYeld R，et al.，Short term effects of various water immersions on recovery from exhaustive intermittent exercise[J]. European Journal of Applied Physiology，2011，111：1287-1295.

[16] Fischer J，Van Lunen B L，Branch J D，et al. Functional performance following an ice bag application to the hamstrings[J]. Journal of Strength and Conditioning Research. 2009，23（1）：

44-50.

[17] Garcia-Manso J M, Rodriguez-Matoso D. Effect of cold-water immersion on skeletal muscle contractile properties in soccer players[J]. Am J Phys Med Rehabil, 2011, 90 (5): 356-363.

[18] Parouty J, Al Haddad H, Quod M, et al. Effect of cold water immersion on 100-m sprint performance in well-trained swimmers[J]. European Journal of Applied Physiology, 2010, 109 (3): 483-490.

[19] Booth J, Marino F, Ward J J. Improved running performance in hot humid conditions following whole body precooling[J]. Medicine and Science in Sports and Exercise, 1997, 29 (7): 943-949.

[20] Nardi M D, Torre A L, Barassi A. Effects of cold-water immersion and contrast-water therapy after training in young soccer players[J]. Sports Med Phys Fitness, 2011, 51 (5): 609-615.

[21] Costello J T, Donnelly A E. Effects of cold water immersion on knee joint position sense in healthy volunteers[J]. Journal of Sports Sciences, 2011, 29 (5): 449-456.

[22] Oliveira R, Ribeiro F, Oliveira J. Cryotherapy impairs knee joint position sense[J]. International Journal of sports medicine, 2010, 31 (3): 198-201.

[23] Uchio Y, Ochi M, Fujihara A, et al. Cryotherapy influences joint laxity and position sense of the healthy knee joint[J]. Archives of physical medicine and rehabilitation, 2003, 84 (1): 131-135.

[24] Hopper D, Whittington D, Chartier J D. Does ice immersion influence ankle joint position sense[J]. Physiother apy Research International, 1997, 2 (4): 223-236.

[25] Herrera E, Sandoval M C, Camargo D M, et al. Motor and sensory nerve conduction are affected differently by ice pack, ice massage, and cold water immersion[J]. Physical Therapy, 2010, 90 (4): 581-591.

[26] Sargeant A J. Effect of muscle temperature on leg extension force and short term power Output in humans[J]. European Journal of Applied Physiology, 1987, 56 (6): 693-698.

[27] Lemaître F, Buchheit M, Joulia F, et al. Static apnea effect on heart rate and its variability in elnte breath-hold divers[J]. Aviation, Space, and Environmental Medicine, 2008, 79 (2): 99-104.

[28] Vaile J, Halson S L, Gill N D, et al. Effect of cold water immersion on repeat cycling performance and thermoregulation in the heat[J]. Journal of Sports Sciences, 2008, 26 (3): 431-440.

[29] Peiffer J J, Abbiss C R, Nosaka K, et al. Effect of cold water immersion after exercise in the heat on muscle function, body temperatures and vessel diameter[J]. Journal of Science and Medicine in Sport, 2009, 12 (1): 91-96.

[30] Montgomery P G, Pyne D B, Hopkins W G, et al. The effect of recovery strategies in physical

performance and cumulative fatigue in competitive basketball[J]. Journal of Sports Sciences，2008，26（11）：1135-1145.

[31] Banfi G，Lombardi G，Colombini A，et al. Whole body cryotherapy in athletes[J]. Sports Medicine，2010，40（6）：509-517.

[32] Kaczmarek M，Mucha D，Jarawka N. Cold water immersion as a post-exercise recovery strategy[J]. Medicine Sportiva，2013，17（1）：35-39.

[33] Bieuzen F，Bleakley C M，Joseph J T. Contrast Water Therapy and Exercise Induced Muscle Damage：A Systematic Review and Meta-Analysis[J]. Plos One. 2013，8（4）：1-15.

[34] 王健. 人体有氧体力负荷能力的检测方法研究进展[J]. 1997，（20）1：50-54.

[35] Dawson B，Cow S，Modra S，et al.，Effects of immediate post-game recovery procedures on muscle soreness，power and flexiblity levels over the next 48 hours[J]. Journal of Science and Medicine in Sport，2005，8（2）：210-221.

[36] Elias GP Varley M C Wyckelsma V L. Effects of water immersion on posttraining recovery in Australian footballers[J]. Sports Physiol Perform，2012，7：357-366.

[37] Elias G P，Wyckelsma V L，Varley M C，et al. Effectiveness of Water Immersion on Postmatch Recovery in Elite Professional Footballers[J]. International Journal of Sports Physiology and Performance，2013，8（3）：243-253.

[38] Gill D N . Effectiveness of post-match recovery strategies in rugby players[J]. British Journal of Sports Medicine，2006，40（3）：260-263.

[39] Higgins T R，Climstein M，Cameron M . Evaluation of Hydrotherapy，Using Passive Tests and Power Tests，for Recovery Across a Cyclic Week of Competitive Rugby Union[J]. Journal of Strength and Conditioning Research，2013，27（4）：954-965.

[40] Kinugasa T，Kilding A E. A comparison of post-match recovery strategies in youth soccer players[J]. Journal of Strength and Conditioning Research，2009，23（5）：1402-1407.

[41] Pournot H，Bieuzen F，Duffield R，et al. Short term effects of various water immersions on recovery from exhaustive intermittent exercise[J]. European Journal of Applied Physiology. 2011，111（7）：1287-1295.

[42] Wilcock I M，Cronin J B，Hing W A. Physiological response to water immersion，a method for sport recovery?[J]. Sports Medicine. 2006，36（9）：747-765.

[43] Ingram J，Dawson B，Goodman C，et al. Effect of water immersion methods on post-exercise recovery from simulated team sport exercise[J]. Journal of Science and Medicine in Sport，2009，12（3）：417-421.

[44] Bosak A，Bishop P，Smith J，et al. Impact of Cold Water Immersion on 5km Racing Performance：1567[J]. Sport Journal，2009，38（5）.

[45] Crowe M，O'Connor D，Rudd D. Cold water recovery reduces anaerobic performance[J].

International Journal of Sports Medicine，2007，28（12）：994-998.

[46] Dawson B，Gow S，Modra S，et al. Effects of immediate post-game Recovery Procedures On Muscle Soreness，Power And Flexibility Levels over the next 48 hours[J]. Journal of Science and Medicine in Sport. 2005，8（2）：210-221.

[47] Rowsell G，Coutts A，Reaburn P，et al. Effect of post-match cold-water immersion on subsequent match running performance in junior soccer players during tournament play[J]. Journal of Sports Sciences，2011，29（1）：1-6.

[48] 梁锡华. 运动与血乳酸[J]. 湖北体育科技，2002，21（4）：416-418.

[49] 牛永刚，闫琪，赵焕彬. 单手冷疗对运动员高强度间歇运动后快速恢复能力的初步实验研究[C]//2015 第十届全国体育科学大会论文集. 杭州，2015：381，382.

不同冷疗方式对足球运动员运动后恢复能力及无氧运动能力的影响

徐文雅　吴　昊

摘　要

足球运动是以间歇性、高强度的反复冲刺跑以及在长时间剧烈的拼抢中进行频繁换位、以有氧供能和磷酸原供能为主的混合性运动项目。冷疗恢复是一种应用越来越广泛的、用来降低运动员热负荷的、减少热应激的方法。随着冷疗技术的日渐成熟，在足球运动训练过程中和比赛中的冷疗研究也开始发展起来。本研究主要采用 Wingate 测试，分析运动后不同冷疗恢复是否可以促进运动恢复和提高运动员的无氧运动能力，以及用不同冷疗方法恢复的效果差异，以期为运动员和教练员在实践中进行冷疗恢复干预提供参考。

本研究采用交叉自身对照设计，16 名受试者随机分为 4 组，每组 4人。每名受试者需进行 4 次实验，每次间隔 7 天。在每一个实验日，一组 4 名受试者同时进行实验，分别进行被动恢复（control，CON）、下肢冷水浸泡（cold water Immersion，CWI）、手掌冷疗（palm cooling，PC）及复合冷疗（combination cooling，CC）四种恢复干预措施。7 天后相互交换干预措施，3 次交换后每名受试者全部完成每项实验。

本研究将会通过对比四种恢复干预方式后 Wingate 测试峰值功率（peak power，PP）、平均功率（mean power，MP）、疲劳指数（%），并结合血乳酸、心率、核心体温和主观疲劳程度等指标进行分析讨论。

本研究得到如下结果。

（1）相比于 CON 组，其余各冷疗组方式其生理指标变化趋势更为明显，尤其以 PC 组和 CWI 组的数值变化幅度更大。

（2）冷疗这一恢复方式可以使受试者的无氧运动成绩有所提高，其中 CWI 组、PC 组的峰值功率和相对峰值功率都出现显著性提高，平均功率和相对平均功率也有升高趋势。

（3）本研究当中，通过生理指标相关性检验发现，心率与血乳酸之间以及心率与体表温度之间都出现了显著性相关。

本研究所得结论如下。

（1）生理指标实验结果表明，冰手套冷疗能够达到与下肢冷疗相近的恢复效果，对比复合冷疗和无冷疗恢复效果更佳，同时其简捷易用的优势可被更广泛地运用。

（2）无氧运动指标实验结果表明，冰手套冷疗能够促进无氧再运动能力的提高，同时缓解疲劳的能力也较为出众。

（3）心率与血乳酸、体表温度、心率和疲劳指数以及体表温度和疲劳指数等指标之间有着显著的相关性，它们对于运动恢复和再运动能力有很大的统计学意义和客观性。

关键词：冷疗；运动恢复；足球；无氧能力

1 前　言

1.1　选题依据

在许多生物的生命活动过程当中，温度都是能够影响其效率的，哺乳类动物的骨骼肌也不例外。现今众多的国内外研究证明了最佳的温度范围能够使肌肉产生最大的性能[1-10]。调整肌肉的温度使之达到最佳范围能够增强肌肉的功能，如果超出这一温度范围，则会促使骨骼肌的收缩能力急剧减弱。但当机体处于运动状态时，能量的消耗以及骨骼肌进行运动所产生的热能相对于静息状态将增加 100 倍左右的度量，想要把肌肉温度维持在需要的最佳区域是非常困难的，因此，如何快速使肌肉降温这一论题开始受到人们的普遍关注。

国内外许多学者进行了实验尝试，其中冷疗法是一种新兴并开始被广泛接受的方法，即使身体浸泡于特殊容器内的冷水之中，从而减少机体由于受重力而产生的影响，同时能对骨骼肌起到放松的作用。这其中的主要因素在于结合肌肉方面的信号传导，并且在冷水浸泡过程中降低肌肉的疲劳感觉。冷疗法对由运动损伤所引起的伤痛以及炎症等能起到缓解作用[1, 11]，如今，冷疗法已经得到专业体育运动队的普遍认可，并开始常规化应用于专业运动员的运动恢复中。

冷疗方法的分类也有许多种，其依据也不同。例如，外部冷疗和内部冷疗就是根据冷疗的身体所在部位来进行划分的；而根据冷疗作用于身体的区域大小及范围，又可以将冷疗分为全身冷疗和局部冷疗；还有根据冷疗作用的时间长短而划分的长时间冷疗（30 分钟以上）以及短时间冷疗（30 分钟以内）；根据进行冷疗时外部环境影响因素及其他媒介，又可以分为空气、喷雾、水、冰浆和冰镇饮料冷疗等；还有其他的更为具体的冷疗手段，如冰袋、降温背心、降温夹克和冷却房等。对于冷疗来讲，温度和时间是两个决定性要素，目前的一些冷疗研究提到，冷疗的温度一般会控制在 0～30℃[1, 4, 11]，当然也有采用零下温度，甚至于低至-110℃的温度来进行的冷疗研究[2]。冷疗的时间则一般控制在 15～90 分钟[3, 7-10, 12-15]。通常来讲，冷疗时温度越低，冷疗的时间会越短，反之则越长。

现今，直接对运动的肌肉组织部位进行局部冷疗这一方法十分独特而新颖，不仅仅能够降低机体表面温度，通过各种方式方法还能够影响身体核心温度，从而减小机体的热应激反应，促进身体的恢复；在不参与运动的肌肉部分同样也进行局部的冷疗处理，局部的血管也发生了收缩，这使得血液重新进行了分配，从而使参与运动的肌肉血流量得到改善。最常见的局部冷疗方法是下肢冷水浸泡，水温控制在 5～15℃[4-6, 11-13, 16-17]。除此之外，还有许多其他的局部冷疗方式，如冷水浴[13]、手掌冷疗[7-10, 18-19]、冰袋、冰背心、冰毛巾以及冷水灌注的降温服、降温帽等[1]，在这些冷疗方式当中，手掌冷疗被研究得比较多，这其中还包含了手掌冷水浸泡[17]、冰手套负压[8-10, 18]、冰手套低压[20]等干预方法。温度控制在 5～15℃，时间为 3～15 分钟。

在机体运动的过程中，身体内部所产生的热量经由血液的循环并通过皮肤散发到空气当中，机体想要调节体温就需要通过增加皮肤表面的血流量从而造成血管扩张以达到散热的效果，然而与体温调节相关的皮肤表面的血流量增加情况并不均匀，只有身体上毛发少的皮肤表面能够容纳增量如此之大的血液流动量[21]。人体的整体体表中，毛发少的皮肤部位所占比例虽然较少，但凭借其特殊的血管结构，散热的能力强于其他皮肤组织。因此，当手掌冷疗、面部冷疗和脚掌冷疗等身体毛发少的部位产生作用，以及部分研究中加入真空装置等新方式进行实验时[8-10]，冷疗的效果变得更加显著。

1987—2017 年对冷疗的研究主要停留在实验室层面上，而在这些研究当中，又因为设计方法不尽相同，多样的冷疗形式，对环境及温度的掌控，甚至于冷疗所作用的部位、持续时间、控制温度以及涉及的运动项目不同而产生了诸多不同的结果。虽然大量的研究[3-7, 12, 13, 16]表明，冷疗方法可以提高运动能力和运动成绩，但仍然有许多研究认为，其结果存在不科学的因素，并且对其能否应用到真实的比赛与训练当中持怀疑的态度。因此，关于冷疗的应用问题仍需要进行更加深入的研究。

冷疗方法，尤其是局部冷疗应用在足球运动当中属于新兴的课题。据统计，在一场高水平足球比赛当中，运动员在球场上的跑动总距离为 8706～14274 米，快速的冲刺跑有 200 次左右，同时要完成大量的爆发性动作。相关的研究指出[1, 6, 11, 13, 17, 20]，冷疗能够加快高强度运动后疲劳的恢复，并且能提高相应的运动做功总量，缓解心理方面的疲劳，并且改善运动能力。如果在足球运动员训练休息期间或是在足球竞赛中场休息时对足球运动员进行合理的冷疗恢复，能够加快疲劳的恢复，从而改善运动能力，那么将对他们的训练效果或者是竞赛成绩起到促进作用。目前在足球运动与冷疗的研究中，运动方式大多为锦标赛或训练赛[6, 11, 16]，在实验室中进行精密的运动耗能控制的研究并不多，冷疗方式和指标的检测也比较多样化，冷疗与足球运动的运动恢复还需要更多更细致的研究。

1.2　研究目的和意义

1.2.1　研究目的

本研究针对足球运动项目的特点，在运动员运动过后的运动恢复过程当中，通过不同的冷疗方式，如下肢冷水浸泡、手掌冷疗及复合冷疗来进行恢复，对机体各项生理指标（心率、血乳酸、血氧饱和度等）进行数据采集，并进行整合分析；运用 Wingate 测试法对足球运动员冷疗过后的无氧运动能力进行评价，旨在为足球运动训练过程当中进行更好的冷疗恢复提供更多的选择和理论上的依据，同时进一步完善运动后冷疗恢复的方案。

1.2.2　研究意义

手掌冷疗和复合冷疗是新兴的冷疗方式，本研究希望通过对冷疗温度、冷疗时间、负压范围及复合冷疗合理运用的研究，探寻促进运动后疲劳恢复及改善运动能力的新方法。我国的足球运动处于快速发展过程中，但关于足球运动员的运动恢复方式方面的专题研究并不是很多。本研究旨在通过对足球运动员疲劳后的恢复过程进行不同冷疗干预，分析不同冷疗方式对足球运动员恢复过程中有氧代谢能力以及恢复后无氧运动能力的影响，从而发现最佳冷疗方式，为足球运动员在训练间隙或足球竞赛中场休息时选择合理有效的冷疗方法，加快疲劳恢复，改善运动能力，从而为促进训练效果或提高下半场的成绩提供理论支持和方法建议。

1.3　研究任务

（1）研究在 Wingate 测试后选择不同冷疗方式进行恢复干预，身体各方面指标的恢复情况，探究冷疗对足球运动员疲劳后恢复能力的影响。

（2）比较不同的冷疗方式对足球运动员运动后恢复能力及无氧运动能力的变化，并探讨其原因和机理。

（3）根据实验得出的数据进行深入分析，用以了解不同的冷疗方式对足球运动员疲劳后恢复能力和无氧运动能力的影响，并结合实际情况初步提出应用于足球运动训练或比赛的有效的冷疗方法。

1.4　研究内容

（1）在实验室条件下进行 30 秒 Wingate 测试，即在规定负荷下完成 30 秒的功率自行车骑行。

（2）受试者运动结束后，分别进行 15 分钟被动恢复、15 分钟下肢冷水浸泡、15 分钟手掌冷疗、15 分钟复合冷疗干预。

（3）恢复干预后再次进行 30 秒 Wingate 测试，将负荷过程中的最大无氧功率、平均无氧功率和疲劳指数作为无氧运动能力的评价指标。

（4）通过不同干预措施后 Wingate 测试指标、体温、心率、血氧饱和度、血乳酸等指标的变化差异，判断并比较不同冷疗方式对足球运动员疲劳后恢复能力及无氧运动能力的影响。

1.5　文献综述

1.5.1　冷水浸泡法的研究现状

温度可以影响大多数生物机体运动过程中的效率，哺乳动物的骨骼肌活动也不例外。国内外许多研究已经证明，当温度控制在最佳的范围时，肌肉就可以产生最大的性能，换言之，将肌肉温度改变到最佳的范围即可增强肌肉的功能，如果超出了最佳的温度范围，骨骼肌的收缩能力将会急剧减弱。当机体处于运动状态时，能量的消耗以及骨骼肌进行运动所产生的热能相对于静息状态来说增加 100 倍左右的度量，想要把肌肉温度维持在需要的最佳区域是非常困难的，因此，如何快速使肌肉降温这一论题开始受到人们的普遍关注。

在冷水中浸泡会引起体内诸多的生理反应，如血液和血细胞在体内进行循环，可以缓解机体的肿胀。数十年以来，不同的冷冻疗法（cryotherapies）如全身冷水浸泡法、下肢冷水浸泡法和冰袋等，在各种各样的运动中被用于运动后的恢复，来应对疲劳或延迟性肌肉酸痛（delayed ouset musde soreness，DOMS），不同强度的运动使骨骼肌、神经系统和新陈代谢系统产生不同程度的疲劳，运动也与肌纤维的微细结构有关，通常被描述为运动造成的肌肉损伤从而导致延迟性肌肉酸痛。在运动医学中，冷水浸泡法作为一种运动后干预措施，被用来研究主观的延迟性肌肉酸痛及一般的主观疲劳程度，以及像肌酸激酶（creatine kinase，CK）、乳酸水平或者血浆细胞因子包含的白介素（inter lenkin，IL）和 C 反应蛋白（C-reaction protein，CRP）一类的血浆标记的降低。普遍认为，冷水浸泡法是减轻疼痛以及减少骨骼肌炎症问题的一种手段。运动后冷疗的恢复机制主要是通过它对于血管收缩的影响，通过降低细胞代谢从而降低炎症反应[1]。

　　在运动中，冷对于运动员意味着相当大的治疗。Leeder[12]发表的文献的综述部分提到，CWI 是在力竭运动中降低 DOMS 症状的一个有效策略。随着冷疗技术的不断发展，研究者对冷疗人群、运动方式、冷疗方案等方面的探究越来越多，表 1 详细总结了 2011—2014 年部分关于下肢冷水疗法的研究。

表 1　2011—2014 年下肢冷水浸泡法对运动恢复的影响研究现状

研究者	受试者	运动方案	干预措施	检测指标	研究结论
Pauw 等 2014[13]	9 名男性自行车运动员	循环运动：方案 1：30 分钟；方案 2：12 分钟	积极恢复；被动恢复；CWI（15℃，15 分钟）	HR，BLA，运动总功	积极恢复和 CWI 都表现出血乳酸的积极恢复，CWI 可以提高运动做功
Roberts 等 2014[16]	10 名健康男性	两次急性抗阻练习	被动恢复；CWI（10 分钟）	静脉血，肌肉温度，大腿围，肌肉酸痛和最大肌肉功能测定	冷水浸泡让运动员承担更大的工作量，加速机体恢复
Delextrat 等 2013[6]	16 名篮球运动员（8 男 8 女）	竞技篮球赛	按摩恢复；CWI（11℃，10 分钟）	DOMS，RPE，原地纵跳，反复冲刺能力	CWI 比按摩更能促进恢复，且女性更明显，CWI 提高跳跃性能
Crystal 等 2013[11]	20 名健康男性	40 分钟下坡跑，60% VO²max	被动恢复；冰浴（5℃，20 分钟）	膝关节伸肌峰力矩，DOMS，血浆趋化因子配体 2（CCL2）（运动后 1 小时、6 小时、24 小时、48 小时、72 小时监测）	20 分钟冰浴无法缓解强度递减和肌肉酸痛，但减轻血浆 CCL2 浓度升高
Elias 等 2012[20]	14 名男性足球运动员	澳大利亚足球联赛	被动恢复，CWI（12℃，14 分钟）；CWT（冷 12℃热 30℃各 1 分钟，共 14 分钟）	DOMS，RPE，原地纵跳，反复冲刺能力	24 小时后，CWI 组反复冲刺能力完全恢复，在改善运动能力和心理疲劳方面，CWI 优于 CWT，被动恢复影响最小
Bastos 等 2012[17]	20 名健康男性	恒定速度的自行车运动至力竭	被动恢复，主动恢复 CWI（11±2℃，6 分钟）	BLA，sdNN	与对照组相比，CWI 在运动后 12～15 分钟显著降低 BL 值，30～75 分钟 sdNN 值较大

续表

研究者	受试者	运动方案	干预措施	检测指标	研究结论
Ascensao 等 2011[22]	20 名男性足球运动员	一次性足球赛	TNI（35℃，10 分钟）；CWI（10℃，10 分钟）	CK，Mb，CRP，跳高、冲刺能力，最大等长收缩，DOMS	CWI 减少肌肉损伤和不适，有助于更快地恢复神经肌肉功能
Pournot 等 2011[23]	41 名男性足球、橄榄球、排球运动员	20 分钟力竭运动	15 分钟：被动恢复，TWI（36℃），CWI（10℃），CWT（10~42℃）	CK，LDH，原地纵跳，最大等长收缩	CWI 促进更快的最大无氧能力的恢复（MVC）
Rowsell 等 2011[14]	20 名男性少年足球运动员	高强度跑（速度＞15km/h）	CWI（10℃，5×1 分钟），TWI（34℃，5×1 分钟）	HR，RPE，DOMS，	CWI 改善疲劳促进恢复，提高了 4 天比赛中相关指标的性能恢复

注：CWI=下肢冷水浸泡；TNI/TWI=下肢温水浸泡；CWT=对照水疗；HR=心率；RPE=自觉疲劳程度；DOMS=延迟性肌肉酸痛；BLA=血乳酸；CK=肌酸激酶；Mb=肌红蛋白；CRP=C 反应蛋白；LDH=乳酸脱氢酶。

1.5.2 手掌冷疗及其他冷疗方式

1.5.2.1 手掌冷疗研究现状

血液循环是从活跃的肌肉中去除热的主要方式[22]。随着持续的运动，肌肉活动所产生的热量逐步积累，并通过大量的身体组织进行散热。内部产生的热量经由血液循环通过皮肤散发到空气中。体温调节是指通过增加皮肤表面的血流量造成的血管扩张来散热。

从循环血液中提取热量应增加循环血液吸收热量的能力，并减少在剧烈运动过程中局部热积聚的速度。如果肌肉温度是一个性能限制因素，那么冷疗方式应该能使肌肉的性能提高。然而，与体温调节相关的皮肤表面血流量的增加并不均匀。只有身体中毛发少的皮肤表面可以容纳大量增加的血液流动量[22-24]，少毛发皮肤区域的独特的血管结构成为身体的散热器。

Grahn 等[21]量化了这些毛发少的部位（面部和手掌）和毛发多的部位（上臂、后背、大腿、腹部），通过在热环境下运动的对比降温发现，在高温环境训练时，毛发多的皮肤部位散热情况没有明显变化，而毛发少的部位散热量达到了毛发多的部位的散热量的 5 倍。另外，冷疗时使用一个温和的真空器能够使毛发少的部位的散热量增加 33%。近年来也有其他学者对手掌冷疗进行了多方面的研究，对比了普通手掌冷疗、低压手掌冷疗、负压手掌冷疗对运动的影响，并进行了手掌冷疗的时间、人群等方面的研究（详见表 2）。

表2　手掌冷疗对运动员运动恢复的影响研究现状

研究者	受试者	运动方案	干预措施	检测指标	研究结论
牛永刚等[9]	16名男子柔道运动员	间歇式重复攀爬机训练（共4组）	被动恢复；冰手套（18～22℃，3分钟，负压环境-40mmHg）	练习成绩	在第一次恢复后，实验组成绩出现提高，而对照组出现持续下降。在下降速率方面，均表现出最后一次比前一次下降率低的情况
Ruddock等2014[10]	7名男性运动员	卧式自行车（50% VO2peak60分钟），实验室温度35℃，50%相对湿度	8℃、14℃、34℃冷水浸泡手	肠道温度；平均皮肤温度；HR；RPE；热应变	8℃组相对其他两组肠道温度、皮肤温度升高缓慢，峰值心率百分比、RPE较低，8℃手掌冷疗可改善热环境中耐力型运动员的运动能力
Grahn等2012[19]	67名健康男性	长期抗阻练习（环境温度（41.5±0.5）℃，20%～35%相对湿度）	被动恢复；冰手套（15～16℃，负压环境（-40mmHg））	核心温度；做功总量；引体向上数量；单次最大卧推力量	3周后，手掌降温增加了40%的做功总量（对照组增加13%），引体向上增加144%（对照组增加5%），力量增加22%
Kwon等2010[25]	16名男性力量运动员	4组卧推（50%～85%1RM），组间休息3分钟	TN；PH（45℃，3分钟，负压环境-40mmHg）；PC（10℃，3分钟，负压环境-40mmHg）	核心温度；做功总量；RPE；最大卧推总量	PC组做功总量、RPE值均显著优于其他组，在高强度间歇性抗阻训练中，给手掌降温到20～35℃时，疲劳机制会得到压制
Grahn等2009[21]	17名成年男性	跑台运动（5.6公里/小时，9%～16%坡度，25～45分钟），热环境（41.5℃，20%～30%相对湿度）	对照组；PC无负压组（10℃），PC负压组（10℃，-40mmHg）	HR；食道温度；体重	PC负压组在降低核心温度和失水量方面有统计学差异
Grahn等2005[15]	9名实验对象	40℃环境中上坡跑（每周2～4次，5.63km/h，训练强度逐渐增加），	被动恢复；PC（18～22℃，低气压35～45mmHg）	HR，核心温度，速度，坡度	PC延长了训练持续时间

注：HR=心率；RPE=自觉疲劳程度；1RM=单次最大卧推；PC=手掌降温；PH=手掌升温；TN=热中性环境

1.5.2.2　其他冷疗方式

冷空气暴露（cold air exposure）：冷空气暴露的方法需要借助冷却房[1]，它是通过制冷设备向特定的房间输入冷气，抑或直接降低房间内温度（一般在-110℃以下）来达到效果的[1, 26]。在实验室条件下，设置如此特制的条件还是比较容易的，但在真实的赛场上却很难做到，即便如此，这种冷疗方法也被一些国家的相关体育部门认可并配备。例如，澳大利亚足球联赛就进行了明确的规定，当比赛处于高温环境下时，比赛场馆都应配备冷疗设备，如冷却房、风扇、阴凉处和空调等。由此可见，这一类的冷疗方法想要达到预期的效果，很大程度上取决于周围环境温度、设备容纳量和暴露的时间等。

冰袋、冰背心与冰毛巾：在实际应用中，冰袋和冰背心是最常见的冷疗降温手段。因为冰袋和冰背心方便、易制，只需在特制的袋子或背心里放置冰块即可。类似的形式还有很多，如冰毛巾、冰夹克、胶体制品的冰带、降温服等，它们都是利用了冰融化能快速降温的特点而制成的便携式降温外套装置，具有很好的实用性。

冷饮料摄入（cold beverage ingestion）和口服冰浆（ice ingestion）：摄入液体饮料可以维持体液、增加能源物质，在提高高温环境下进行的耐力型运动（如自行车、马拉松等）的运动能力上有很重要的作用。在实际应用中，虽然很少有运动员和教练重视饮料的温度，但近来的研究在逐渐关注这一问题。可以这样认为，摄入冷饮料也能像外部冷疗降低皮肤表面温度那样降低身体内部温度，产生一系列生理反应，从而达到冷疗效果。摄入冷饮料不仅带来温度上的影响，还有饮料本身的营养功能，两者可能会出现混合效果，具体机制还不明确。口服冰浆是另一种内部冷疗的方法，与冷饮料摄入冷疗方法类似，不同之处在于没有冷饮料附带的营养物质作用。口服冰浆的冷疗方式可能是通过内部寒冷产生积极的感觉，改善了神经肌肉功能，从而使运动能力得到改善。另外，口服冰浆也可能起到一种安慰剂的作用，对运动影响的具体机制尚不明确。

复合冷疗：采用两种或多种冷疗方式同时作用于机体，进而更大程度上降低热应激，改善运动能力。通常有两种结合形式，即外部冷疗与外部冷疗相结合，外部冷疗与内部冷疗相结合[27]。例如，同时对头部和上肢进行冷疗或穿冰背心冷疗的同时摄入冰饮料等。近几年，也出现了电刺激和冷疗结合的复合冷疗新方法，Borne[25]运用低频电刺激结合冷却背心的冷疗方法，在热环境下对 8 名男子皮划艇运动员进行试验，发现与其他两种恢复干预（低频电刺激组和冷却背心组）相比，这一方法提高了这些精英运动员在两个 1000 米皮划艇计时赛之间的身体性能恢复效果。由此可见，复合冷疗还具备很大的发展空间，需要进一步深入研究。

1.5.3 冷疗与足球运动的运动恢复

1.5.3.1 足球运动疲劳与恢复方法

足球运动是以间歇性、高强度的反复冲刺跑以及在长时间剧烈的拼抢中进行频繁换位、以有氧供能和磷酸原供能为主的混合性运动项目。比赛中大强度工作时需要磷酸原供能，工作后 CP 恢复和乳酸消除的快慢又取决于肌肉的有氧代谢水平。

因此，在运动中，当能量消耗达到一定程度而又无法补充恢复时，人体的功能就会紊乱，运动能力也随之降低，同时在运动过程中会不断产生代谢产物，如大量汗液排出、盐分的散失和大量乳酸的堆积，使得肌肉活动发生障碍而产生疲劳。

　　肌肉疲劳导致的损伤在运动后的几天内会限制肌肉性能的发挥。运动员的恢复应当优先于定期的竞赛，因为它有助于最小化各个比赛之间的疲劳。运动后优化的恢复策略能有助于缓解运动后机体的物理性能下降，因此有利于后续的训练和运动表现。足球运动员疲劳的恢复方式[28]主要有恢复性训练、营养补充、合理休息、按摩、物理疗法、心理疗法和药物疗法等。

1.5.3.2　冷疗与足球运动的运动恢复研究现状

　　随着冷疗技术的日渐成熟，在足球运动训练过程中和比赛中的冷疗研究也开始发展起来[29, 30]。Ascensao[22]研究了一次性足球赛后 10℃、10 分钟的冷疗，指标分析显示，CWI 可以减少肌肉损伤和不适，有助于更快地恢复神经肌肉功能。Elias[20]通过对 14 名男性足球运动员进行 12℃、14 分钟的冷疗发现，24 小时后，CWI 组反复冲刺能力完全恢复，并显著改善了运动能力和心理疲劳。

　　但是，在目前关于足球运动与冷疗的研究中，运动方式大多是锦标赛或训练赛，在实验室中进行精密的运动耗能控制的研究并不多，冷疗方式和指标的检测也比较多样化，冷疗与足球运动的运动恢复需要更多更细致的研究。

2　研究对象与方法

2.1　研究对象

　　通过自愿报名的方式在首都体育学院运动训练系招募一定数量的足球专项运动员（国家二级及以上等级），然后通过问卷调查和严格的医学体检，挑选出满足实验要求的受试者 16 名。实验前进行严格的医学筛查，保证所选受试者身体健康，身体素质良好，从身体和心理上能够承受冷疗干预和 Wingate 无氧功测试实验。明确告知受试者实验过程和要求，以及实验中可能出现的不适等问题，让受试者签署知情同意书，自愿参加测试，并有足够时间完成实验（表 3）。

表 3　研究对象基本信息（n=16）

项目	年龄/岁	身高/厘米	体重/千克	BMI	体脂/%	训练年限/年	周训练次数/次	次训练时间/小时
$\bar{X}$	22.38	175.69	68.51	22.19	11.30	6.81	4.44	1.97
SD	1.86	3.81	6.86	2.02	3.69	2.93	2.13	0.69

2.2 研究方法

2.2.1 实验设计

本研究采用的是随机交叉自身对照设计，16 名受试者随机分为 4 组，每组 4 人。每名受试者都需进行 4 次实验，每次间隔一周。在每一个实验日，一组 4 名受试者同时进行实验，分别进行被动恢复、下肢冷水浸泡、手掌冷疗及复合冷疗四种恢复干预措施。7 天后相互交换干预措施，3 次交换后每名受试者全部完成每项实验。

2.2.2 实验流程和步骤

2.2.2.1 实验初期准备

采用自愿报名的方式进行受试者招募，并对受试者进行严格的筛选，最终确定 16 名足球专项运动员为本次研究的受试者。正式实验前一星期召集所有受试者至实验室，进行前期准备并完成以下内容：第一，使其了解实验内容，熟悉并体验实验流程；第二，向受试者介绍实验要求、实验注意事项和可能出现的问题，并让受试者签订知情同意书；第三，对受试者的基本信息进行采集，包括年龄、体重、身高和体脂；第四，对受试者进行分组，安排实验日程。因为本研究采用随机交叉自身对照设计，每名受试者分组后都不能随意变动，所以受试者需保证严格按照安排的实验流程和日期完成实验。

2.2.2.2 实验步骤

在拟定的实验日，4 名受试者需在餐后 2 小时进入实验室，在进入实验室之前 24 小时之内不能吸烟、饮酒及服用药物，不能进行剧烈运动。接下来的实验流程分为准备阶段、运动阶段、恢复阶段及 Wingate 测试阶段四步。实验步骤流程如图 1 所示。

第一步：准备阶段（−20 分钟）。

受试者进入实验室后，先佩戴好心率表，换上预先准备的便携服装，并调试好功率自行车的座位，然后安静休息 15 分钟后进行基础值采集（−20 分钟）。测定指标有体成分、BMI、HR、T_s、T_c、Bla、SpO_2。

第二步：运动阶段（0～10 分钟）。

在实验室条件下进行 30 秒 Wingate 测试，即在规定负荷下完成 30 秒的功率自行车骑行。功率自行车采用瑞典产 Monark 894E 型，阻力系数为 0.1，即负荷为 0.1 倍。

无氧功率实验的基本要求是让受试者在经过 2~4 分钟的准备活动以后休息 3~5 分钟，才开始正式实验。受试者在无负荷情况下准备 5~10 秒后自行加速，达到 100 转/分钟转速后功率自行车自动将负荷增加至预定负荷大小。在 30 秒最大骑行过程中要求受试者臀部不可离开座椅，实验人员不断给予受试者口头鼓励和时间提示，以帮助受试者在测试过程中发挥最大能力。

第三步：恢复阶段（10~25 分钟）。

运动后即刻 4 名受试者分别进行不同方式的恢复，分别为被动恢复、下肢冷水浸泡、手掌冷疗和复合冷疗四种恢复干预措施。恢复过程中分别进行第 0 分钟、3 分钟、5 分钟、7 分钟、10 分钟、15 分钟时的指标采集，包括 HR、T_c、T_s、BLA、SpO_2。

第四步：Wingate 测试。

30 秒 Wingate 测试，即在规定负荷下完成 30 秒的功率自行车骑行。功率自行车采用瑞典产 Monark 894E 型，阻力系数为 0.1，即负荷为 0.1 倍。测试结束后记录相关的运动数据及基础指标，包括 HR、T_c、T_s、BLA、SpO_2、PP、MP、疲劳指数、RPE。

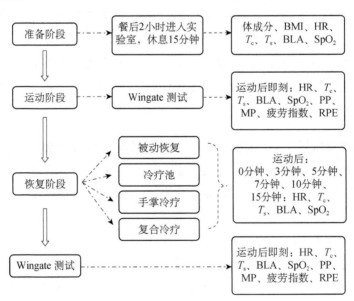

图 1　实验步骤流程图

2.2.3 冷疗干预措施及设备

2.2.3.1 下肢冷水浸泡

采用澳大利亚 iCoolSport 生产的冷疗设备，设备主要由冷疗池、抽水泵、制冷设备和导水管构成。冷疗池类似一个大型浴缸，注入一定水位的水后，可容纳一人浸泡。冷疗池上有一个进水口和一个出水口。抽水泵通过导管一端连接到冷疗池的出水口，另一端连接到制冷设备，制冷设备的另一端再通过导管连接到冷疗池的进水口。设备工作时，抽水泵将冷疗池的水抽出，流经制冷设备进行制冷，再注入冷疗池，如此循环制冷，最终将冷疗池中的水温降到需要的温度范围。设备的最低制冷温度为 5℃。

本研究中通过制冷设备使冷疗池的温度恒定在 10～15℃，持续时间为 15 分钟，受试者着泳裤，将臀部以下浸泡在冷疗池中。

2.2.3.2 手掌冷疗

采用 Core Control 生产的标准型冰手套设备。设备主要由循环手套、抽水泵、冰桶和导水管构成。手套为单只，外部由硬塑料组成，内部由导流冷疗垫和海绵垫组成，冷疗时将手掌置于冷疗垫中，掌心置于海绵垫上即可。手套外部有一个进水口和一个出水口与冷疗垫相连，一个负压口与手套相连。设备工作时，抽水泵将冰桶的水抽出，注入手套，如此循环制冷，最终将手套中的水温控制在需要的温度范围，同时，与手套相连的负压设备通过负压管将手套内气压调整到需要值（−40mm Hg）。

本研究中使手套中的温度恒定在 10～15℃，持续时间为 15 分钟，负压为 −40mm Hg。受试者着短袖，坐在椅子上，将手置于膝盖上，每 3 分钟进行一次换手操作。

2.2.3.3 复合冷疗

在下肢冷水浸泡的基础上，受试者进行手掌冷疗。温度为 10～15℃，持续时间为 15 分钟。

2.2.4 运动方式

在实验室条件下进行 30 秒 Wingate 测试，即在规定负荷下完成 30 秒的功率自行车骑行。功率自行车采用瑞典产 Monark 894E 型，阻力系数为 0.1，即负荷为 0.1 倍。

无氧功率实验的基本要求是让受试者在经过 2～4 分钟的准备活动以后休息 3～5 分钟，然后开始正式实验。受试者在无负荷情况下准备 5～10 秒后自行加

速，达到 100 转/分钟转速后功率自行车自动将负荷增加至预定负荷大小。在 30
秒最大骑行过程中要求受试者臀部不可离开座椅，实验人员不断给予受试者口头
鼓励和时间提示以帮助受试者在测试过程中发挥最大能力。

2.2.5　指标数据采集

实验中分 4 个阶段进行数据采集，主要指标有心率、耳温、皮肤表面温度、
血氧饱和度、血乳酸、主观疲劳程度、峰值功率、平均功率、相对峰值功率、相
对平均功率等。

采集数据的具体步骤如图 2 所示。

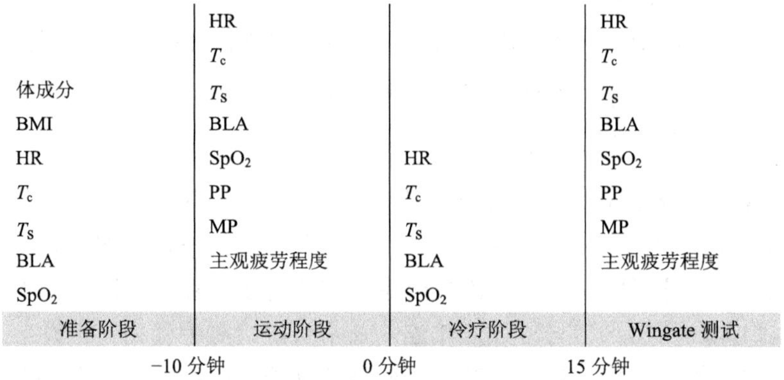

	HR		HR
	T_c		T_c
体成分	T_s		T_s
BMI	BLA		BLA
HR	SpO_2	HR	SpO_2
T_c	PP	T_c	PP
T_s	MP	T_s	MP
BLA	主观疲劳程度	BLA	主观疲劳程度
SpO_2		SpO_2	
准备阶段	运动阶段	冷疗阶段	Wingate 测试
−10 分钟		0 分钟	15 分钟

图 2　数据采集示意图

（1）心率：受试者进入实验室就佩戴 Polar 遥测心率表，实时连续监测心
率，在需要的时间点记录下心率作为实验数据。

（2）血氧饱和度：采用指夹式血氧饱和度测试仪进行测试。在既定的时间
点，将测试仪夹在受试者左手无名指上，5 秒内即出结果，并记录。

（3）核心温度：使用泰尔茂（型号 EM* 30CPL）电子体温计（产地为中国杭
州）测量耳道鼓膜温度，用以代替核心温度。测量时将探测头插入受试者的外耳
道。有研究发现，耳温比测量肛温稍准确，尤其在体温峰值测量上。而且在一些
临床研究中，鼓膜温度与直肠温度是吻合的，所以本研究中选择耳温作为核心温
度指标。

（4）皮肤表面温度：采用 TIR1 红外热像仪测量头面部温度作为本研究监测
的皮肤表面温度，测量时尽量保证测试位置一致。本研究涉及冷水浸泡，实验中
受试者躯干都会浸泡于水中，因此常规的多点综合计算皮肤表面温度的方法不适
用于本研究。所以本研究选择头面部皮肤表面温度作为数据采集指标，测量方式
为红外热像测试。

（5）血乳酸：采用美国 Nova Biomedical 公司的 lactate plus™ 血乳酸分析仪，采取安静时、无氧负荷运动后即刻、恢复期各时间点及二次无氧负荷运动后即刻的指血用以分析。

（6）主观疲劳程度：将已打印好的 Borg 量表贴于功率自行车正前方向的墙壁上，受试者在进行 Wingate 测试后即刻，根据自己主观疲劳感觉选择一个对应的数字。

（7）无氧运动能力通过 Monark 894E 型功率自行车监测。

峰值功率：把 30 秒 Wingate 测试时间分成 6 个 5 秒，取产生最大圈数的那个 5 秒（通常为第一个 5 秒）的平均功率。

平均功率：30 秒 Wingate 测试中全力运动输出功率的平均值。

疲劳指数：30 秒 Wingate 测试中最大无氧功率的下降幅度，6 个 5 秒平均功率中，最高平均功率值减去最低平均功率值，再除以最高平均功率值后，乘以 100%即为无氧功率递减率。

2.3　数据统计和分析

本研究所有数据均表示为平均数±标准差（$\bar{x} \pm SD$）。统计学处理采用 SPSS20.0 统计软件进行，取 $p<0.05$ 为显著性，$p<0.01$ 为极其显著性。对于不同冷疗方式对运动成绩指标（峰值功率、平均功率、相对峰值功率、相对平均功率及疲劳指数）的影响用单因素方差分析。对于冷疗干预或运动前后具有绝对变化的指标变化用配对样本 T 检验。实验过程中随时间变化的指标（如心率、核心温度、面部皮肤表面温度、血乳酸、血氧饱和度和主观疲劳程度）通过双因素重复测量方差分析进行分析。运动成绩指标与部分生理指标间做相关性分析。

3　研　究　结　果

3.1　不同冷疗方式对足球运动员恢复过程中生理指标及主观疲劳程度的影响

3.1.1　不同冷疗方式对足球运动员心率的影响

表 4 为不同冷疗方式对足球运动员恢复过程中心率指标的影响，可以看出受

试者的安静心率分别为 CON 组（67.6±5.4）次/分，CWI 组（69.6±6.0）次/分，PC 组（67.9±7.4）次/分，CC 组（68.3±7.9）次/分，相互间无显著性差异（$p>$ 0.05）。四组运动后即刻心率分别为 CON 组（163.1±12.0）次/分，CWI 组（161.3±11.7）次/分，PC 组（159.3±14.8）次/分，CC 组（154.8±13.0）次/分，相互间无显著性差异（$p>0.05$）。冷疗恢复 7 分钟后，冷疗组的心率分别为 CWI 组（96.6±13.9）次/分，PC 组（96.9±13.1）次/分，CC 组（93.1±7.8）次/分，与 CON 组相比分别下降（10±4.1）次/分、（9.7±3.9）次/分、（13.5±4.7）次/分，其中 CC 组心率下降显著（$p<0.05$）。冷疗恢复 10 分钟后，CC 组的心率为（90.2±10.3）次/分，与 CON 组的（102.9±10.1）次/分相比下降（12.7±4.6）次/分，CC 组心率下降显著（$p<0.05$）。冷疗恢复结束即刻（即冷疗恢复第 15 分钟时），冷疗组的心率分别为 CWI 组（85.9±12.4）次/分，PC 组（87.8±10.5）次/分，CC 组（84.9±8.1）次/分，与 CON 组相比分别下降（13.4±4.5）次/分、（11.5±4.0）次/分、（14.4±5.1）次/分，其中 PC 组心率下降显著（$p<0.05$），CWI 组和 CC 组心率下降非常显著（$p<0.01$）。运动员恢复后再次运动后的即刻心率（第 25 分钟）四组分别为 CON 组（169.2±11.9）次/分，CWI 组（160.3±11.4）次/分，PC 组（158.1±17.5）次/分，CC 组（158±11.1）次/分，相互间或与同组第一次运动即刻相比无显著性差异（$p>0.05$）。

表 4　不同冷疗方式对心率的影响（$\bar{X} \pm SD$）

时间/分钟	CON 组/（次/分）	CWI 组/（次/分）	PC 组/（次/分）	CC 组/（次/分）
−10	67.6±5.4	69.6±6.0	67.9±7.4	68.3±7.9
0	163.1±12.0	161.3±11.7	159.3±14.8	154.8±13.0
3	121.5±9.9	112.9±16.8	112.3±13.6	109.9±11.9
5	110.4±9.8	101.4±13.9	100.6±13.7	97.2±11.9
7	106.6±8.6	96.6±13.9	96.9±13.1	93.1±7.8*
10	102.9±10.1	92.7±12.6	93.6±14.1	90.2±10.3*
15	99.3±9.6	85.9±12.4**	87.8±10.5*	84.9±8.1**
25	169.2±11.9	160.3±11.4	158.1±17.5	158.0±11.1

图 3 为不同冷疗方式下随着时间的递增心率的变化情况。通过分析，CON 组、CWI 组、PC 组和 CC 组四种恢复干预措施对心率的影响在第−10 分钟、0 分钟、3 分钟和 5 分钟时组间对照差异不明显（$p>0.05$），在 7 分钟时间点上，与 CON 组相比，CC 组心率出现显著性降低（$p<0.05$），在冷疗结束即刻（即 15 分钟时间点），3 个冷疗组均出现显著性差异，其中 CWI 组和 CC 组心率非常显著地降低了（$p<0.01$）。

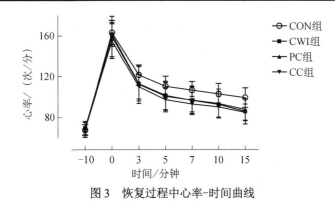

图 3　恢复过程中心率-时间曲线

图 4 为冷疗恢复前后两次无氧运动即刻心率变化情况。通过分析，4 个恢复干预组的第一次无氧运动即刻心率无显著性差异（$p > 0.05$），第二次无氧运动即刻心率也无显著性差异（$p > 0.05$）。但通过图 4 可看出，与 CON 组的上升趋势相反，冷疗组的第二次运动即刻心率均有下降趋势。

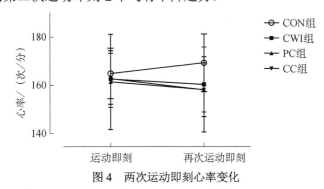

图 4　两次运动即刻心率变化

3.1.2　不同冷疗方式对足球运动员耳温的影响

表 5 为不同冷疗方式对足球运动员恢复过程中耳温指标的影响。通过分析各个时间点的耳温值发现，在准备阶段（第-10 分钟）四组的耳温分别为 CON 组（36.5±0.5）℃，CWI 组（36.4±0.4）℃，PC 组（36.4±0.3）℃，CC 组（36.5±0.3）℃，相互间无显著性差异（$p > 0.05$）。随着冷疗时间的递增，在冷疗结束（第 15 分钟）时，与 CON 组相比，冷疗组的耳温均有所降低，CWI 组降低 0.2℃，PC 组降低 0.2℃，CC 组降低 0.3℃，均有显著性差异（$p < 0.05$，CWI 组 $p = 0.013$，PC 组 $p = 0.019$，CC 组 $p = 0.012$）。冷疗后再次运动即刻，CON 组、CWI 组、PC 组和 CC 组的耳温分别为（36.9±0.4）℃、（36.5±0.4）℃、（36.5±0.4）℃和（36.5±0.6）℃，与 CON 组相比，均下降显著（$p < 0.05$，CWI 组 $p = 0.02$，PC 组 $p = 0.015$，CC 组 $p = 0.024$）。

表5 不同冷疗方式对耳温的影响（$\bar{X} \pm SD$）

时间/分钟	CON 组/℃	CWI 组/℃	PC 组/℃	CC 组/℃
−10	36.5±0.5	36.4±0.4	36.4±0.3	36.5±0.3
0	36.6±0.4	36.6±0.4	36.6±0.3	36.6±0.4
3	36.7±0.3	36.5±0.6	36.5±0.4	36.4±0.3
5	36.7±0.4	36.6±0.5	36.6±0.5	36.4±0.4
7	36.8±0.5	36.5±0.4	36.6±0.3	36.5±0.4
10	36.6±0.4	36.4±0.3	36.5±0.4	36.4±0.4
15	36.5±0.3	36.3±0.6*	36.3±0.2*	36.2±0.5*
25	36.9±0.4	36.5±0.4*	36.5±0.4*	36.5±0.6*

图 5 为恢复过程中受试者的耳温变化情况。从图中可以看出，CON 组的耳温值从第 3 分钟开始明显高于冷疗组，而冷疗组之间的耳温差别不大。

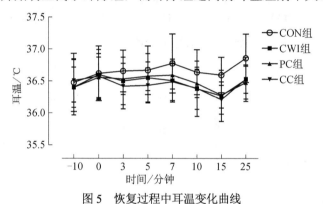

图 5 恢复过程中耳温变化曲线

3.1.3 不同冷疗方式对足球运动员面部皮肤表面温度的影响

表 6 是不同冷疗方式对面部皮肤表面温度的影响，从表中可以看出，从运动前 10 分钟到运动后恢复的 10 分钟内，各组之间的面部皮肤表面温度差异不大；从第 15 分钟开始至第 25 分钟，各冷疗组对比 CON 组面部皮肤表面温度降低，并呈现显著性差异。

表6 不同冷疗方式对面部皮肤表面温度的影响（$\bar{X} \pm SD$）

时间/分钟	CON 组/℃	CWI 组/℃	PC 组/℃	CC 组/℃
−10	35.6±0.8	35.6±0.6	35.7±0.8	35.5±0.6
0	35.5±1.1	35.4±0.7	35.4±0.7	35.3±0.3
3	35.5±0.8	35.3±0.8	35.4±0.7	35.4±0.5
5	35.6±0.9	35.4±0.8	35.5±0.9	35.3±0.5
7	35.8±0.8	35.4±0.9	35.5±0.8	35.3±0.8

续表

时间/分钟	CON 组/℃	CWI 组/℃	PC 组/℃	CC 组/℃
10	35.7±0.5	35.4±0.8	35.4±0.8	35.3±0.8
15	35.7±0.6	35.2±0.7*	35.2±0.7*	35.1±0.7*
25	35.6±0.5	35.2±0.8*	35.2±0.6*	35.1±0.5*

图 6 为恢复过程中面部皮肤表面温度变化曲线。由图可看出，CON 组与各冷疗组在运动前 10 分钟至运动后即刻体表温度无明显区别；自恢复第 3 分钟至第 10 分钟，CON 组体表温度开始逐步上升，而各冷疗组上升缓慢；从恢复第 15 分钟至第 25 分钟，CON 组趋于稳定，而各冷疗组呈现明显的下降趋势。

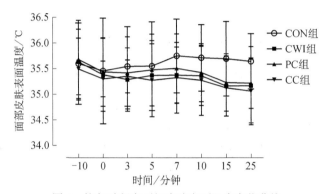

图 6　恢复过程中面部皮肤表面温度变化曲线

3.1.4　不同冷疗方式对足球运动员血氧饱和度的影响

表 7 为不同冷疗方式对血氧饱和度的影响，从运动前第 10 分钟至运动后恢复 25 分钟过程中，对比 CON 组，各冷疗组并没有明显的变化，也无显著性差异，但各冷疗组数值要高于 CON 组。

表 7　不同冷疗方式对血氧饱和度的影响（$\bar{X}\pm SD$）

时间/分钟	CON 组/%	CWI 组/%	PC 组/%	CC 组/%
−10	98.8±1.0	98.6±1.3	98.9±1.3	98.8±1.2
0	98.3±1.2	98.4±1.0	98.2±1.3	98.2±1.2
3	98.1±0.8	98.6±0.7	98.6±1.2	98.6±0.9
5	98.2±1.2	98.4±0.8	98.3±0.8	98.7±1.0
7	98.1±1.0	98.5±0.8	98.2±0.9	98.6±0.9
10	98.0±0.9	98.4±0.9	98.1±0.5	98.3±0.9
15	97.9±0.8	98.4±1.0	98.1±1.0	98.1±1.0
25	97.6±1.2	97.9±1.0	97.8±1.1	97.9±0.9

图 7 中，CON 组与各冷疗组血氧饱和度从恢复开始趋于稳定，总体呈下降趋势，但各冷疗组数值要高于 CON 组。

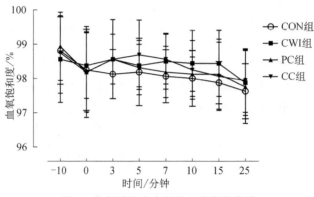

图 7　恢复过程中血氧饱和度变化曲线

3.1.5　不同冷疗方式对足球运动员血乳酸的影响

从表 8 可以看出，从运动前第 10 分钟至运动结束即刻，各组之间无明显区别；恢复第 3 分钟至第 10 分钟，各冷疗组的血乳酸数值要明显低于 CON 组；恢复第 15 分钟至第 25 分钟，各冷疗组血乳酸值对比 CON 组明显降低，呈显著性差异。

表 8　不同冷疗方式对血乳酸的影响（$\bar{X} \pm SD$）

时间/分钟	CON 组/（毫摩尔/升）	CWI 组/（毫摩尔/升）	PC 组/（毫摩尔/升）	CC 组/（毫摩尔/升）
−10	1.9±0.7	1.8±0.5	1.9±0.5	1.9±0.4
0	6.0±1.8	6.5±2.0	6.4±1.7	5.7±1.2
3	9.1±2.5	7.8±1.9	7.7±2.3	8.4±2.6
5	10.6±2.9	9.0±2.1	8.8±1.7	9.2±2.4
7	10.0±2.8	8.7±1.9	9.1±2.3	8.8±2.6
10	9.6±1.9	7.8±1.9	8.1±2.2	8.1±2.8
15	8.9±2.3	6.8±1.7*	7.0±1.9*	7.3±2.3*
25	10.8±2.9	8.0±1.7*	8.1±1.8*	8.7±2.1*

由图 8 可以看出，从恢复第 3 分钟开始，各冷疗组血乳酸降低趋势开始低于 CON 组，在恢复第 15 分钟开始，冷疗各组的血乳酸下降趋势开始明显区别于 CON 组；CON 组在恢复第 25 分钟时，血乳酸值的上升趋势也明显高于各冷疗组。

3.1.6　不同冷疗方式对足球运动员主观疲劳程度的影响

表 9 为不同冷疗方式对主观疲劳程度的影响结果，CON 组、CWI 组及 CC

组在两次运动即刻时的主观疲劳程度数值上并没有明显的变化，而 PC 组有较为明显的下降，但并未呈现显著性差异。

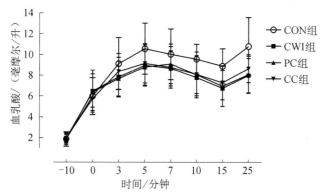

图8　恢复过程中血乳酸变化曲线

表9　不同冷疗方式对主观疲劳程度的影响（$\bar{X} \pm SD$）

时间/分钟	CON 组	CWI 组	PC 组	CC 组
0	15.6±1.8	15.0±2.0	15.1±1.7	15.4±2.1
25	15.8±1.8	15.1±2.3	14.6±2.4	15.8±1.9

通过图 9 可以看出，在两次运动即刻，CON 组、CWI 组及 CC 组的主观疲劳程度值相对比较稳定，而 PC 组出现了较为明显的下降。

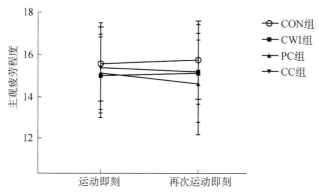

图9　两次运动主观疲劳程度的变化

3.2　不同冷疗方式对足球运动员无氧运动能力的影响

3.2.1　不同冷疗方式对峰值功率、平均功率的影响

表 10 为不同冷疗方式对峰值功率的影响。在第一次运动时，CON 组和 CC 组峰值功率略高于 CWI 组和 PC 组，但差距不大；经过恢复进行二次运动，CWI

组与 PC 组峰值功率有显著提高，对比 CON 组数值呈显著性差异。

表 10　不同冷疗方式对峰值功率的影响（$\bar{X} \pm SD$）

项目	CON 组/瓦	CWI 组/瓦	PC 组/瓦	CC 组/瓦
运动 1	1779.4±277.3	1752.6±312.1	1737.8±254.0	1781.4±274.0
运动 2	1713.8±277.4	1942.8±292.6*	1930.3±265.6*	1797.4±261.4

图 10 为两次运动峰值功率的变化趋势，可以看出，第二次运动对比第一次运动，CWI 组和 PC 组有明显的上升趋势。

表 11 中，除 CON 组外，各冷疗组的平均功率都有所提高，PC 组提高数值最高，但对比 CON 组未出现显著性差异。

表 11　不同冷疗方式对平均功率的影响（$\bar{X} \pm SD$）

项目	CON 组/瓦	CWI 组/瓦	PC 组/瓦	CC 组/瓦
运动 1	1235.8±141.5	1180.9±151.1	1199.1±131.4	1228.2±151.8
运动 2	1165.2±135.6	1256.1±155.3	1274.3±132.4	1232.6±155.7

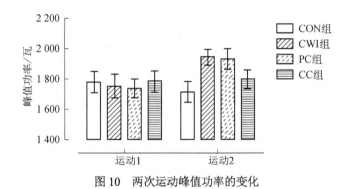

图 10　两次运动峰值功率的变化

图 11 表示两次运动平均功率的变化趋势。由图可以看出，第二次运动对比第一次运动，CWI 组和 PC 组有所提高，CC 组几乎不变，CON 组下降。

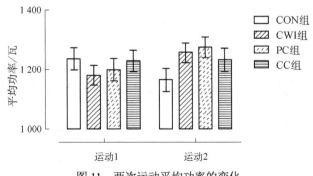

图 11　两次运动平均功率的变化

3.2.2　不同冷疗方式对相对峰值功率、相对平均功率的影响

表 12 为不同冷疗方式对相对峰值功率的影响。在第一次运动时，各组数值相近，几乎没有变化；经过恢复，进行第二次运动，CWI 组与 PC 组平均峰值功率有显著提高，对比 CON 组数值呈显著性差异。

表 12　不同冷疗方式对相对峰值功率的影响（$\bar{X} \pm SD$）

项目	CON 组/（瓦/千克）	CWI 组/（瓦/千克）	PC 组/（瓦/千克）	CC 组/（瓦/千克）
运动 1	25.5±2.9	25.5±3.2	25.1±2.8	25.5±2.6
运动 2	24.9±3.5	27.8±2.9*	27.7±3.3*	25.7±3.0

图 12 为两次运动相对峰值功率的变化趋势，可以看出，第二次运动对比第一次运动，CWI 组和 PC 组有明显的上升。

表 13 中，除 CON 组外，冷疗各组相对平均功率都有所提高，CWI 组提高数值最高，但对比 CON 组未出现显著性差异。

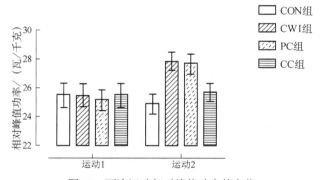

图 12　两次运动相对峰值功率的变化

表 13　不同冷疗方式对相对平均功率的影响（$\bar{X} \pm SD$）

项目	CON 组/（瓦/千克）	CWI 组/（瓦/千克）	PC 组/（瓦/千克）	CC 组/（瓦/千克）
运动 1	17.1±1.0	17.0±1.0	17.1±1.0	17.2±0.7
运动 2	16.5±1.2	17.7±1.0	17.6±0.9	17.3±1.1

图 13 表示两次运动平均功率的变化趋势，由图可以看出，第二次运动对比第一次运动，CWI 组和 PC 组有提高，CC 组几乎不变，CON 组下降。

3.2.3　不同冷疗方式对疲劳指数的影响

表 14 为不同冷疗方式对疲劳指数的影响，第一次运动后 CWI 组疲劳指数较低，其余各组几乎相同；第二次运动后，CON 组指数上升，冷疗各组指数下降，CWI 组指数依旧是最低。

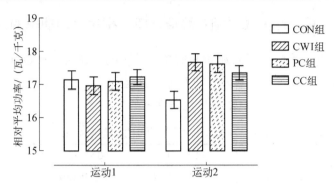

图 13 两次运动相对平均功率的变化

表 14 不同冷疗方式对疲劳指数的影响（$\bar{X} \pm SD$）

项目	CON/%	CWI/%	PC/%	CC/%
运动 1	50.4±6.8	49.7±6.1	50.3±5.9	50.3±7.4
运动 2	51.0±8.6	48.5±6.2	49.4±6.7	49.3±7.4

从图 14 可以看出，第一次运动后各组之间疲劳指数相差不大，第二次运动后冷疗各组有所下降，CON 组指数上升，CWI 组下降较为明显。

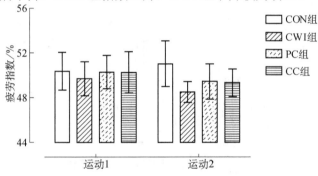

图 14 两次运动疲劳指数的变化

3.3 具有显著性变化的指标与无氧运动能力的相关性分析

3.3.1 心率与无氧运动能力的相关性分析

表 15、图 15 是心率与无氧运动能力各数据相关性的分析，心率与峰值功率、平均功率之间没有显著性相关，而与疲劳指数之间则呈现极其显著性相关。

表 15 心率与无氧运动能力的相关性

指标	统计学参数	PP	MP	疲劳指数
心率	r	0.194	0.007	0.349**
	p	0.125	0.956	0.005

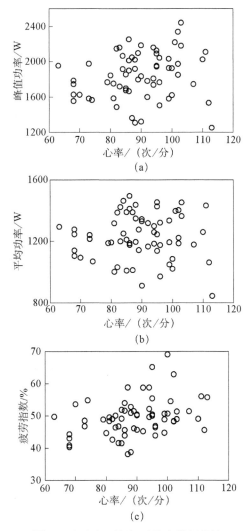

图 15　心率与无氧运动能力的相关性

3.3.2　温度与无氧运动能力的相关性分析

通过对耳温、面部皮肤表面温度与无氧运动能力各数值进行相关性分析，得出耳温与峰值功率、平均功率和疲劳指数之间无显著相关；面部皮肤表面温度与峰值功率、平均功率之间无显著相关，与疲劳指数显著性相关（表 16、图 16）。

表 16　耳温、面部皮肤表面温度与无氧运动能力的相关性

部位温度	统计学参数	PP	MP	疲劳指数
耳温	r	−0.204	−0.242	0.071
	p	0.106	0.54	0.577
面部皮肤表面温度	r	−0.173	−0.144	0.273*
	p	0.171	0.255	0.029

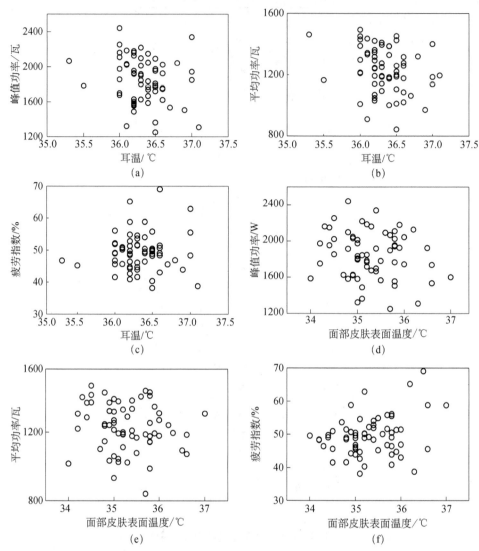

图 16　耳温、面部皮肤表面温度与无氧运动能力的相关性

3.3.3　血乳酸与无氧运动能力的相关性分析

通过对血乳酸与无氧运动能力各数值进行相关性分析，得出血乳酸与峰值功率、平均功率之间无显著相关，与疲劳指数有极其显著性相关（表 17、图 17）。

表 17　血乳酸与无氧运动能力的相关性

项目	统计学参数	峰值功率	平均功率	疲劳指数
血乳酸	r	0.118	0.040	0.392**
	p	0.354	0.752	0.001

3.3.4 生理指标的相关性分析

通过对生理指标各数值进行相关性分析，可以看出，心率与耳温、血氧饱和度之间没有显著性相关，而与皮肤表面温度以及血乳酸数据之间呈现极其显著性相关（表18）。

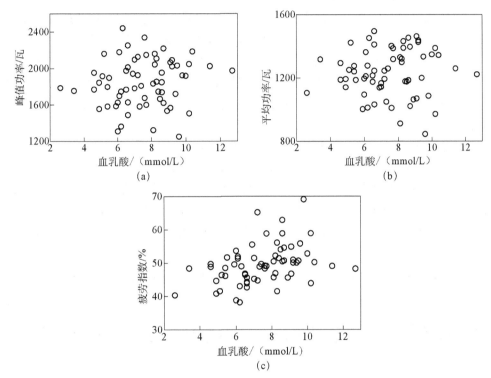

图 17 血乳酸与无氧运动能力的相关性

表 18 生理指标的相关性分析

项目	统计学参数	心率	耳温	皮肤表面温度	血乳酸	血氧饱和度
心率	r	1	0.230	0.372**	0.574**	−0.189
	p		0.067	0.002	0.000	0.134
耳温	r	0.230	1	0.212	0.065	−0.43
	p	0.067		0.092	0.611	0.733
皮肤表面温度	r	0.372**	0.212	1	0.205	−0.131
	p	0.002	0.092		0:105	0.303
血乳酸	r	0.574**	0.065	0.205	1	−0.142
	p	0.000	0.611	0.105		0.263
血氧饱和度	r	−0.189	−0.43	−0.131	−0.142	1
	p	0.134	0.733	0.303	0.263	

4　分析与讨论

过往的研究已经可以说明，当机体运动过后使用冷疗方式恢复，一方面可以降低机体肌肉的热应激以及热损耗[7, 8, 31]，另一方面能促进血液循环的提高，使得恢复变得更加迅速[32-35]。假设肌肉温度是能够限制肌肉性能的因素，那么冷疗的方式应该能提高肌肉活动性能。但就现有的研究而言，只有身体毛发少的皮肤表面能够容纳这种大量增加的血液流动量[15]，而像这样的毛发少的皮肤区域利用自身独特的血管结构作为身体的散热器进行散热，就类似于本研究中所研究的手掌冷疗方式。

冷疗措施可用于缓解各种疼痛、炎症等运动性损伤[6, 17, 36]，现如今，冷疗技术已经是专业运动员进行运动损伤恢复的一种常用方法。NBA 联盟的一些顶级运动员及英超足球联赛的俱乐都将冷疗技术作为恢复与训练的常规手段，甚至将温度调整至接近-100℃，用以快速恢复激烈的比赛或训练带来的机体疲劳。近年来，不少实验结果已经证明，冷疗确实能够减少运动员在运动时所产生的热压力[7-10, 19, 37]，而这也有利于更好地发挥运动能力。在实际运动比赛与训练当中，确实也有许多特定的为运动员进行冷疗降温的商业产品开始出现，如冰背心、冰桶，甚至大型的冷疗池等。

4.1　冷疗对足球运动员恢复过程中生理指标及主观疲劳感觉的影响分析

本研究采用三种冷疗方式（下肢冷水浸泡、手掌冷疗和复合冷疗），时间为15 分钟，其中手掌冷疗负压为-40mmHg，水温为 10～15℃。在运动恢复的过程当中，采集了受试者在各时间节点的心率、耳温、面部皮肤表面温度、血乳酸、血氧饱和度等生理指标以及主观疲劳感觉指标，并进行分析。结果为，对比无冷疗组，三种冷疗方式对受试者的各生理指标以及主观疲劳程度均产生了不同程度的影响。冷疗对运动员的机体产生了积极的恢复效果，从运动员的主观感受上也起到舒缓的作用。它使得运动员保持再次运动能力有更大的可能，对于许多需要间歇性爆发的运动项目，如足球或篮球运动，在中场休息时可以实行这样的恢复方式。

4.1.1　冷疗对心率的影响

在运动进行的过程中，心率作为一项基本的且极其重要的生理检测指标，经常被用来监测机体关于血液循环方面的机能[17]。在开始运动之前，测定被试者静息状态之下的基础心率值，不仅可以判断机体是否在某一阶段出现了过度的疲劳，还可以通过监测评定运动员所达到的训练水平。在运动过程当中，心率会随机体代谢水平的提高而上升，在某一些范围之内，它能够从侧面反映出当前运动负荷的强度大小以及机体的代谢水平到达什么程度。在运动过后的恢复过程当中，心率的调节水平以及恢复情况都会受不同恢复环境的直接影响。

通过对心率指标的分析，发现各实验组在安静状态至运动结束即刻，心率指标之间无明显差异；从恢复开始，冷疗开始作用于心率恢复，各冷疗组的心率回落速度要快于 CON 组，同时，在第 7 分钟、10 分钟，CC 组对比 CON 组出现显著性差异；在第 15 分钟，CWI 组和 CC 组对比 CON 组均出现非常显著性差异，PC 组对比 CON 组出现显著性差异。说明各冷疗组运动后心率恢复效果要好于 CON 组，这有利于运动员再次运动能力的提高；从 25 分钟节点可以看出，虽然各冷疗组对比 CON 组未出现显著性差异，但心率指标却要低于 CON 组，说明机体的耗能也有所降低。作为最重要的生理指标之一，心率如果可以迅速恢复，达到理想的区间，对于运动员的比赛或训练计划都具有重要的意义。

4.1.2　冷疗对耳温的影响

通过对耳温数据的分析可知，安静准备阶段及运动后即刻，各实验组耳温指标相差不大；开始恢复后，冷疗作用于人体，各冷疗组对比 CON 组耳温数值普遍要低；第 15 分钟，各冷疗组对比 CON 组耳温指标呈显著性差异，而在运动后即刻同样出现显著性差异。这说明经过一段时间的冷疗影响，各冷疗组在保证了身体核心温度保持在正常区间的前提下，减少了机体的热代谢耗能，为更好地进行二次运动储备能量，这点从和 CON 组明显的对比中可以看到。

4.1.3　冷疗对皮肤表面温度的影响

通过对皮肤表面温度数据的分析可知，安静准备阶段及运动后即刻，各实验组皮肤表面温度指标相差不大；开始恢复后，冷疗作用于人体，冷疗各组对比 CON 组皮肤表面温度数值普遍要低；第 15 分钟，冷疗各组对比 CON 组皮肤表面温度指标呈显著性差异，而在运动后即刻也同样出现显著性差异。这说明经过一段时间的冷疗影响，冷疗各组在保证了机体皮肤表面温度保持在正常区间的前提下，减少了机体的热代谢耗能，为更好地进行二次运动储备能量，这点从和 CON 组明显的对比中可以看到。同时，体表温度的降低，可以使运动员主观疲劳感觉减缓，并有助于在热应激下损失的机能的恢复。

4.1.4　冷疗对血乳酸的影响

血乳酸浓度是一项经典的生理指标，反映出运动负荷的大小和强弱程度，应用广泛，且非常重要。血乳酸浓度的指标对运动强度方面的监控有着指导性的意义，同时经常和运动后的身体反应有着紧密的联系。通过测定血乳酸的浓度来安排所要进行的运动负荷，其科学指导作用和意义都是很大的。

通过分析血乳酸数值，可以看出从安静状态至一次运动结束即刻，各组之间的血乳酸值几乎没有区别；自运动后恢复第 3 分钟开始，各冷疗组的血乳酸数值要低于 CON 组，上升的速率也比 CON 组缓慢；在恢复第 15 分钟以及进行二次运动后即刻，冷疗各组血乳酸值对比 CON 组出现了明显的降低，并呈显著性差异。这说明冷疗手段促进了机体的血乳酸代谢，抑制了体内乳酸的堆积，使得二次运动时机体仍具有较高的运动能力。冷疗不仅对一次运动或训练有效，对长远的训练计划也有指导意义。冷疗对血乳酸的消除作用在一定程度上可为训练强度的提高、训练时间的增长及间歇的减少提供数据上的参考。

4.1.5　冷疗对血氧饱和度的影响

血氧饱和度是血液中被氧结合的氧合血红蛋白的容量占全部可结合的血红蛋白容量的百分比，即血液中血氧的浓度，它是呼吸循环的重要生理参数。

本研究中一次运动和二次运动的血氧饱和度数值变化不大，但通过横向比较可看出，经过冷疗恢复后，各冷疗组的血氧饱和度恢复更快。这说明冷疗恢复能够使血氧饱和度尽快恢复。

4.1.6　冷疗对主观疲劳程度的影响

主观疲劳程度量表在控制运动负荷强度中经常见到，也是使用最广泛的一种主观感知量表。在运动当中，运动自我感觉值与机体的心理和生理指标都存在着联系，研究表明，其相关程度达到了 0.76～0.97，$p<0.05$ 的相关水平。来自瑞士的心理学家 Borg Gunner 通过自己的设想（心率值＝10×运动自我感觉值）创造了运动自我感觉 6-20 量表（6 为运动自我感觉安静心率约为 60 次／分，20 为运动自我感觉运动中达到的最大心率约为 200 次／分）。本研究即采用运动自我感觉 6-20 量表来测量受试者运动性疲劳的主观感受。

通过对两次运动结束即刻受试者主观疲劳感觉数值的分析可知，CON 组和 CC 组数值普遍高于 CWI 组和 PC 组，并且从受试者来讲，CON 组无干预措施，CC 组干预过量，主观感受都不太良好，相对来说，CWI 组和 PC 组干预适中，PC 组主观疲劳感觉数值还有所下降。主观疲劳程度对于运动员进行训练或是竞赛时的主观能动性有很强的关联性，它可以直接作用于运动员的心理，从而影响运动能力和水平，对于冷疗这一恢复形式，作用于机体有直接明显的刺激，并且有舒缓效果，通过层层关联，是可以影响到运动员的运动状态的。

4.2　不同冷疗方式对足球运动员无氧运动能力的影响分析

本研究发现，15 分钟 10～15℃下肢冷水浸泡、手掌冷疗和复合冷疗都降低了运动员的核心温度和心率。通过对比冷疗前后两次无氧运动能力，记录受试者所产生的峰值功率、平均功率、相对峰值功率、相对平均功率和疲劳指数等数据，进行分析。

4.2.1　不同冷疗方式对峰值功率、平均功率的影响分析

通过分析得出，在第一次运动结束即刻，各组的峰值功率数值几乎没有差异，但经过恢复进行二次运动后，由于之前的恢复过程进行了冷疗干预，CWI 组与 PC 组的峰值功率有了显著性提高，对比对照组数值呈显著性差异，冷疗的效果开始显现，对运动成绩有所影响。说明在本研究中，受试者通过这两种冷疗方式进行恢复得到了更佳的恢复效果，同时更快地提高了二次运动的运动能力，而 CC 组不论从恢复效果或是成绩提高方面都略逊于这两组。对平均功率而言，CWI 组和 PC 组同样达到了数值的提高，并且提高的幅度也要大于 CC 组，但没有表现出显著性差异，可能与无氧爆发这一运动方式的数据体现有所关联。

4.2.2　不同冷疗方式对相对峰值功率、相对平均功率的影响分析

通过分析得出，在第一次运动结束即刻，各组的相对峰值功率数值几乎没有差异。经过恢复进行二次运动后，由于在之前的恢复过程中进行了冷疗干预，CWI 组与 PC 组的相对峰值功率有了显著性提高，对比 CON 组数值呈显著性差异。这同样说明了在本研究中，受试者通过这两种冷疗方式进行恢复得到了更佳的恢复效果，同时更快地提高了二次运动的运动能力，CC 组所表现出的效果依然略逊于这两组。而相对平均功率方面，CWI 组和 PC 组所得出的数值也是提高的，提高的幅度大于 CC 组，但没有表现出显著性差异。

对比测试的结果，相对于传统的无措施恢复，冷疗的确可以起到更优的恢复作用，从而提高运动成绩，在本研究中，CWI 组和 PC 组的恢复方式好于 CC 组，不仅减少了恢复准备的时间和运动员的适应成本，刺激适中，同时减少了器械成本，可用性更高。

4.2.3　不同冷疗方式对疲劳指数的影响分析

通过对疲劳指数的分析，从趋势上可以看出，CON 组在二次运动结束时疲劳指数是上升的，而各冷疗组的疲劳指数则是略微下降，在统计学上没有产生显著性差异，但是各冷疗组在恢复过程中的确能够抑制疲劳，起到更好的恢复效果。从对受试者的主观询问中也能得到这一结果，CWI 和 PC 被认为是最舒服和最缓

解疲劳的恢复方式，CC 组有些人认为身体不太适应。因此选择适合的冷疗方式对恢复效果也有直接的影响，以本研究中的足球运动为例，CWI 组和 PC 组的效果对足球运动员的机体恢复更有效，同时不良反应最小。针对不同的运动项目，应该会有多种不同的冷疗组合方式予以配合。

4.3　冷疗对足球运动员无氧运动能力影响的聚类分析

如图 18，通过对 CWI 组和 PC 组冷疗恢复后的峰值功率和平均功率进行聚类分析可发现，本研究中，冷疗对足球运动员的无氧运动能力的影响可分为两类，第一类（2、3、4、13、15、16）运动员体脂指数平均值为（14.38±1.49）%，BMI 指数为（24.22±2.61）次，另一类运动员体脂指数平均值为（9.45±3.02）%，BMI 指数为（20.98±1.76）次。本研究中，部分体脂指数相对较高的运动员与其他运动员相比，冷疗的刺激所引起反应较为明显。由此推测，在对不同运动员进行冷疗恢复方案的选择时，可将体脂指数和 BMI 指数作为参考依据。

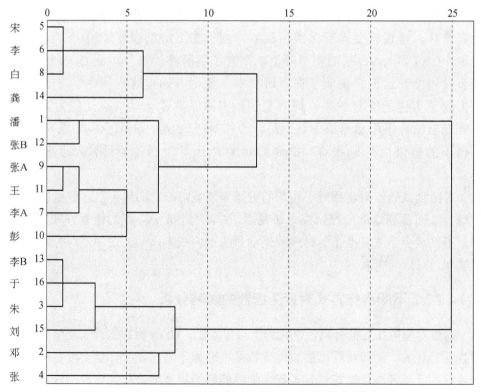

图 18　冷疗对足球运动员无氧运动能力影响的聚类分析树状图

4.4　主要生理指标的相关性分析

本研究通过对主要生理指标之间以及心率、温度分别与无氧能力之间进行相关分析得出，心率与疲劳指数有非常显著的相关性，体表温度和疲劳指数之间也产生了显著性差异，这说明生理指标主要还是作用于人体代谢水平和身体机能的，对于运动能力数值水平并不能直接体现。

分析各生理指标发现，心率与耳温、血氧饱和度无显著相关，而与皮肤表面温度和血乳酸的相关程度却很高。之前的研究者在研究心率与血乳酸之间数据的可靠性中发现，在自行车和步行两种不同的运动方式和负荷当中，心率和血乳酸数值的相关系数分别达到了 0.8 和 0.91，这说明了这两项指标的相关程度较高。这些指标所呈现的显著相关水平能够作为重要的参考数据。利用这些指标去监测运动队的日常训练或是大众健身指导，既有安全保障，又有科学价值。

5　结论与建议

5.1　结论

（1）生理指标实验结果表明，冰手套冷疗的恢复效果已经很接近下肢冷疗方式能达到的程度，而对比复合冷疗和无冷疗则展现出更佳的恢复能力，同时因其简捷易用的优势，更易被广泛地推广和运用。

（2）无氧运动指标实验结果表明，冰手套冷疗能够促进无氧再运动能力的提高，其缓解疲劳的作用也较为出众。

（3）心率与血乳酸、体表温度，心率和疲劳指数及体表温度和疲劳指数等指标之间有着显著的相关性，它们对运动恢复和再运动能力有很大的统计学意义和客观性。

5.2　建议

（1）本研究进一步深入研究的方向可以从运动方案方面进行改进，探讨受试者控制在其他负荷状态下或运动形式下是否能有新的发现。同时可对如室温、休息区域等方面予以控制，加强实验室环境管控。

（2）冷疗恢复如今已成为一项热门的研究课题，可关注更新型的冷疗方法进行比较研究，为冷疗恢复的研究提供数据支持和建议。

参 考 文 献

[1] 桑德拉·尤柯特，温菲尔德·约克，王磊. 预冷对高温环境下耐力项目运动能力的影响[J].
中国体育教练员，2008，16（1）：62，3.

[2] Crowley G C，Garg A，Lohn M S，et al. Effects of cooling the legs on performance in a standard
Wingate anaerobic power test[J]. British Journal of Sports Medicine，1991，25（4）：200-203.

[3] Marsh D，Sleivert G. Effect of precooling on high intensity cycling performance[J]. British Journal
of Sports Medicine，1999，33（6）：393-397.

[4] White G E，Wells G D. Cold-water immersion and other forms of cryotherapy：physiological
changes potentially affecting recovery from high-intensity exercise[J]. Extreme Physiology &
Medicine，2013，2（1）：26.

[5] Vieira A，Bottaro M，Ferreira-Junior J B，et al. Does whole-body cryotherapy improve vertical
jumprecovery following a high-intensity exercise bout[J]? Open Access J Sports Med. 2015，24
（6）：49-54.

[6] Delextrat A，Calleja-Gonzalez J，Hippocrate A，et al. Effects of sports massage and intermittent
cold-water-water Immersion on recovery from matches by basketball players[J]. Journal of Sports
Sciences，2013，31（1）：11-19.

[7] Yamazaki F. Vasomotor responses in glabrous and nonglabrous skin during sinusoidal exercise[J].
Medicine and Science in Sports and Exercise，2002，34（5）：767-772.

[8] Heller H C，Grahn D A. Enhancing thermal exchange in humans and practical applications[J].
Disruptive Science and Technology，2012，1（1）：11-19.

[9] 牛永刚，闫琪，赵焕彬. 单手冷疗对运动员高强度间歇运动后快速恢复能力的初步实验研究
[C]//2015 第十届全国体育科学大会论文集. 杭州，2015，381，382.

[10] Ruddock A D，Tew G A，Purvis A J. Effect of hand cooling on body temperature，
cardiovascular and perceptual responses during recumbent cycling in a hot environment[J].
Journal of Sports Sciences，2017，35（14）：1466-1474.

[11] Crystal N J，Townson D H，Cook S B，et al.. Effect of cryotherapy on muscle recovery and
inflammation following a bout of damaging exercise[J]. European Journal of Applied
Physiology，2013，113（10）：2577-2586.

[12] Leeder J，Gissane C，van Someren K，et al. Cold water Immersion and recovery from strenuous
exercise：a meta-analysis[J]. British Journal of Sports Medicine，2012，46（4）：233-240.

[13] De Pauw K，Roelands B，Vanparijs J，et al.. Effect of recovery interventions on cycling
performance and pacing strategy in the heat[J]. International Journal of Sports Physiology and
Performance，2014，9（2）：240-248.

[14] Rowsell G J，Coutts A J，Reaburn P，et al. Effect of post-match cold-water immersion on

subsequent match running performance in junior soccer players during tournament play[J]. Journal of Sports Sciences, 2011, 29 (1): 1-6.

[15] Grahn D A, Cao V H, Heller H C. Heat extraction through the palm of one hand improves aerobic exercise endurance and conditioning in a hot environment[J]. Medicine & Science in Sports & Exercise, 2005, 37 (Supplement): S170-S171.

[16] Roberts L A, Nosaka K, Coombes JS, et al. Cold water Immersion enhances recovery of submaximal muscle function after resistance exercise[J]. Am J Physiol Regul Integr Comp Physiol, 2014 Oct 15; 307 (8): R998-R1008.

[17] Bastos F N, Vanderlei L C, Nakamura F Y, et al. Effects of cold water immersion and active recovery on post-exercise heart rate variability[j]. International journal of sports medicine, 2012, 33 (11): 873-879.

[18] Krustrup P, González-Alonso J, Quistorff B, et al. Muscle heat production and anaerobic energy turnover during repeated intense dynamic exercise in humans[J]. The Journal of Physiology, 2001, 536 (3): 947-956.

[19] Grahn D A, Cao V H, Nguyen C M, et al. Work volume and strength training responses to resistive exercise improve with periodic heat extraction from the palm. J Strength Cond Res. 2012

[20] Grahn D A, Cao V H, Nguyen C M, et al.. Work volume and strength training responses to resistive exercise improve with periodic heat extraction from the palm[J]. Journal of Strength and Conditioning Research, 2012, 26 (9): 2558-2569.

[21] Grahn D A, Dillon J L, Heller H C. Heat loss through the glabrous skin surfaces of heavily insulated, heat-stressed individuals[J]. Journal of Biomechanical Engineering, 2009, 131 (7): 071005.

[22] Elias G P, Varley M C, Wyckelsma V L, et al..Effects of water immersion on posttraining recovery in Australian footballers[J]. International Journal of Sports Physiology and Performance, 2012, 7 (4): 357-366.

[23] Ascensão A, Leite M, Rebelo A N, et al. Effects of cold water immersion on the recovery of physical performance and muscle damage following a one-off soccer match[J]. Journal of Sports Sciences., 2011, 29 (3): 217-225.

[24] Pournot H, Bieuzen F, Duffield R, et al.. Short term effects of various water immersions on recovery from exhaustive intermittent exercise[J]. European Journal of Applied Physiology, 2011, 111 (7): 1287-1295.

[25] Joo C H, Allan R, Drust B, et al. Passive and post-exercise cold-water Immersion augments PGC-1α and VEGF expression in human skeletal muscle[J]. EuropeanJournal of Applied Physiology. 2016 Oct 3.

[26] Adamczyk J G, Krasowska I, Boguszewski D, et al.. The use of thermal imaging to assess the effectiveness of ice massage and cold-water immersion as methods for supporting post-exercise recovery[J]. Journal of Thermal Biology, 2016, 60: 20-25.

[27] Borne R, Hausswirth C, Costello J T, et al.. Low-frequency electrical stimulation combined with a cooling vest improves recovery of elite kayakers following a simulated 1000-m race in a hot environment[J]. Scandinavian Journal of Medicine & Science in Sports, 2015, 25: 219-228.

[28] Kwon Y S, Robergs R A, Kravitz L R, et al.. Palm cooling delays fatigue during high-intensity bench press exercise[J]. Medicine & Science in Sports & Exercise, 2010, 42 (8): 1557-1565.

[29] Christensen P M, Bangsbo J. Influence of prior intense exercise and cold water immersion in recovery for performance and physiological response during subsequent exercise[J]. Frontiers in Physiology, 2016, 7: 269.

[30] 陈明. 足球运动员的体能训练与疲劳消除[J]. 北京体育大学学报, 2006, 29 (2): 206-208.

[31] 吴昊, 冯美云. Wingate 测试法的代谢研究[J]. 北京体育大学学报, 1997, 20 (1): 30-37.

[32] Merrick M A. Cold water immersion to improve postexercise recovery[J]. Clinical Journal of Sport Medicine, 2013, 23 (3): 242-243.

[33] Rowsell G J, Coutts A J, Reaburn P, et al.. Effect of post-match cold-water immersion on subsequent match running performance in junior soccer players during tournament play[J]. Journal of Sports Sciences, 2011, 29 (1): 1-6.

[34] Fonseca L B, Brito C J, Silva R J S, et al.. Use of cold-water immersion to reduce muscle damage and delayed-onset muscle soreness and preserve muscle power in Jiu-jitsu athletes[J]. Journal of Athletic Training, 2016, 51 (7): 540-549.

[35] Jajtner A R, Hoffman J R, Gonzalez A M, et al.. Comparison of the effects of electrical stimulation and cold-water immersion on muscle soreness after resistance exercise[J]. Journal of Sport Rehabilitation, 2015, 24 (2): 99-108.

[36] Machado A F, Almeida A C, Micheletti J K, et al.. Dosages of cold-water immersion post exercise on functional and clinical responses: a randomized controlled trial[J]. Scandinavian Journal of Medicine & Science in Sports, 2017, 27 (11): 1356-1363.

[37] Peake J M, Roberts L A, Figueiredo V C, et al.. The effects of cold water immersion and active recovery on inflammation and cell stress responses in human skeletal muscle after resistance exercise[J]. The Journal of Physiology, 2017, 595 (3): 695-711.

[38] McCarthy A, Mulligan J, Egaña M. Postexercise cold-water immersion improves intermittent high-intensity exercise performance in normothermia[J]. Applied Physiology, Nutrition, and Metabolism, 2016, 41 (11): 1163-1170.

冷疗对不同项目类型运动员运动疲劳恢复效果的对比研究

王润极　吴　昊

摘　要

冷水浸泡疗法是目前促进机体运动后疲劳恢复的重要手段，尤其是在高强度的训练或比赛之后。如何能够快速、有效地促进运动疲劳的恢复已经成为国内外高水平教练员和科研人员研究的热点问题。本研究针对耐力型项目和力量型项目男运动员运动后进行冷疗恢复（cold water immersion，CWI）或安静恢复（passive recovery，PR）两种方式，研究冷疗对两种项目类型运动员恢复过程的影响及比较恢复方式之间的效果差异，以期在训练和比赛中为教练员和科研人员选择合适的冷疗恢复方式提供参考。

本研究采用随机交叉自身对照设计，12 名耐力型项目运动员和 13 名力量型项目运动员进行两次 Wingate 无氧功率测试实验，运动后即刻对运动员分别进行不同恢复方式干预，即被动恢复和冷疗恢复，水温 13℃、时间 15 分钟，实验间隔时间为一周。在实验中采集心率（heart rate，HR）、血乳酸（blood lactic acid，BLA）、心输出量（cardic output，CO）、每搏输出量（stroke volume，SV）、血流灌注指数（perfusio index，PI）、血氧饱和度（blool Oxygen saturation，SpO_2）、核心温度（T_c）、体表温度（T_s）、心率变异性（heart rate variability，HRV）等相关生理指标，干预后对受试者进行 Omegawave 综合机能测试。数据结果采用 SPSS20.0 统计软件进行分析。

本研究得到如下结果。

（1）在心血管系统方面，耐力型项目运动员冷疗恢复的心率和血乳酸与被动恢复相比，没有显著性差异（$p > 0.05$）；耐力型项目运动员冷疗恢复的心输出量和心指数，在恢复即刻有显著性差异（$p < 0.05$），力量型项目运动员冷疗恢复的心输出量和心指数没有表现出显著性差异；耐力型项目运动员冷疗恢复的血流灌注指数在恢复至第 15 分钟，与安静恢复相比，有显著性差异（$p < 0.05$），力量型项目运动员冷疗恢复的血流灌注

指数在恢复期 0～5 分钟，与被动恢复相比有显著性差异（$p<0.05$）。

（2）在氧运输系统方面，与被动恢复相比，耐力型项目运动员冷疗恢复的血氧饱和度在恢复至第 15 分钟时，表现出非常显著性差异（$p<0.001$）；力量型项目运动员冷疗恢复的血氧饱和度在恢复即刻有显著性差异（$p<0.05$）。

（3）在自主神经系统方面，与被动恢复相比，力量型项目运动员冷疗恢复的高频段功率标化值和低频段功率标化值均有显著性差异（$p<0.05$）。

（4）在运动能力方面，耐力型项目运动员冷疗恢复后的跳跃次数与被动恢复相比有显著性差异（$p<0.05$）。

（5）在体温方面，与被动恢复相比，耐力型项目运动员冷疗恢复的耳温在恢复期 0～3 分钟时表现出显著性差异（$p<0.05$）。与被动恢复相比，力量型项目运动员冷疗恢复的体表温度在恢复期 5～15 分钟时，表现出显著差异（$p<0.05$）。

本研究所得结论如下。

（1）冷疗恢复提高耐力型项目运动员运动后即刻心输出量、降低耐力型项目运动员恢复期第 15 分钟肢体末端血流灌注量和力量型项目运动员恢复期 0～7 分钟肢体末端血流灌注量，促进耐力型项目运动员恢复期第 15 分钟血氧饱和度恢复，使机体外周的血液转移到心脏，从而加快运动疲劳的恢复。

（2）冷疗恢复能够加强力量型项目运动员迷走神经活动，促进副交感神经激活，加快运动疲劳的恢复。

（3）运动后即刻，冷疗恢复会减少耐力型项目运动员的跳跃次数，限制肌肉的运动表现，降低运动员的运动能力。

关键词：冷水浸泡；耐力型项目；力量型项目；疲劳恢复

1　前　　言

1.1　选题依据

影响高水平运动员运动能力表现的因素主要是恢复效率和训练强度，训练的负荷越大，需要休息恢复的时间就越长，而运动员和教练员往往不会在休息和恢复上投入太多的时间和精力，这就导致运动员无法顺利完成接下来的训练和比赛。此外，运动员在准备重要比赛的时候，更加需要强烈的运动负荷和运动量来刺激身体，激发最大能量，如果连续几周持续训练而不注重及时采取恢复措施，就会造成运动员机体过度疲劳，使训练效果适得其反，并且有可能产生更严重的运动损伤。

在当代的运动训练中，恢复的重要性已经得到广泛的认同。恢复已经成为运动员尤其是高水平运动员训练的一个有机组成部分，在很大意义上也是运动员的一种"能力"，这种能力与其他能力一样需要给予专门的重视和训练[1]。对于运动员来说，训练后的恢复过程是对机体在受到训练这个刺激因素后重新塑造的过程，包括心理层面和生理层面，而运动后恢复是周期性训练中的重要组成部分，科学有效地完成恢复计划能够使运动员获得最佳的训练效果，进而取得更好的运动成绩。

依据一：运动性疲劳的快速恢复越来越重要。

在高水平对抗类项目中，运动队或运动员经常会面临"一周双赛""一周多赛"或完整赛季的考验，运动员需要在一个完整赛季中很多特殊的重要比赛场次和阶段时间内达到并保持运动状态和表现的峰值（peak power，PP）[2]，所以针对这种问题的最佳解决途径是提高恢复效率，同时将两场比赛之间的运动表现差异降到最低[3]。高强度、多频次的比赛势必会给运动员带来深度的疲劳累积，而运动员需要在两次或多次比赛之间完成快速恢复，从生理层面和心理层面尽可能保持竞技运动状态和表现，这就需要一种新颖的、可接受的、方便的方法，既能够缩短恢复时间、提高恢复效率，又能完美地让运动员接受。

我们知道，人体运动的本质包括动作和能量代谢，动作是人体运动的外在本质，能量代谢是人体运动的内在本质，力量、速度和耐力都是能量供应下动作的不同重复方式[4]。相应地，在人体进行运动的过程中和结束后会产生动作质量下降、力量减小、速度减慢或能量代谢系统供应不足导致疲劳产生等一系列体能下降问题，这就需要我们对运动疲劳有更深刻的认识和了解。很多研究者分别对疲劳恢复给出了自己的定义。Cochrane 提出，恢复是每一个运动员的完整训练计划的一个重要的组成部分[5]。由此可见，恢复被高水平运动队重视的程度已不亚于训练过程，甚至在某种程度上已经高于训练，是训练过程的发展和升华。

依据二：冷水浸泡疗法促进疲劳快速恢复得到广泛重视。

冷水浸泡是指人体以局部或整体（头部以下）形式在 0～15℃的冷水中浸泡，通过低温以及水的压力作用刺激人体生理变化。

运动后冷水浸泡方法发展迅速，并在职业体育中广泛应用。由于其技术成本相对较低，并且简单易行，可以在多种场合下实施[6]。该方法目前广泛适用于竞技体育，同时得到了很多组织的认可，如美国运动医学会（American College of Sports Medicine，

ACSM），国际田径联合会（International Association of Athletics Federations，IAAF）和全国田径教练员协会（National Athletic Trainers Association，NATA）[7]。

国内外对运动员加快恢复效率的研究从各个方面做出了很多突出的成果，如物理、心理和营养学方法以及共同作用模式。根据文献可知，促进运动员消除疲劳的物理方法大都为改善肌肉紧张，加快肌肉血液流动，加快排除体内代谢废物以及定时定量补充营养。其中，整理活动、高低频电疗、高压氧法[8]、针灸、按摩、理疗、冰水浴、桑拿浴等被广泛使用[9]。

研究表明[3, 10]，众多主动和被动的恢复方法已经基本形成固定模式，如碳水化合物的补充、肌肉拉伸和按摩放松，而用水浸泡的方式比较受运动员和教练员欢迎。目前对运动后进行冷水浸泡疗的集中有效的有益于促进机体疲劳恢复的机制已初步得到证实：其一，降低运动后心率和心输出量；其二，减少外周血管收缩；其三，减少肌肉损伤的急性炎症；其四，降低神经信号沿神经元的传导速率[11]。

人体在高温环境中运动致使体温升高等相关研究已受到运动科学领域学者的广泛关注；而在非高温环境中和运动的双重因素引起的高体温伤害往往被教练员和运动员所忽视[12]。有研究发现，当环境温度低于 20℃时，仍有可能发生运动性体温过高而中暑休克。激烈的运动会扰乱人体生理变化，如肌肉损伤、热应激、脱水和糖源耗竭等。而运动后冷水浸泡首要的功能是降低肌肉组织温度和血液流动，目的是通过改善环境热应激和机体运动自身产、散热不平衡带来的负面影响以及随后的中枢神经系统来促进恢复，减少心血管疾病的累积，积极消除肌肉中新陈代谢的副产物，促进运动后肌肉损伤的恢复和提高自主神经系统功能[12]。

有研究显示，对耐力型项目运动员运动后进行冷水浸泡结束时间（12 小时、24 小时、48 小时、72 小时、96 小时）恢复效果的研究的综合分析，不论产生疲劳的方式和身体冷却浸泡恢复方式有何不同，首先冷水浸泡对冲刺能力的恢复有较明显效果，其次会促进有氧能力的恢复和表现。而关于力量型项目冷疗恢复情况和表现的研究在综合分析中则结果不一，不同的冷却方式和不同的恢复后时间都存在争议。同时，从跳跃能力恢复效果来说，冷水浸泡恢复效果会有很低程度的提高[13]。

依据三：冷水浸泡疗法针对力量型项目运动员的研究还存在争议。

主要存在两方面的争议。第一，冷疗可能影响运动表现。Herrera 等在研究中发现，3 种不同冷疗形式（冰袋冷敷、冷水浸泡、冰按摩）均可使感觉神经传导速度和运动神经传导速度减慢，复合动作电位持续时间和复合动作电位延迟时间变长，从而使肌肉表现能力降低。其中冷水浸泡对感觉和运动速度的影响最明显，对动作表现的影响也最大[14]。第二，即刻冷疗降低爆发力。Parouty 等对 10 名顶级游泳运动员 2 次 100 米比赛间歇进行 5 分钟水温为 14℃的冷水浸泡，发现冷疗组第 2 次游泳冲刺能力明显下降，说明在连续训练或比赛的短暂间歇期使用冷疗会降低机体的爆发力[15]。

根据文献报道[16]，从两种类型（力量型项目、耐力型项目）运动员的选择上来说，一般从宏观角度，根据项群理论来选择快速力量项群和速度耐力项群的优秀运动员作为分析两种不同类型运动专项的区分。在快速力量项群中，主要包括跳跃、投掷、举重项目；在速度耐力项群中，主要包括自行车、皮划艇、赛艇、现代五项等项目。从本研究的研究目的和受试者选择情况出发，由于为 Wingate 测试，故在力量型项目中包括柔道、摔跤、散打等项目的专项运动员，耐力型项目中中长跑和游泳等项目专项运动员也在选择之列。

胡小琴，马云在 2008 年进行我国优秀耐力、力量型项目运动员心脏形态功能特点的研究时就选择了力量型项目中包括举重、柔道、摔跤三个项目的运动员和耐力型项目中包括马拉松、中长跑和竞走三个项目的运动员分别进行测试[17]。在针对两种类型运动员白细胞介素-6 基因多态性对比分析的微观研究中[18]，陈俊飞分别选择从事力量型项目包括举重、摔跤、柔道三个项目的运动员和从事耐力型项目包括中长跑、马拉松、竞走等项目的运动员。

国内目前对此研究仍比较少，尤其是对力量型项目进行的冷疗研究更是几乎为零，但是冷疗在国内外的很多高水平运动队已经在使用，这充分证明了该研究的价值。而且，近年来中枢性疲劳的机制研究逐渐成为研究热点，人们对中枢神经系统作用机制的研究和理解也在不断加强。而有关运动性疲劳后导致的自主神经变化的报道却相对较少，所以，本研究也通过对运动后恢复期 HRV 的监测来评定其自主神经系统功能变化情况。

1.2　研究目的、意义

1.2.1　研究目的

本研究是针对耐力型项目和力量型项目男运动员运动后进行冷水浸泡或被动恢复两种方式，研究冷疗对两种项目类型运动员恢复过程的影响及比较恢复方式之间的效果差异，以期在训练和比赛中为教练员和科研人员采用合适的冷疗恢复方式提供参考。

1.2.2　研究意义

首先，本研究将比较冷疗恢复对耐力、力量型项目男运动员之间的效果差异，进一步探究不同专项素质对于冷疗恢复的差异以及探索其机制，完善冷水浸泡恢复方式的科学理论。其次，本研究选择部分心率变异性指标，从自主神经系统的角度探讨和完善运动员恢复过程的神经系统变化过程。最后，弥补国内体育科学研究中关于力量型项目冷疗研究方面的空白，为专业运动员的恢复提供参考和建议。

1.3　研究任务

比较优秀耐力、力量型项目运动员在 Wingate 测试后进行冷水浸泡恢复和被动恢复方式，通过测试指标所得数据比较局部冷水浸泡恢复效果和被动恢复效果差异。

1.4　研究内容

1）在实验室条件下让力量型项目运动员组（力量组）、耐力型项目运动员组（耐力组）受试者在常温常湿环境下进行 30 秒 Wingate 测试，即在规定负荷下要求受试者尽全力进行 30 秒的功率自行车骑行。

2）在两组受试者完成 30 秒 Wingate 测试之后，分别比较和分析 15 分钟冷水浸泡或 15 分钟被动恢复过程中的各项指标差异，并评价受试者运动性疲劳恢复情况。

3）通过常温常湿环境下进行 Wingate 测试过程中的指标差异和运动后不同恢复过程中的体温变化差异、心率变化差异、血乳酸变化差异、心电变化差异、脑电变化差异及跳跃能力变化，判断并比较以上恢复措施对运动员的身体恢复效果的差异。

1.5　文献综述

1.5.1　水浴疗法概述

从体能恢复方面来说，水浴疗法作为一种积极有效的手段正在国内外的高水平运动训练领域流行[19]。水浴疗法是利用各种不同成分、温度、压力的水，以不同的形式作用于人体以达到机械及化学刺激作用来防止疲劳和疾病产生的方法。恢复作为运动训练中十分重要的一环，从教练员到运动员也已经逐渐认识到其重要性和迫切性。从目前的研究趋势来看，水浴疗法已应用在很多专业机构和专项运动队中，而且水浴疗法越来越多地被精英运动员使用，用来帮助运动员最大限度地减少疲劳和加速运动后恢复。

目前，水浴疗法根据温度设置的不同被分为五种技术形式：全身冷冻疗法（whole body cryotherapy，WBC）、冷水浸泡、热水浴（hot water immersion，HWI）、冷热水交替浴（contrast water therapy，CWT）、温水浴（thermoneutral water immersion，TWI）[20]。

1.5.2　疗法分类及应用

1.5.2.1　全身冷冻疗法

1978 年日本的 Tosimo Yamauchi 教授最先使用全身超低温暴露的方法治疗风湿病患者，随后 1982 年的德国和 1989 年的波兰相继引入使用，并在欧美等国家迅速流行发展，包括俄罗斯、乌克兰、捷克、拉脱维亚等。并且从报道中我们得知[21]，美国国家橄榄球队、英国橄榄球队和法国国家足球队等高水平国家队都在使用这项技术。全身冷冻疗法从最初针对治疗风湿性关节炎等疾病逐渐被学者引入运动医学领域，目前该疗法主要在运动医学领域被用来促进运动员疲劳的快速恢复，提高心血管功能和抗氧化免疫系统功能，延缓延迟性肌肉酸痛[22]。但是其产生效果的生理机制尚未完全明晰。

冷疗（cryotherapy）[9]是指温度在零度或零度以下，通过冰、蒸发冷冻剂等物理因子作用于疲劳部位促进疲劳恢复以及治疗运动损伤的一种方法。以空气作为介质，通过局部冷冻或全身冷冻技术使毛细血管收缩，减少局部血流量，减轻软组织损伤带来的炎症反应，降低神经传导速度，最终延缓延迟性肌肉酸痛（delayed onset muscle soreness，DOMS）的产生。德国科隆体育大学的一项研究表明，全身冷冻疗法能够改善适温条件下高强度间歇运动后机体机能的快速恢复。这种改善是通过增加运动骨骼肌的肌氧含量，以及在亚极量运动中减少心血管压力与增加肌肉工作的经济性[23]。

根据低温控制作用于身体面积大小的差异，冷冻治疗可分全身冷冻治疗和局部冷冻治疗（local cryotherapy，LC），其中全身冷冻治疗是用液氮或压缩机通过压缩使液氮和空气进行混合，并同步冷却，温度可降至-110～-140℃[21, 22]。一般人体的核心体温为 37℃，外界温度降低至 20℃左右就能引起体温下降，一旦体温降到 30℃，机体就会失去知觉。这些变化在一定程度上会对机体造成不可逆的伤害，但通过一些研究者在不同角度、不同层面的研究中发现，超低温全身冷冻疗法在控制环境和保持身体干燥的前提下，直肠温度下降不明显，手肘关节温度最低，且机体能够适应该环境，无明显不舒适感。原因可能是全身冷冻疗法会快速降低皮肤温度，但身体核心温度保持恒定。

此外，有研究者通过全身冷冻预冷对女子橄榄球运动员的下肢爆发力的影响进行了相关研究，得出 WBC 预冷作为一种提高神经肌肉兴奋性的手段，对女子橄榄球运动员的下蹲跳（counter-movement jump，CMJ）和蹲跳（squat jump，SJ）起跳高度和功率均没有促进作用，反而产生了抑制作用，且准备活动后进行 WBC 对于下蹲跳和蹲跳这种单次努力完成的爆发性动作没有促进作用[24]。所以这个问题目前还存在很多争议，值得进行更加深入的研究和探讨。

目前，全身冷冻疗法有两方面应用：一方面是在训练比赛准备阶段，与热身活动、肌肉牵拉等一起作为刺激神经肌肉系统兴奋性过程的重要组成部分；另一方面是刺激副交感神经，以利于在大强度运动后快速消除疲劳，恢复身体机能状态，防止过度训练对身体造成的不良影响[25]。

1.5.2.2　冷水浸泡

冷水浸泡被部分研究者描述为"镇痛药"[26, 27]。CWI 一般是指人体以局部或整体（头部以下）形式在 0～15℃的冷水中浸泡，通过低温以及水的压力作用刺激人体生理变化[28]。

通过 Pub Med 数据库检索关键词"cold water immersion"共检索到 2012—2017 年与冷水浸泡疗法有关的文献 356 篇，对于冷水浸泡的相关研究数量呈上升趋势。关于冷水浸泡对运动员疲劳的恢复作用的研究已成为运动医学领域的热点问题。尤其是将 CWI 与其他恢复措施进行对比分析。并在与以往人们所熟知的疲劳恢复方式比较中进一步发现冷疗与疲劳恢复和提高运动能力的内在关系[28]。

有研究表明[29]，对在一场篮球比赛结束后进行冷水浸泡和按摩对疲劳恢复效果进行对比研究，结果显示，冷水浸泡对肌肉疲劳的恢复在 24 小时之后效果更加明显，同时，在男女篮球运动员之间的比较中发现，女性在冷水浸泡之后比按摩之后的疲劳感更低。该研究还在跳跃表现方面进行了冷水浸泡和被动恢复两种方式的比较，结果表明，冷水浸泡 24 小时后的篮球运动员在弹跳力方面较被动恢复有很大提高。可见，针对篮球运动员的疲劳恢复方式选择上，冷水浸泡恢复比以往的按摩放松效果更好，所以，根据不同项目专项特点采用目的性更强的恢复方式是一个较为理想的方案。

有研究者进行了关于冷水浸泡相关研究的荟萃分析，分析了水温、浸泡时间等，结果显示，使用温度为 11～15℃、浸泡时间为 11～15 分钟的冷疗可以产生更好的恢复效果[30]。Oliveira Ottone 等研究了抗阻耐力组合训练后进行四种时间相同温度不同的水浴恢复方式（15℃冷水浸泡、28℃温水浸泡、38℃热水浸泡和被动恢复方式）的对比，研究结果表明，15℃的冷水浸泡相较于被动恢复能最大程度地刺激副交感神经活化，相反热水浴与被动恢复会钝化副交感神经活化。此外，Oliveira Ottone 等还发现，在运动后恢复期（运动后四小时）进行不同的恢复策略对 HRV 的影响不显著，并指出，关于 HRV 指标在运动后短期内的变化是否能够成为提高运动表现或促进疲劳恢复需要更进一步的研究[31]。

有研究表明，在高强度训练之后进行冷水浸泡、冷热交替浸泡和被动恢复三种干预手段对恢复过程中的心脏自主神经系统功能的影响，与被动恢复相比，采用恢复干预之后的用以量度迷走神经张力水平的相邻 RR 间期差值的均方根（rMSSD）指标，在冷水浸泡之后迷走神经张力水平为最高，冷热交替浸泡紧随其后，冷水浸泡和冷热交替浸泡二者相比，冷水浸泡之后的迷走神经张力水平更高[32]。

所以对于冷水浸泡对运动后恢复期运动员的心率变异性变化的影响，在以往的研究中仍有争议，需要进一步进行相关的实验研究。

1.5.2.3 热水浴

通过对 Pub Med 数据库检索关键词"hot water immersion"，共检索到与热水浴有关文献 1173 篇，近些年的相关研究数量呈下降趋势，但可以肯定的是热水浴仍然是一种促进机体疲劳恢复的有效措施。

热水浴是指在训练和比赛之后进行的水温在 38～42℃（通常为 40℃左右），持续时间 5～10 分钟的一种浸泡或淋浴式的水疗方法[33]。热水浴过程中要尽量精确控制温度，以防温度过高人体难以承受或温度过低无法促进恢复。

人体在剧烈运动后会大量排汗，皮肤上的皮脂腺与汗液、灰尘混杂在一起形成污垢。热水浴可以清除皮肤污垢，提高皮肤代谢功能和抗病能力。此外，热水浴能够加快血液循环促进疲劳消除，提高血乳酸清除速度。需要注意的是，在进行热水浴前一定要适当补充食物营养，同时还要控制好时间，因为热循环过程中能量消耗也在随之加快[34]。

1.5.2.4 冷热水交替浴

冷热水交替浴也被称为冷热交替疗法，是指在一定时间内进行冷水、热水交替循环的水浴疗法，冷水温度为 10～15℃，热水温度为 37～45℃，冷热水浴的时间通常为冷水浴（2×3）分钟，热水浴（2×3）分钟，即冷水浴 3 分钟立即换为 3 分钟的热水浴，紧接着再循环交替一次。

1.5.2.5 温水浴

温水浴[35]是指人体采用浸泡或淋浴的方式，温度在 34～35℃，时间控制在 10～20 分钟[34]。利用温水浴的温热作用有效缓解疲劳，改善血液循环，提高机体新陈代谢。目前此方法在实际应用方面并不多见。

1.5.3　影响冷水浸泡恢复效果的因素

1.5.3.1　温度因素

温度的控制是冷疗过程中至关重要的，在某种程度上来说是决定冷疗是否有效的主要因素之一。

在不同的介质中所需要的温度也不同，当采用水作为介质时，通常为 0～15℃，因为人体感知冷温度刺激的初始温度为 15℃，所以在 CWI 过程中水温一般控制在 10～15℃。有研究显示，通过对浸泡时间和水温两个因素确定的具体对于恢复有利的时间及温度进行选择和控制，能够更加直接促进机体快速恢复及减少肌肉酸痛的水温为 10～15℃[30]。

从温度角度可以理解为，利用水温的落差对机体产生冷刺激，引起机体产生适应性生理学改变。由于水分子结构的特殊性，作为一种效率极高的热导体，它具有存留和传递热能量的能力，同时，由于人体的热容量（储热能力）小于水的热容量，比例约为（0.83：1），所以人体会比水更快达到新的平衡[36]。

有研究比较不同水温的恢复措施对机体疲劳恢复的影响，如采用 36℃的温水浸泡和 10℃的冷水浸泡相比较，10℃的冷水浸泡更能有效加速炎症消除过程，提高无氧能力和力竭运动后的运动表现[37]。从冷疗研究趋势而言，对于冷水温度的控制并无明显趋势，但是通过文献的整理和分析，冷却温度控制在 10～15℃能够对运动疲劳恢复产生积极的影响[13, 35, 38]。并且相对于冷热水交替浸泡，冷水浸泡是一种更加有效的提高运动表现和减少疲劳的方式[35]。

1.5.3.2　时间因素

关于冷疗时间的相关文献较少。目前有关研究冷疗作用时间的选择是从 20 秒到 45 分钟，对运动员使用冷疗一般在 3～20 分钟，包括持续单纯冷疗，时间一般为 5～20 分钟；多重间歇性冷疗，时间一般为 1～5 分钟。

Machado 等的研究显示，最适合机体快速恢复及减少肌肉酸痛程度的浸泡时间约为 10～15 分钟[30]。Peiffer 等研究了在水温 14℃的情况下，采用胸骨水平以下的浸泡方式，通过不同的浸泡时间对比 5、10、15 分钟对膝伸肌最大等长和等速力矩的恢复的影响。但是实验结果并没有显示不同时间的冷水浸泡对加速恢复有任何影响，但与对照组相比会降低直肠温度，可能是因为在冷水浸泡结束后 10～25 分钟才进行测试，使受试者机体温度过低，无法完美地完成无氧能力测试[38]，这也就引起相关方面专家的注意，有相关研究表明，如果在长时间有氧测试完成的情况下或者让受试者有更充分的热身时间，结果可能会有所不同[39]。

1.5.3.3　作用部位因素

根据不同的运动形式选择不同作用部位的冷疗恢复手段，一般分为局部冷疗和整体冷疗。由于冷疗的作用部位和面积不同，对机体产生的刺激强度也不同，机体所产生的生理性适应也不同，因此，冷疗要考虑到不同运动项目的特点并根据发生急性损伤的部位做相应调整，以期达到最好的效果。

对于面部或单一关节，应多采用局部冷疗，如特定部位的冷刺激或冰敷；对于大面积部位如大腿以下，或者髂骨以下，或锁骨以下，多采用全身浸泡[28]或局部浸泡。有研究表明[40]，在高温高湿环境下进行下肢局部预冷可以避免全身预冷带来的巨大生理应激，在实际应用过程中更加方便，更有利于运动员提高湿热环境中的热储备，减少热应激，提高运动能力。

1.5.3.4　运动项目及作用时段因素

对于不同运动项目，应选择不同的冷疗恢复手段。

根据目前国内外文献可知，橄榄球、足球、篮球等团队身体对抗类项目，多采用冷水浸泡恢复方式，包括立即实施冷疗、间隔一段时间冷疗或间歇性浸泡方式；而对于自行车、长跑等项目多进行运动前预冷和运动过程中的头面部、手臂等局部降温，提高热储备，延长有氧运动时间。这些针对不同运动项目的作用效果以及作用时段的选择促进了冷疗的精确性和科学性的提高。

有研究让受试者进行 3 次负荷强度为 90%最大摄氧量强度的运动，然后进行运动后即刻的冷水浸泡和 3 小时以后的冷水浸泡两种恢复方式的对比，结果发现，运动后即刻进入冷水环境的恢复效果要好于运动后 3 小时的冷水浸泡，进而得出在可能的情况下，运动后立即进行冷水浸泡会获得更大的益处的结论。

1.5.4　冷疗技术对人体各系统功能和运动能力的影响

1.5.4.1　冷疗对肌肉的影响

延迟性肌肉酸痛[41]是指在高强度离心运动后 24～48 小时甚至长达 72 小时的时间内发生的肌肉持续疼痛。而在体能恢复领域，浸泡在冷水中作为恢复手段已经成为延缓延迟性肌肉酸痛最主要的手段之一。

有研究表明，相比于被动恢复，冷水浸泡方法对肌肉酸痛情况会有更好的控制作用[38]。Glasgow 等的研究对比了五种恢复措施（3 次热冷交替，1 分钟 38℃/1 分钟 10℃；三次间歇冷水浸泡，1 分钟 10℃；CWI，10 分钟 10℃；CWI，10 分钟 6℃；被动恢复），研究结果表明，五组恢复方式组间对比分析无显著性差异，但冷水 6℃浸泡 10 分钟与最低水平的肌肉酸痛和肌肉拉伸疼痛相关[42]。

此外，有研究表明[43, 44]，冷水浸泡和冷热水交替疗法在物理作用和功能上对减少与延缓延迟性肌肉酸痛有效，包括绝对力量和相对力量都有相应提高，通过低温刺激促进肌纤维等组织修复，消除炎症，同时促进局部水肿的消除。冷却能够使得血管自主收缩，其原因在于 α-肾上腺素受体在血管壁中对于去甲肾上腺素的亲和力增加，能够在降温恢复过程中起到消除炎症的作用[43, 45]。

另外，目前关于冷水浸泡对肌肉氧含量的影响以及将肌氧含量作为新指标对冷水浸泡方法进行评定的研究逐渐增多。在受到冷水低温刺激的情况下，机体会产生冷应激，导致外周血管快速收缩，并且心脏血容量增多。这种机制能够提高血液回流速度，同时使肌肉发生复氧作用[46]。

1.5.4.2　冷疗对心血管系统的影响

人体进行一定强度的运动后，经过一段时间的休息可使心率逐渐下降并恢复到运动起始状态，当身体处于疲劳状态时，心率恢复的时间会随着心血管系统机能的下降而延长，所以，定量负荷后的心率恢复时间可作为疲劳诊断指标[47]。

低温刺激对人体心血管系统会产生很大影响，人体刚进入冷水时，心率会快速提高，打寒战并伴随紧张情绪，在低温和静水压力的双重刺激下，血压随之增加。在不增加能耗的情况下增加心输出量和血流量，人体自身热量传导到冷水中逐渐形成平衡，进而逐渐适应冷环境。

Bastos 等的研究表明[48]，冷水浸泡恢复方式相较于主动恢复和被动恢复，在心脏自主调节功能上有较好的促进作用。冷水浸泡方法中的半身冷水浸泡[49]和全身冷水浸泡[40, 50]都能够改变心脏神经活动，恢复核心血容量和增强心脏前负荷。这两个心血管指标的提高可以反映运动应激后的代谢情况的改善。

此外，有研究表明，冷水浸泡疗法通过降低心率和提高心输出量或提高每搏输出量来提高心脏的工作效率，促进机体加快恢复[45]。由于低温使人体产生冷应激，引起机体血管收缩，这样就会使每搏输出量增加，而在适温水中能够引起心脏每搏输出量的增加是由于静水压力对机体产生一定的作用[45]。Herrera 等对于冷按摩、冰敷和冷水浸泡三种有效降低皮肤温度和改变大多数运动和感觉传导速度之间的影响进行对比，得出的结果为改变神经传导，尤其是胫骨运动神经，最有效的方式为冷水浸泡[49]。

虽然通过冷水浸泡方式改变心血管功能可能在理论上是有益的，尤其是在运动应激的代谢调节中能够产生很大作用，但是目前对其能否真正对运动表现的恢复有所促进仍然鲜有研究[45]。

1.5.4.3　冷疗对呼吸系统的影响

人体在皮肤温度下降时会引起强烈的心肺反应，被称为冷休克。包括最初的喘息、血压升高和过度换气，若温度过低会出现缺氧甚至呼吸停止[51]。由于水温较低，其密度比常温时要大，所以在呼吸过程中需要动用更多的呼吸肌群，提高呼吸力量和深度，这样有利于加快血液循环，提高身体温度来适应低温刺激[50, 52]。

1.5.4.4 冷疗对自主神经系统的影响

心率变异（heart rate variability）[52]反映了连续心跳周期差异的变化情况，研究的是逐次心动周期的时间差别。心率变异性是近年来备受关注的无创性心电监测指标，可用于评价健康者和患者的自主神经系统功能变化。由于心率受到自主神经系统的调控，通过测量心率变异可以定量分析自主神经系统中交感神经和副交感神经的调节作用。心率变异性在运动性疲劳诊断中也具有很高的实用价值和广阔的应用前景[47]。

有研究显示，通过进行跳跃测试和 Wingate 测试之后立即进行不同的持续时间和温度的冷水浸泡恢复方式（对照组；5 分钟、5～9℃；5 分钟、10～15℃；15 分钟、5～9℃；15 分钟、10～15℃）观察心率变异性指数的变化，其结果表明，所有干预措施对心率变异指标中平均 RR 间期、VLF 和 LF 按预期结果均回归到正常水平，但只有 15 分钟、10～15℃组的 RR 间期数值显示该组与对照组相比有更好的恢复效果，所以以上结果表明，促进运动员心脏自主神经系统恢复的最佳方案为 15 分钟、10～15℃的冷水浸泡恢复方式[52]。

Buchheit 等在 2009 年研究了关于运动后进行冷水浸泡对运动后副交感神经再激活的作用，通过对 10 名自行车运动员进行两次大强度自行车运动循环，记录其恢复过程中的直肠温度和心率变异性，结果表明，相关心率变异性的指标显示，冷水浸泡可以显著恢复大强度运动后受损的迷走神经，提高迷走神经张力，所以在大强度运动期间使用冷水浸泡恢复方式是促进副交感神经激活的一个简单有效的手段[53]。

表 1 是国外近年来针对不同专项的运动员进行不同类型的训练或测试，并通过适当的心率变异性检测方法对运动后冷疗恢复的效果进行评价。

表 1 冷疗对运动疲劳恢复心率变异性影响的研究现状

研究者	受试者	运动类型	恢复方法	检测方法	结果
Almeida 等 2016[54]	100 名受试者	跳跃测试；单次 Wingate 测试	（5 分钟、5～9℃组；5 分钟、10～15℃组；15 分钟、5～9℃组；15 分钟、10～15℃组；对照组）	RR 间期心率变异性指数，sdNN，rMSSD，VLF，LF，HF，$sd1$，$sd2$	15 分钟、10～15℃组的 RR 间期数值和 $sd2$ 的结果相一致，是促进心脏自主神经系统恢复的最佳方案
Stanley 等 2014[55]	14 名自行车运动员	高强度间歇训练（highint-ensity interval training，HIIT）	冷水浸泡组：肚脐以下 5 分钟、10℃冷水浸泡；对照组	（rMSSD，SV，CO，VO$_2$，氧合血红蛋白）HIIT1 和 HIIT2 前后分别测试	相对于对照组，冷水浸泡提高 rMSSD，增加 SV，降低 VO$_2$

研究者	受试者	运动类型	恢复方法	检测方法	结果
Stanley 等 2012[32]	18 名自行车运动员	高强度骑行（60分钟）	冷疗法；冷热交替疗法；被动恢复	迷走神经张力水平测试在干预 20 分钟后恢复期进行	冷疗干预后心率变异性指标 rMS*SD* 降低 16%，均高于其他两组
Parouty 等 2010[15]	10 名游泳运动员	两次 100 米全力冲刺	冷水浸泡组：间歇期 5 分钟，温度 15℃；对照组	（心率变异性指标 rMS*SD*）	冷水浸泡组：降低 rMS*SD* 值，抑制交感神经系统功能
Buchheit 等 2008[53]	10 名自行车运动员	高强度间歇训练	冷水浸泡组：5 分钟、14℃冷水浸泡；对照组	（HR，HHR，Tre，rMS*SD*）两次运动间歇期 20 分钟内进行	冷水浸泡组：降低运动后恢复阶段 HRV 指数，提高 rMS*SD*，激活迷走神经

1.5.5 运动后进行冷疗恢复常用的相关指标及意义

1.5.5.1 心率

心率是进行运动性疲劳评定中较简易的指标，对于疲劳的相关诊断多采用基础心率、运动后即刻心率和恢复期心率等指标。其反映心泵对代谢改变、应激反应、容量改变和心功能改变的代偿能力。

1.5.5.2 心率变异性

心率变异性是反映自主神经系统活性和定量评估心脏交感神经与迷走神经张力及其平衡性，从而判断其对心血管疾病的病情及预防，是预测心脏性猝死和心律失常性事件的一个有价值的指标。它是由脑的高级神经活动、中枢神经系统的自发性节律活动、呼吸活动及由压力、化学感受器传入的心血管反射活动等共同调节的结果[56]。

心率变异代表了这样一种量化标测，即通过测量连续正常 RR 间期变化的变异性来反映心率变化程度、规律，从而用以判断其对心血管活动的影响。心率变异性的主要分析方法目前有时域分析法、频率分析法和非线性分析法。HRV 可以诊断疲劳，尤其对运动性疲劳具有很高的敏感性，HRV 也是公认的判断自主神经活动的常用定量指标，所以通过评定运动后的心率变异性可以较精确地进行定量分析。虽然目前国内外在运动与 HRV 关系方面已有一些研究，但还不够全面和深入，所以，利用 HRV 评定运动员运动训练水平、体能状态、机能状态等方面的研究很有意义[57]。表 2 为 HRV 常用的指标及基本意义。

表2　HRV常用指标及基本意义

指标	解释	意义
sdNN	RR间期的标准差	反映自主神经系统活性
rMSSD	相邻RR间期差值均方的平方根	反映副交感神经系统活性
PNN50	相邻心搏RR间期之差值大于50ms的心搏数占心搏总数的百分比	反映副交感神经系统活性
TF	总功率	测试时间内HRV总和
HF	高频功率	反映迷走神经调节功能
LF	低频功率	多数情况下可反映交感神经调节功能
LF/HF	低频和高频的比值	反映交感神经和迷走神经的均衡性

1.5.5.3　核心体温和外周体温

人体体温可以分为核心体温与外周体温。

核心体温是指身体核心的温度，最准确的为肺主动脉弓的温度，有时泛指腹腔、喉腔等温度，核心体温受到下丘脑的调控，安静状态下的标准值为36.8℃，体温调节中枢下丘脑是由颈动脉供血的，鼓膜与其具有相同的供血来源[58, 59]，耳蜗温度测试法是指测试机体耳部鼓膜温度，它是无创式核心体温测试方法中最为准确的方法。

外周体温指人体外周的温度，有时泛指皮肤表面温度和肌肉组织温度等，外周体温随着环境温度和皮肤血流量的变化而变化。

体温是通过控制产热和散热的速率来调节的。下丘脑的作用就是一个恒温器，当体温降低时，产热过程增强；而当体温升高时，散热过程加强。

热感受器在38～43℃的稳定条件下能产生最大的冲动频率，而冷感受器则在15～34℃产生最大的冲动频率。由此可知，皮肤的温度感受器不仅可以分辨温度的变化，而且可以分辨温度的高低，特别是冷感受器在皮肤温度低于32℃、热感受器在皮肤温度高于37℃时尤其敏感。

血液循环的一个重要机能就是进行体温调节，由于血液有很高的导热性，能够运送热量，根据需要对不同组织进行制冷或加热，并将体内多余的热量带到身体表面或皮肤。

人体对温度刺激最快、耗能最少的调节反应就是通过血管运动来实现的。当人体处于0～15℃的冷环境时，皮肤的冷感受器受到刺激，立即会反射性地引起皮肤血管扩张，体表血流量加大，使皮肤温度上升，促进散热。寒冷时末梢血管的扩张反应，又称路易斯反应，表现为皮肤血管无规律、反复地收缩和扩张，引起皮肤血管的血压下降或上升，这种现象多出现在身体的末端，如手指、脚趾、耳、鼻、和面颊处，以防止身体末端部位冻伤。

1.5.5.4　心输出量和每搏输出量

心输出量是指每分钟一侧心室输出的血液总量，又称每分输出量，是反映心泵功能的重要指标，多用于评价循环系统的效率，主要受心肌收缩性、前负荷、后负荷、心率等因素影响。心输出量=每搏输出量×心率，正常值为 4～8 升/分钟。

每搏输出量是指一次心搏一侧心室射出的血量，是反映心脏每搏泵血能力的重要指标，正常值为 60～100 毫升。有研究表明[55]，在高强度间歇运动期间，进行冷水浸泡恢复相比于被动恢复每搏输出量增加 5.9%。急性的皮肤温度降低会影响心血管功能，具体来说，当皮肤温度降低时，中心静脉压和肺部毛细血管压力均有不同程度的增加，随着这种低温刺激，人体会在核心体温下降之前产生一系列应激反应，如血压升高、心率或左心室功能细微的变化[60]。

目前临床上所采用的心输出量的监测技术主要有以下四种：第一种是以热稀释法和直接 Fick 法为代表的有创测量方法，至今仍被认为是心输出量测量的金标准；第二种是微创测量方法，如目前体育科研机构经常使用的超声多普勒法；第三种是无创测量方法，包括心血管磁共振成像法、部分 CO_2 重呼吸法和心阻抗法等；第四种是目前较为流行的针对动态测量的需求，包括由心阻抗法和脉搏描记法等发展而来的穿戴式和移动式心输出量测量技术。本研究采用 NICOM-Reliant 系统，它是一种基于生物电抗技术的便携式、无创心排量监护设备。

1.5.5.5　血乳酸

血乳酸是羟基酸的一种，在供氧不足的情况下经糖酵解途径产生，骨骼肌是血乳酸生成的主要场所。在运动训练测试和训练强度监控的过程中，血乳酸水平检测已经被广泛使用，通过测定运动过程中的血乳酸浓度和运动后恢复阶段的血乳酸清除速率，来进一步评定训练负荷效果和机体恢复水平。

1.5.5.6　Omegawave 综合机能测试指标

Omegawave 系统来源于美国，是新型的评定身体机能状态的系统。该系统能够即时反馈运动员的身体与中枢神经疲劳程度、恢复能力等机能状况，以及最大摄氧量、有氧能力水平、无氧能力水平等体能状况，帮助教练员了解运动员能够承受多少训练负荷、当前状态如何、是否适合参加比赛、训练效果如何等信息，从而很好地提高训练和赛前准备的效果。其具有如下优缺点。

（1）能够较准确地反映训练负荷及疲劳程度，并且与传统的有创血液机能评定指标相比，有不受伤病和饮食等因素影响的优势。

（2）对有氧耐力的评价与传统方法最大摄氧量检测结果近似，对无氧能力的评估则与传统方法无氧功检测结果有差异。

（3）能够反映神经疲劳程度及类型。

（4）对下肢力量与速度的区分有实用价值。

1.5.6 Wingate 测试概述

Wingate 无氧功率测试在 20 世纪 70 年代中后期以 Cumming 测试为原型由以色列 Wingate 体育学院研究与运动医学系推出，并由 Ayalon 等进一步发展完善测定无氧功率和无氧能力的标准试验方法[61, 62]。由于 Wingate 测试操作要求简单、测试费用低廉、使用人群广泛（包括儿童或身体功能障碍者）、不需额外专业技巧，测试具有客观性、可靠性、有效性、重复性好等优点，被广泛用于评价机体无氧代谢能力以及帮助研究机体在最大负荷后的生理代谢情况。目前无氧功的评定公认采用 Wingate 测试。

Wingate 测试指标通常为无氧功率峰值，30 秒平均功率（mean power，MP）和疲劳指数（fatigue index，FI）。其中，无氧功率峰值即 5 秒最高功率，为产生最大圈数的 5 秒的平均功率，一般产生于第一个 5 秒，通常认为可以用来衡量磷酸原系统功能能力。30 秒平均功率可以用来衡量糖酵解系统供能能力，反映肌肉耐受较高功率的持久能力。疲劳指数，亦称为无氧功率递减率，为最高 5 秒功率减去最低 5 秒功率后除以最高 5 秒功率，可以用来衡量无氧耐力，一般用以评定无氧供能条件下的疲劳程度。

Wingate 测试结果会受到很多因素影响，包括环境气候、机体脱水、动机因素和准备活动及运动项目等。从以往的研究结果中发现，动机因素对 Wingate 测试结果影响较大，有研究者观察了 7 种不同的动机因素（观众出席、个体竞争、群体竞争、惩罚、奖励、群体协作、社会责任心）对 Wingate 测试结果的影响，结果发现不同的动机因素会对结果产生不同的影响，其中奖励可以明显提高测试成绩，尤其对最高无氧功率影响较大[63]。

同时，血乳酸的生成和消除的代谢变化可以反映供能体系的基本情况，所以在 Wingate 测试中，除了可以通过测试指标的数值评价磷酸原、糖酵解系统供能能力和无氧耐力外，还可以通过运动后恢复期血乳酸消除的快慢来评价有氧代谢能力。即以 Wingate 测试中血乳酸的数值来评定无氧和有氧代谢能力，这给本研究提供了理论依据和衔接。此外，本研究为研究不同项目运动员采用冷疗恢复手段后的恢复效果差异，可以以 Wingate 测试中血乳酸值和恢复期的血乳酸值代表两种代谢方式[64]。

2　研究对象与方法

2.1　研究对象

通过自愿报名的方式在首都体育学院运动训练专业招募一定数量的力量型项目和耐力型项目运动员，且均为相关专项二级运动员。然后通过问卷调查和严格的医学体检，挑选出满足实验要求的男性受试者 25 名，力量型项目运动员 13 名，耐力型项目运动员 12 名。受试者均为自愿加入实验，明确告知其具体实验流程和要求，以及实验可能存在的风险，签署知情同意书，并保证有充足的时间完成本项实验。受试者需要保证 48 小时之内无酗酒、失眠等情况发生，医学筛查的目的是排除受试者患有或者潜在不良健康因素，确保受试者能够从事大强度运动，主要包括心血管疾病（如青春期高血压、心脏病）、神经系统疾病（如皮肤感觉不良）、呼吸系统疾病和代谢系统疾病等。受试者资料见表 3。

表 3　研究对象基本资料

分组	年龄/岁	身高/厘米	体重/千克	BMI/（kg/m²）	体脂百分比/%	训练年限/年
（耐力组）n=12	21.00±10.8	178.00±4.02	78.00±7.29	23.22±1.47	13.00±3.53	5.0±1.5
（力量组）n=13	20.23±0.83	179.54±7.14	76.08±11.06	26.61±1.72	11.05±3.27	4.0±1.6

2.2　研究方法

2.2.1　实验设计

本研究采用随机交叉自身对照设计。考虑到实验操作过程中的可行性以及每名受试者接受程度，受试者第一次进入实验室进行基础值测试，并熟悉 Wingate 测试流程及实验过程，并签署知情同意书。本研究将力量组、耐力组受试者进行组内配对设计，随机在每组内选择 2 名运动员分入同一小组，分别分入冷疗恢复组或被动恢复组；然后下一次进入实验室后进行恢复方式交换，两次实验间隔一周，以避免前次测试对后次测试结果的影响。测试时间在每天的相同时间（±1 小时），以减少与时间相关的干扰因素影响测试结果。

2.2.2　实验流程和步骤

2.2.2.1　实验前期准备阶段

受试者通过严格的筛查后最终确定。在正式实验前一周，先集中召集受试者到实验室完成以下内容：第一，了解实验内容，熟悉并体验实验流程；第二，向受试者介绍实验要求及注意事项，并签订知情同意书；第三，对身体情况基本信息进行采集，包括年龄、身高、体重、体成分（baby composition，BC）、爆发力；第四，对受试者进行随机分组并安排实验日程。

2.2.2.2 实验具体步骤

在拟定的实验日，受试者餐后 2 小时进入实验室，在进入实验室前 24 小时内不能吸烟、饮酒和服用药物，没有进行剧烈运动。接下来的整个实验分为准备阶段（基础值采集）、运动阶段（Wingate 测试）、恢复阶段（CWI 或 PR）和Omegawave 测试阶段四步。实验步骤流程如图 1 所示。

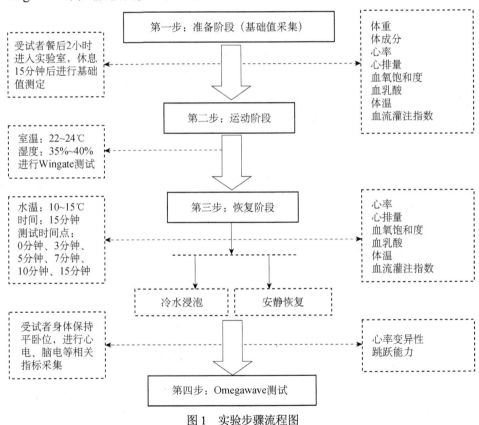

图 1　实验步骤流程图

2.2.3　实验环境条件控制

在本研究中，根据研究目的，我们设置运动的环境条件为温度控制在 22～25℃，相对湿度控制在 45%左右。

2.2.4　Wingate 测试流程

按照本研究设计，每名受试者需要在常温常湿环境下总共进行 3 次 Wingate 测试，每次测试进行直接开始的 30 秒全力骑行。在第一次进行 Wingate 测试前先让受试者熟悉功率自行车的使用，并且以第一次测试前受试者的体重为标准确定两次 Wingate 无氧功测试的负荷量，测试得出其相对峰值功率并进行配对分组。每次骑行阻力系数选用 0.098，即功率自行车负荷为受试者 0.098 倍体重。以最大无氧功功率、平均无氧功功率和疲劳指数作为无氧运动能力的评价指标。以测试中和测试后的心率变化以及测试后即刻的血乳酸为指标衡量受试者在测试中的尽力程度。

Wingate 测试中其他需要注意的地方为，在 Wingate 测试中，评价测试结果是否准确的一个重要影响因素是受试者在测试过程中是否做到尽全力，在此情况下，受试者的动机因素对实验结果就会产生很大的影响。根据文献研究，采用奖励方法可以最大程度调动受试者的动力。因此，在测试中需要不停地对受试者进行鼓励，让测试者可以竭尽全力运动，从而提高测试结果的准确性。在服装方面，要求受试者三次均穿同样的服装，如泳裤或者骑行服。

2.2.5　冷疗恢复方案

Wingate 测试之后，受试者进入冷疗池进行腰部以下冷水浸泡，持续 15 分钟，温度控制在 10~15℃。

2.2.6　被动恢复方案

Wingate 测试之后，受试者离开冷疗池，以坐姿安静休息 15 分钟。

2.2.7　测试指标及方法

（1）心率：受试者进入实验室就佩戴 Polar 遥测心率表，实时连续监测心率，在需要的时间点记录下心率作为实验数据。

（2）血氧饱和度：采用指夹式血氧饱和度测试仪进行测试。在既定的时间点，将测试仪夹在受试者左手无名指上，5 秒内即出结果，并记录。

（3）核心温度：使用泰尔茂（型号 EM* 30CPL）电子体温计（产地为中国杭州）测量耳温，用以代替核心温度，测量时将探测头插入受试者的外耳道。耳蜗温度测试的方法是指测试机体耳部鼓膜的温度，它是无创式核心体温测试方法中最为准确的。红外线耳温计测量体温具有较高的可靠性和真实性，能够达到测量核心体温的要求，因为耳鼓膜和大脑体温调节中枢下丘脑很接近，且由颈动脉供血，当人体核心体温发生变化时，耳鼓膜温度很快就会表现出来[65]。

（4）皮肤表面温度：采用 TIR1 红外热像仪测量头面部温度作为本研究监测的皮肤表面温度，测量时尽量保证测试位置一致。本研究涉及冷水浸泡，实验中受试者肚脐以下浸泡于水中，因此常规的多点综合计算皮肤表面温度的方法不适用于本研究。所以本研究选择头面部皮肤表面温度作为数据采集指标，测量方式为红外热像测试。

（5）血乳酸：采用美国 Nova Biomedical 公司的 lactate plus™ 血乳酸分析仪进行定标测试，在运动实验前、运动结束后即刻和恢复期内进行血乳酸测试，并记录结果。

（6）心输出量：采用美国 Cheetah Medical 公司生产的 NICOM-Reliant 无创运动心排量检测仪进行连续监测。

（7）每搏输出量：采用美国 Cheetah Medical 公司生产的 NICOM-Reliant 无创运动心排量检测仪进行连续监测。

（8）血流灌注指数：通过 Masimo Radical-7 连续监测。

（9）体重：计算 Wingate 测试中通过功率自行车施加的负荷。

（10）体成分：采用 Body Metrix BM2000 体成分仪（美国）进行测试。

（11）心率变异性、心电图、原地下蹲跳和原地静蹲跳。测试：通过 Omegawave 身体机能状态综合诊断系统测试上述指标。有研究表明[66, 67]，Omegawave 系统的测试结果和传统的实验室机能测试结果具有较高的相关性。

2.2.8　主要实验器材设备

本次实验采用的主要仪器设备和辅助仪器、耗材见表 4、表 5。

表 4　实验主要仪器设备

器材名称	型号
iCool 冷疗池	iCool Sport
心率测试仪 polar 心率表	RS800CXBike
血乳酸测试仪	h/p/cosmos
耳温测试仪	EM* 30CPL
TIR1 红外热像仪	Fluke TiR1
超声波体成分测试仪	IN BODY 3.0
血氧保护度、血流灌注指数测试仪	Masimoradical7
NICOM 心排量监测仪	NICOM-Reliant
Omega Wave 身体机能状态综合诊断系统	Version3

表 5 实验辅助仪器、耗材

仪器、器材名称	功能
耦合剂	用于超声波体成分测试及心排量测试中
秒表	用于记录时间
电极片	用于 Omegawave 中心电与脑电指标的采集
电子体重秤	用于测定受试者体重
血乳酸试纸条	用于测定血乳酸
酒精、棉花、采血针	用于血液的采集

2.3 数据统计和分析

统计学处理采用 SPSS20.0 统计软件进行。本研究所有数据均表示为平均数±标准差（$\bar{X} \pm SD$），取 $p<0.05$ 为显著性水平，$p<0.01$ 为非常显著性水平。

对计量资料先进行正态性检验。对同种运动员采用不同恢复方式对单一指标（如心率、血乳酸、心输出量、心指数、每搏输出量、血氧饱和度、心率变异性、体温、跳跃能力）的影响分析，对符合正态分布的数据用独立样本 T 检验，对不符合正态分布的数据，进行非参数 Wilcoxon 符号秩和检验。研究冷疗对不同组（力量型项目和耐力型项目）运动员生理指标（如心率、血乳酸、心输出量、心指数、每搏输出量、血氧饱和度、心率变异性、体温、跳跃能力）的影响时，对符合正态分布的数据用独立样本 T 检验，对不符合正态分布的数据进行非参数 Wilcoxon 符号秩和检验。部分心率变异性指标与部分生理指标间做 Pearson 相关性分析。

3 研究结果

3.1 耐力型项目运动员和力量型项目运动员不同恢复方式生理指标的变化特点和规律

3.1.1 不同恢复方式对耐力型项目运动员和力量型项目运动员心血管系统的影响

3.1.1.1 不同恢复方式对耐力型项目运动员和力量型项目运动员心率的影响

对耐力型项目运动员和力量型项目运动员恢复阶段不同时刻心率的结果进行正态性检验，结果表明其均服从正态分布。

表 6 为耐力型项目运动员冷疗恢复和安静恢复过程中的心率变化情况。由表可知，冷疗恢复心率下降速度明显快于安静恢复，但二者间无显著性差异。在恢复 10 分钟和 15 分钟两个时间点可以看出，冷疗恢复的心率低于安静恢复。表 7 为力量型运动员冷疗恢复与安静恢复过程心率的变化情况。由表可知，在运动后即刻冷疗恢复的心率下降速率快于安静恢复心率下降速度；从第 7 分钟直至第 15 分钟恢复过程结束，冷疗恢复的心率水平均低于安静恢复，但二者无显著性差异（$p > 0.05$）。

表 6　不同恢复方式对耐力型项目运动员心率的影响（$n=12$，$\overline{X} \pm SD$）

时间点 / 分钟	冷疗恢复 /（次/分）	安静恢复 /（次/分）	p
安静	67.92±8.15	65.00±8.05	0.39
0	159.42±17.84	155.92±13.1	0.60
3	96.92±11.34	93.83±13.7	0.57
5	87.83±14.46	86.25±13.4	0.76
7	84.58±12.19	80.67±12.22	0.45
10	78.5±13.85	79.67±8.05	0.75
15	71.92±13.94	75.67±10.17	0.29

图 2 为耐力型项目运动员采用不同恢复方式时的运动员心率变化趋势图。图 3 为力量型项目运动员在冷疗恢复与安静恢复过程中心率变化趋势图。

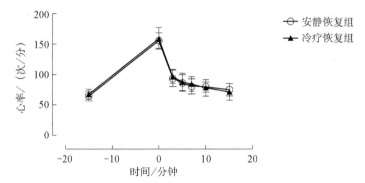

图 2　耐力型项目运动员采用不同恢复方式时的运动员心率变化趋势图

表 7　不同恢复方式对力量型项目运动员心率的影响（$n=13$，$\overline{X} \pm SD$）

时间点/分钟	冷疗恢复/（次/分）	安静恢复/（次/分）	p
安静	69.00±8.36	65.31±8.59	0.28
0	170.00±11.69	164.69±12.50	0.28
3	97.54±17.35	96.15±19.50	0.85
5	91.54±16.76	90.31±17.04	0.85
7	87.92±15.98	88.77±17.16	0.90
10	81.69±15.28	87.08±15.39	0.38
15	77.69±15.34	83.00±13.17	0.35

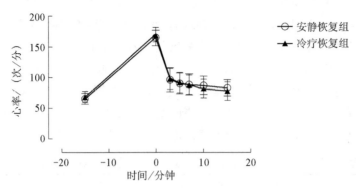

图 3　力量型项目运动员采用不同恢复方式时的心率变化趋势图

3.1.1.2　不同恢复方式对耐力型项目运动员和力量型项目运动员血乳酸的影响

对耐力型项目运动员恢复阶段血乳酸进行正态性检验，通过分析可知，运动后即刻各组的血乳酸不符合正态分布，其他时刻各组的实验数据均符合正态分布。对符合正态分布的数据采用独立样本 T 检验，对不符合正态分布的数据进行非参数 Wilcoxon 符号秩和检验。因此，运动后即刻，安静恢复和冷疗恢复的血乳酸采用非参数 Wilcoxon 符号秩和检验，其他时刻的血乳酸指标采用独立样本 T 检验。

表 8、图 4 为耐力型项目运动员冷疗恢复和安静恢复过程中血乳酸的变化情况。由表可知，冷疗恢复方式在各个时间点上的血乳酸和安静恢复方式相比无显著性差异（$p > 0.05$）。

表 8　不同恢复方式对耐力型项目运动员血乳酸的影响（$n=12$，$\bar{X} \pm SD$）

时间点/分钟	冷疗恢复/（毫摩尔/升）	安静恢复/（毫摩尔/升）	p
安静	1.78±0.39	2.12±1.03	0.30
0	7.16±3.65	6.24±2.74	0.67
3	7.63±3.23	8.98±4.00	0.30
5	7.51±3.03	8.08±2.74	0.58
7	7.50±2.96	7.88±2.78	0.74
10	6.73±2.39	7.27±2.64	0.59
15	6.06±2.19	6.3±2.49	0.80

对力量型项目运动员恢复阶段血乳酸进行正态性检验，通过分析可知，运动后恢复第 3 分钟的安静恢复和冷疗恢复的血乳酸不符合正态分布，其他时刻各组的实验数据均符合正态分布。对符合正态分布的数据采用独立样本 T 检验，对不符合正态分布的数据进行非参数 Wilcoxon 符号秩和检验。因此，运动后第 3 分钟安静恢复和冷疗恢复的血乳酸采用非参数 Wilcoxon 符号秩和检验，其他时刻的血乳酸指标采用独立样本 T 检验。

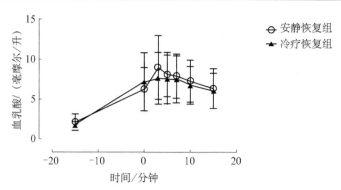

图 4 耐力型项目运动员采用不同恢复方式时的血乳酸变化趋势图

表 9 为力量型项目运动员冷疗恢复和安静恢复过程中血乳酸的变化情况。由表可知，冷疗恢复在各个时间点上的血乳酸和安静恢复相比无显著性差异（$p > 0.05$）。

图 5 为力量型项目运动员采用不同恢复方式时的血乳酸变化趋势图。

表 9 不同恢复方式对力量型项目运动员血乳酸的影响（$n=13$，$\bar{X} \pm SD$）

时间点/分钟	冷疗恢复/（毫摩尔/升）	安静恢复/（毫摩尔/升）	p
安静	1.51±0.26	1.70±0.78	0.41
0	5.93±2.24	5.46±1.93	0.57
3	6.78±1.61	7.94±2.59	0.38
5	7.66±1.85	7.94±2.11	0.73
7	7.66±2.14	7.52±1.68	0.86
10	7.43±2.04	7.08±2.00	0.67
15	6.60±2.13	6.79±2.84	0.86

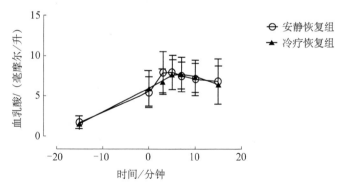

图 5 力量型项目运动员采用不同恢复方式时的血乳酸变化趋势图

3.1.1.3 不同恢复方式对耐力型项目运动员和力量型项目运动员心输出量的影响

对耐力型项目运动员恢复阶段不同时刻心输出量的结果进行正态性检验，结果表明其服从正态分布。

　　表 10 为耐力型项目运动员冷疗恢复和安静恢复过程心输出量的变化情况。由表可知，在运动后恢复即刻的冷疗恢复和安静恢复的心输出量分别为（16.88±2.2）升/分钟、（13.49±3.62）升/分钟，有显著性差异（$p=0.02$，$p<0.05$）；在整个恢复过程中，心输出量在冷疗恢复的各个测试时间点均高于安静恢复，但无显著性差异（$p>0.05$）。

　　图 6 为耐力型项目运动员冷疗恢复和安静恢复过程心输出量变化的趋势图。由图可知，在进行恢复时，冷疗恢复和安静恢复的心输出量均呈下降趋势，但是冷疗恢复下降趋势相较于安静恢复更明显。

表 10　不同恢复方式对耐力型项目运动员心输出量的影响（$n=12$，$\bar{X} \pm SD$）

时间点/分钟	冷疗恢复/升/分钟	安静恢复/升/分钟	p
安静	7.22±0.86	7.24±0.89	0.94
0	16.88±2.20*	13.49±3.62	0.02
3	11.88±3.64	11.32±2.80	0.56
5	10.25±2.80	10.18±2.44	0.94
7	9.81±2.77	9.34±2.18	0.60
10	8.77±2.45	8.63±1.94	0.86
15	7.66±2.12	7.46±0.98	0.73

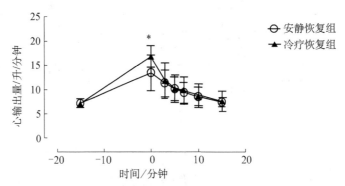

图6　耐力型项目运动员采用不同恢复方式时心输出量变化的趋势图

　　对力量型项目运动员恢复阶段心输出量进行正态性检验，通过分析可知，运动后恢复第 3 分钟、5 分钟、10 分钟和 15 分钟的安静恢复和冷疗恢复的心输出量不符合正态分布，其他时刻各组的实验数据均符合正态分布。对符合正态分布的数据采用独立样本 T 检验，对不符合正态分布的数据进行非参数 Wilcoxon 符号秩和检验。

　　表 11 为力量型项目运动员冷疗恢复和安静恢复过程中心输出量的变化情况。由表 11 可知，在整个恢复过程中，与安静恢复相比，心输出量在冷疗恢复的各个时间点均高于安静恢复，但无显著性差异（$p>0.05$）。

　　图 7 为力量型项目运动员采用不同恢复方式时心输出量变化的趋势图。

表 11　不同恢复方式对力量型项目运动员心输出量的影响（$n=13$，$\bar{X}\pm SD$）

时间点/分钟	冷疗恢复/升/分钟	安静恢复/升/分钟	p
安静	6.43±1.52	6.96±1.90	0.45
0	18.41±5.36	17.18±5.00	0.56
3	12.29±3.26	11.82±4.93	0.55
5	11.45±2.99	10.79±4.52	0.37
7	10.82±2.68	10.15±4.62	0.65
10	10.01±2.60	9.86±4.93	0.55
15	9.26±2.40	8.56±4.03	0.26

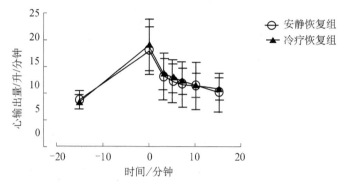

图 7　力量型项目运动员采用不同恢复方式时心输出量变化的趋势图

3.1.1.4　不同恢复方式对耐力型项目运动员和力量型项目运动员每搏输出量的影响

对耐力型项目运动员和力量型项目运动员恢复阶段不同时刻每搏输出量的结果进行正态性检验，结果表明其均服从正态分布。

表 12 为耐力型项目运动员在冷疗恢复和安静恢复过程中每搏输出量的变化情况，通过对所得数据进行独立样本 T 检验得出结果。由表可知，冷疗恢复和安静恢复相比，每搏输出量在各个时间点上均无显著差异（$p>0.05$）。表 13 为力量型项目运动员在冷疗恢复和安静恢复过程中血氧饱和度的变化情况。对所得数据进行独立样本 T 检验。由表可知，冷疗恢复干预手段和安静恢复干预手段相比，每搏输出量在各个时间点上均无显著差异（$p>0.05$）。

图 8 为耐力型项目运动员采用不同恢复方式时每搏输出量变化趋势图。图 9 为力量型项目运动员在冷疗恢复和安静恢复过程中血氧饱和度变化趋势图。

表 12　不同恢复方式对耐力型项目运动员每搏输出量的影响（$n=12$，$\bar{X}\pm SD$）

时间点/分钟	冷疗恢复/毫升	安静恢复/毫升	p
安静	101.89±15.23	104.60±12.18	0.64
0	120.31±22.56	107.80±16.03	0.22
3	131.52±46.74	120.83±21.78	0.66

续表

时间点/分钟	冷疗恢复/毫升	安静恢复/毫升	p
5	125.70±41.76	117.49±21.73	0.98
7	123.53±41.77	110.83±22.94	0.50
10	119.27±42.34	103.56±20.29	0.38
15	112.76±36.08	95.69±15.60	0.21

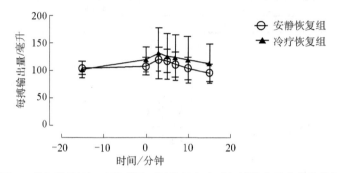

图 8　耐力型项目运动员采用不同恢复方式时每搏输出量变化趋势图

表 13　不同恢复方式对力量型项目运动员每搏输出量的影响（$n=13$，$\bar{X} \pm SD$）

时间点/分钟	冷疗恢复/毫升	安静恢复/毫升	p
安静	87.85±23.61	99.78±24.70	0.22
0	129.28±33.16	115.63±32.25	0.44
3	128.12±31.29	121.36±55.50	0.71
5	127.72±32.90	118.49±49.86	0.58
7	124.76±31.91	114.53±48.48	0.53
10	121.48±32.06	112.84±53.50	0.62
15	115.95±25.82	102.13±45.22	0.35

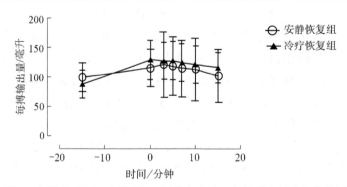

图 9　力量型项目运动员进行不同恢复方式下每搏输出量变化趋势图

3.1.1.5　不同恢复方式对耐力型项目运动员和力量型项目运动员血流灌注指数的影响

对耐力型项目运动员恢复阶段血流灌注指数进行正态性检验，通过分析可知，恢复第 15 分钟的安静恢复和冷疗恢复的血流灌注指数不符合正态分布，其他时刻各组的实验数据均符合正态分布。对符合正态分布的数据采用独立样本 T 检验，对不符合正态分布的数据进行非参数 Wilcoxon 符号秩和检验。因此，恢复 15 分钟安静恢复和冷疗恢复的血流灌注指数指标采用非参数 Wilcoxon 符号秩和检验，其他时刻的血流灌注指数指标采用独立样本 T 检验。

表 14 为耐力型项目运动员在冷疗恢复和安静恢复过程中血流灌注指数的变化情况，安静恢复第 15 分钟时，血流灌注指数为（10.92±4.24），明显低于冷疗恢复的（6.85±4.87），且有显著性差异（$p<0.05$）。

图 10 为耐力型项目运动员在冷疗恢复和安静恢复过程中血流灌注指数变化趋势图。

表 14　不同恢复方式对耐力型项目运动员血流灌注指数的影响（$n=12$，$\bar{X}\pm SD$）

时间点/分钟	冷疗恢复	安静恢复	p
安静	10.53±6.24	6.52±5.66	0.11
0	7.51±4.92	9.81±6.58	0.23
3	9.97±6.00	12.5±5.27	0.65
5	10.63±5.36	10.54±5.19	0.55
7	10.48±5.59	11.77±5.53	0.94
10	9.89±5.60	10.75±4.70	0.79
15	6.85±4.87*	10.92±4.24	0.03

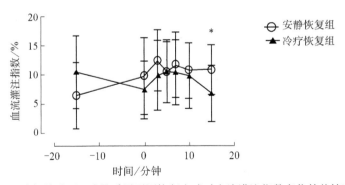

图 10　耐力型项目运动员采用不同恢复方式时血流灌注指数变化趋势情况图

对力量型项目运动员恢复阶段血流灌注指数进行正态性检验，通过分析可知，恢复第 3 分钟、5 分钟、10 分钟的安静恢复和冷疗恢复的血流灌注指数不符合正态分布，其他时刻各组的实验数据均符合正态分布。对符合正态分布的数据采用独立样本 T 检验，对不符合正态分布的数据进行非参数 Wilcoxon 符号秩和检验。因此，恢复第 3 分钟、5 分钟、10 分钟安静恢复和冷疗恢复的血流灌注指数指标采用非参数 Wilcoxon 符号秩和检验，其他时刻的血流灌注指数指标采用独立样本 T 检验。

　　表 15 为力量型项目运动员在冷疗恢复和安静恢复过程中血流灌注指数的变化情况，运动后恢复过程中冷疗恢复和安静恢复的血流灌注指数变化与在运动后即刻的第 0 分钟、3 分钟和 5 分钟相比均有非常显著性差异（p<0.01），第 7 分钟的冷疗恢复和安静恢复相比有显著差异（p<0.05）。冷疗恢复的血流灌注指数指标在恢复第 7 分钟之前都明显低于安静恢复组，并在全部 15 分钟过程中均低于安静恢复的血流灌注指数。

　　图 11 为力量型项目运动员在冷疗恢复和安静恢复过程中血流灌注指数变化趋势图。

表 15　不同恢复方式对力量型项目运动员血流灌注指数的影响（n=13，$\overline{X}\pm SD$）

时间点/分钟	冷疗恢复	安静恢复	p
安静	11.63±7.86*	5.06±4.09	0.01
0	5.06±2.37**	10.76±6.44	0.006
3	8.15±5.57**	15.74±5.29	0.008
5	9.34±5.08**	15.30±5.15	0.007
7	9.23±4.86*	13.47±5.37	0.046
10	8.50±3.54	10.37±5.27	0.13
15	7.66±3.25	8.83±4.37	0.37

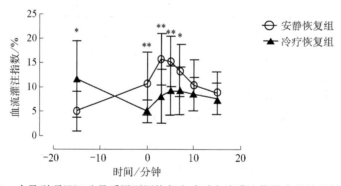

图 11　力量型项目运动员采用不同恢复方式时血流灌注指数变化趋势情况图

3.1.2　不同恢复方式对耐力型项目运动员和力量型项目运动员氧运输系统的影响

　　不同恢复方式对耐力型项目运动员和力量型项目运动员血氧饱和度的影响

　　对耐力型项目运动员恢复阶段血氧饱和度进行正态性检验，分析可知，运动后即刻以及恢复第 3 分钟、5 分钟、7 分钟、10 分钟、15 分钟的安静恢复和冷疗恢复的血氧饱和度不符合正态分布。对不符合正态分布的数据进行非参数 Wilcoxon 符号秩和检验。因此，运动后第 5 分钟、7 分钟、10 分钟、15 分钟安静恢复和冷疗恢复的血氧饱和度指标采用非参数 Wilcoxon 符号秩和检验。

表 16 为耐力型项目运动员在冷疗恢复和安静恢复过程中血氧饱和度的变化情况，冷疗恢复期第 15 分钟的血氧饱和度为（98.83±0.84）%，明显高于安静恢复的（97.75±0.62）%，且有非常显著性差异（$p<0.01$）。从数据整体分析来看，冷疗恢复方式在各个时间点上的血氧饱和度均高于安静恢复方式的血氧饱和度。

图 12 为耐力型项目运动员进行不同恢复方式下血氧饱和度变化趋势图。

表 16　不同恢复方式对耐力型项目运动员血氧饱和度的影响（$n=12$，$\bar{X}\pm SD$）

时间点/分钟	冷疗恢复/%	安静恢复/%	p
安静	98.58±0.79	99.00±0.85	0.23
0	98.56±0.88	98.08±0.10	0.42
3	98.50±0.90	98.50±1.00	0.84
5	98.45±0.82	98.25±1.06	0.74
7	98.33±0.89	98.00±0.85	0.35
10	98.17±0.72	98.00±0.95	0.63
15	98.83±0.84**	97.75±0.62	0.003

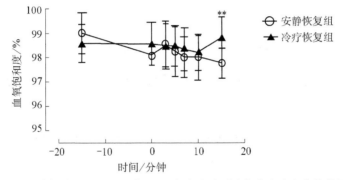

图 12　耐力型项目运动员采用不同恢复方式时血氧饱和度变化趋势图

对力量型项目运动员恢复阶段血氧饱和度进行正态性检验，通过分析可知，运动后第 0 分钟和恢复第 7 分钟的安静恢复和冷疗恢复的血氧饱和度不符合正态分布，其他时刻各组的实验数据均符合正态分布。对符合正态分布的数据采用独立样本 T 检验，对不符合正态分布的数据进行非参数 Wilcoxon 符号秩和检验。因此，运动后第 0 分钟和恢复第 7 分钟安静恢复和冷疗恢复的血氧饱和度指标采用非参数 Wilcoxon 符号秩和检验，其他时刻的血氧饱和度指标采用独立样本 T 检验。

表 17 为力量型项目运动员在冷疗恢复和安静恢复过程中血氧饱和度的变化情况，冷疗恢复在所有时间点上与安静恢复相比均无显著性差异（$p>0.05$）。

图 13 为力量型项目运动员采用不同恢复方式时血氧饱和度变化趋势图。

表 17　不同恢复方式对力量型项目运动员血氧饱和度的影响（n=13，$\bar{X}\pm SD$）

时间点/分钟	冷疗恢复/%	安静恢复/%	p
安静	98.60±0.76	98.46±1.45	0.30
0	98.77±0.73	98.08±0.86	0.08
3	98.83±0.94	98.25±0.96	0.75
5	98.62±0.87	98.23±0.83	0.62
7	98.54±0.90	98.00±1.08	0.20
10	98.69±0.95	98.00±1.08	0.89
15	98.67±0.99	98.00±1.08	0.80

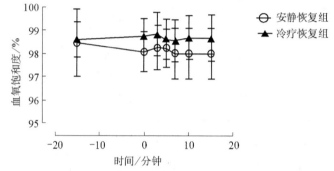

图 13　力量型项目运动员采用不同恢复方式时血氧饱和度变化趋势图

3.1.3　不同恢复方式对耐力型项目运动员和力量型项目运动员体温的影响

3.1.3.1　不同恢复方式对耐力型项目运动员和力量型项目运动员耳温的影响

对耐力型项目运动员和力量型项目运动员恢复阶段不同时刻耳温的结果进行正态性检验，结果表明其均服从正态分布。

表 18 为耐力型项目运动员在冷疗恢复和安静恢复过程中耳温的变化情况。恢复过程中，冷疗恢复和安静恢复在恢复期第 3 分钟的耳温有显著性差异（$p<0.05$），其他各时间点均无显著性差异（$p>0.05$）。从趋势图中能够看出，冷疗恢复的耳温在恢复过程的各个时间点均高于安静恢复。

表 19 为耐力型项目运动员在冷疗恢复和安静恢复过程中耳温的变化情况。对所得数据进行独立样本 T 检验。由表 19 可知，冷疗恢复干预手段和安静恢复干预手段相比，耳温在各个时间点上均无显著差异（$p>0.05$）。

图 14 为耐力型项目运动员在冷疗恢复和安静恢复过程中耳温变化趋势情况。图 15 为力量型项目运动员进行冷疗恢复和安静恢复的耳温变化趋势情况。

表 18　不同恢复方式对耐力型项目运动员耳温的影响（$n=12$，$\overline{X} \pm SD$）

时间点/分钟	冷疗恢复/℃	安静恢复/℃	p
安静	35.69±0.59	35.32±0.66	0.16
0	35.71±0.72	35.61±0.43	0.70
3	36.00±0.71*	35.48±0.57	0.04
5	35.97±0.56	35.86±0.79	0.73
7	35.80±0.66	35.56±0.63	0.39
10	35.90±0.49	35.48±0.51	0.09
15	36.00±0.68	35.49±0.49	0.06

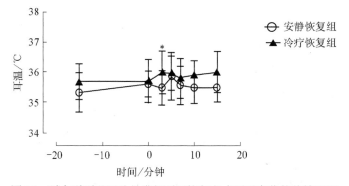

图 14　耐力型项目运动员进行不同恢复方式耳温变化趋势情况图

表 19　不同恢复方式对力量型项目运动员耳温的影响（$n=13$，$\overline{X} \pm SD$）

时间点/分钟	冷疗恢复/℃	安静恢复/℃	p
安静	35.60±0.74	35.61±0.64	0.89
0	35.95±0.43	35.83±0.67	0.61
3	35.91±0.45	35.87±0.78	0.88
5	35.83±0.68	35.76±0.77	0.83
7	35.94±0.60	35.75±0.83	0.51
10	35.88±0.52	35.78±0.62	0.69
15	35.93±0.50	35.79±0.57	0.52

3.1.3.2　不同恢复方式对耐力型项目运动员和力量型项目运动员体表温度的影响

对耐力型项目运动员和力量型项目运动员恢复阶段不同时刻体表温度的结果进行正态性检验，结果表明其均服从正态分布。

表 20 为耐力型项目运动员在冷疗恢复和安静恢复过程中体表温度的变化情况。对所得数据进行独立样本 T 检验。由表可知，冷疗恢复干预手段和安静恢复干预手段相比，体表温度在各个时间点上均无显著差异（$p>0.05$）。

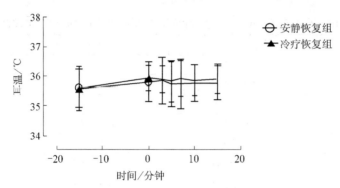

图 15 力量型项目运动员采用不同恢复方式时耳温变化趋势情况图

表 21 为力量型项目运动员在冷疗恢复和安静恢复过程中体表温度的变化情况。对所得数据进行独立样本 T 检验。由表 21 可知，冷疗恢复和安静恢复相比，在第 5~15 分钟的恢复期内有显著差异（$p<0.05$）。从数据整体来看，冷疗恢复干预方式的体表温度均有高于安静恢复的趋势。

图 16 为耐力型项目运动员进行冷疗恢复和安静恢复的体表温度变化趋势情况图。图 17 为力量型项目运动员在冷疗恢复和安静恢复过程中体表温度变化趋势图。

表 20 不同恢复方式对耐力型项目运动员体表温度的影响（n=12，$\bar{X}\pm SD$）

时间点/分钟	冷疗恢复/℃	安静恢复/℃	p
安静	33.48±1.51	32.84±1.24	0.27
0	32.51±1.49	32.15±1.91	0.61
3	33.72±0.96	33.41±1.07	0.47
5	33.97±1.46	33.88±0.82	0.84
7	34.39±1.04	33.92±1.07	0.28
10	34.51±0.97	34.45±0.89	0.86
15	34.67±0.83	34.61±0.94	0.87

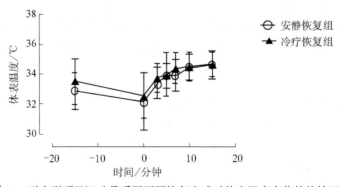

图 16 耐力型项目运动员采用不同恢复方式时体表温度变化趋势情况图

表 21　不同恢复方式对力量型项目运动员体表温度的影响（$n=13$，$\bar{X} \pm SD$）

时间点/分钟	冷疗恢复/℃	安静恢复/℃	p
安静	34.03±1.51	33.34±1.40	0.24
0	33.33±1.69	32.58±1.41	0.19
3	34.49±0.89	33.95±1.07	0.17
5	34.87±0.86*	33.82±1.47	0.04
7	34.96±0.86*	33.82±1.47	0.02
10	35.13±0.74*	34.33±0.90	0.02
15	35.28±0.57*	34.48±1.10	0.03

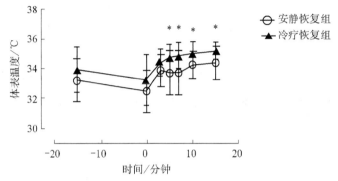

图 17　力量型项目运动员采用不同恢复方式时体表温度变化趋势图

3.1.4　不同恢复方式对耐力型项目运动员和力量型项目运动员自主神经系统的影响

对耐力型项目运动员恢复阶段心率变异性指标进行正态性检验。通过分析可知，安静恢复和冷疗恢复的 LF/HF、HF 不符合正态分布。对不符合正态分布的数据进行非参数 Wilcoxon 符号秩和检验。因此，对安静恢复和冷疗恢复的 LF/HF、HF 指标采用非参数 Wilcoxon 符号秩和检验。

表 22 为耐力型项目运动员经过不同恢复方式之后的心率变异性指标的变化情况。对所得数据进行独立样本 T 检验。由表可知，冷疗恢复和安静恢复相比各指标均无显著性差异（$p>0.05$）。

表 22　不同恢复方式对耐力型项目运动员心率变异性指标的影响（$n=12$，$\bar{X} \pm SD$）

指标	冷疗恢复	安静恢复	p
LF/HF	1.15±1.54	1.18±1.19	0.97
HF	545.72±440.05	372.04±366.98	0.48
高频段功率标化值（HF norm）	59.33±22.80	56.76±22.88	0.79
低频段功率标化值（LF norm）	40.67±22.80	43.24±22.88	0.79

对力量型项目运动员恢复阶段心率变异性指标进行正态性检验，通过分析可

知，安静恢复和冷疗恢复的 LF/HF、HF 不符合正态分布。对不符合正态分布的数据进行非参数 Wilcoxon 符号秩和检验。因此，对安静恢复和冷疗恢复的 LF/HF、HF 指标采用非参数 Wilcoxon 符号秩和检验。

表 23 为力量型项目运动员经过不同恢复方式之后的心率变异性指标的变化情况。对所得数据进行独立样本 T 检验。由表可知，运动后冷疗恢复干预手段的高频段功率标化值为（56.72±22.59），运动后安静恢复干预手段的高频段功率标化值为（37.92±21.06），冷疗恢复相比于安静恢复有显著性差异（$p<0.05$）。运动后冷疗恢复干预手段的低频段功率标化值为（43.28±22.59），运动后安静恢复干预手段的低频段功率标化值为（62.08±21.06），冷疗恢复相比于安静恢复有显著性差异（$p<0.05$）。

图 18 为力量型项目运动员不同恢复方式高频标化值和低频标化值情况。

表 23　不同恢复方式对力量型项目运动员心率变异性频域指标的影响（$n=13$，$\bar{X} \pm SD$）

指标	冷疗恢复	安静恢复	p
LF/HF	1.18±1.25*	2.76±2.86	0.03
HF	608.15±767.38	270.23±343.76	0.24
HF norm	56.72±22.59*	37.92±21.06	0.04
LF norm	43.28±22.59*	62.08±21.06	0.04

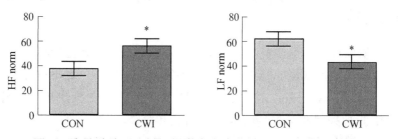

图 18　力量型项目运动员不同恢复方式 HF norm 和 LF norm 情况

3.1.5　不同恢复方式对耐力型项目运动员和力量型项目运动员运动能力的影响

表 24 为耐力型项目运动员通过不同恢复方式之后的下肢力量与速度的变化情况。对所得数据进行独立样本 T 检验。由表可知，冷疗恢复和安静恢复相比，平均滞空时间和跳跃次数有显著性差异（$p<0.05$），其他指标均无显著性差异（$p>0.05$）。

表 24　不同恢复方式对耐力型项目运动员跳跃能力的影响（$n=12$，$\bar{X} \pm SD$）

测试内容	指标	冷疗恢复	安静恢复	p
	MFT（ms）	403.83±65.10*	345.83±74.21	0.05
	MCT（ms）	250.17±66.36	203.25±52.26	0.06
下肢力量与速度	number	16.00±2.66*	19.42±3.94	0.02
	MJH（cm）	20.47±6.78	15.28±5.90	0.06
	IAP（W/kg）	3.03±0.63	2.65±0.71	0.18

注：10 秒弹跳测试中 MFT 为平均滞空时间（ms），MCT 为平均触垫时间（ms），number 为跳跃次数，MJH 为平均跳跃高度（厘米），IAP 为磷酸原系统功能指数（W/kg）。

表 25 为力量型项目运动员通过不同恢复方式之后的下肢力量与速度的变化情况。对所得数据进行独立样本 T 检验。由表 25 可知，冷疗恢复和安静恢复相比各指标均无显著性差异（$p>0.05$）。

表 25　不同恢复方式对力量型项目运动员跳跃能力的影响（$n=13$，$\bar{X} \pm SD$）

测试内容	指标	冷疗恢复	安静恢复	p
	MFT（ms）	453.31±67.03	440.62±94.14	0.70
	MCT（ms）	287.77±145.43	254.31±92.80	0.49
下肢力量与速度	number	14.69±2.96	15.15±3.58	0.72
	MJH（cm）	25.69±7.54	24.79±10.24	0.80
	IAP（W/kg）	3.43±0.72	3.39±0.78	0.90

注：10 秒弹跳测试中 MFT 为平均滞空时间（ms），MCT 为平均触垫时间（ms），number 为跳跃次数，MJH 为平均跳跃高度（cm），IAP 为磷酸原系统功能指数（W/kg）。

3.2　心率变异性频域指标与心血管系统指标的相关性分析

由表 26 可知，恢复期第 0 分钟和 3 分钟的心率和高频具有显著性相关（$p<0.05$，$r<-0.6$），恢复期第 5 分钟、7 分钟、10 分钟、15 分钟与高频之间具有非常显著的相关性（$p<0.01$，$r<-0.6$）。图 19 表示心率指标与高频指标相关性图例，由图 16 的散点图可知，心率指标和高频指标呈明显的线性关系。

表 26　心率指标与高频指标之间相关性分析

指标		安静 HR	0 分钟	3 分钟	5 分钟	7 分钟	10 分钟	15 分钟
HF	r	−0.510	−0.510*	−0.651*	−0.717**	−0.823**	−0.761**	−0.766**
	p	0.075	0.016	0.016	0.006	0.001	0.003	0.002

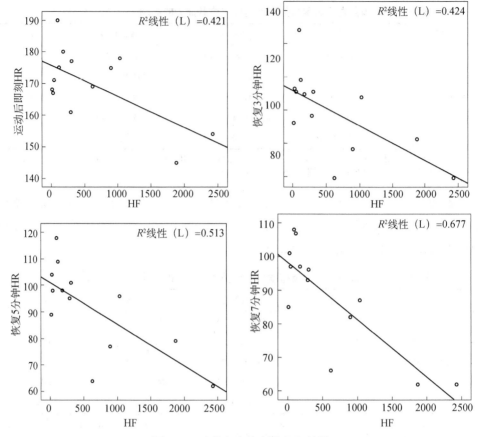

图19　心率指标与高频指标相关性

4　分析与讨论

近年来，冷疗作为新兴运动恢复手段已经得到了国内外体育界广泛的关注。已有大量研究证实了冷水浸泡疗法的正确性和有效性，但是在不同项目类型运动员的应用和测试指标的选择上尚处于初步摸索阶段。此外，由于实验条件的限制和个体差异的影响，适合不同项目类型运动员的冷疗恢复方法和对更实用的测试指标的探索还不够深入。

冷疗会对机体产生不同程度的刺激，使机体的器官、系统产生不同程度的生理反应以适应环境的变化。根据总结文献发现，冷疗对人体的心血管系统、氧运输系统、自主神经系统、体温调节系统和运动能力方面都会产生影响。

4.1 冷疗恢复对不同类型运动员心血管系统指标的影响分析

4.1.1 冷疗恢复对不同类型运动员心率的影响分析

心率是进行运动性疲劳评定中较简易的指标，能够快速灵敏地反映运动员的代谢情况。对于疲劳的相关诊断多采用基础心率、运动后即刻心率和恢复期心率等指标，对于监控运动员的身体机能水平、训练强度及训练后身体机能恢复程度均有一定的参考价值[16]。

有研究显示，通过冷水浸泡恢复能够高效、快速降低心率，提高心输出量或提高每搏输出量，可以提高心脏的工作效率，促进机体加快恢复[45]。Parouty 等对 10 名优秀游泳运动员两次 100 米比赛间歇进行时间 5 分钟、温度 15℃的冷水浸泡恢复方式，结果发现，冷水浸泡恢复方式能降低运动过程中的心率上升速率，而且显著加快运动后恢复期的心率恢复效率[15]。

但是 Buchheit 等研究了运动后冷水浸泡对副交感神经活化的影响，受试者被随机分配到 5 分钟、14℃的冷水浸泡恢复方式或对照组安静恢复方式中，结果表明，和对照组相比，5 分钟、14℃的冷水浸泡恢复对机体心率恢复速率无显著性差异（$p > 0.5$）[53]。

综上，通过对已有相关实验结果的整理发现，冷疗是否能够加快心率下降速率仍有一定争议。

实验数据分析结果显示，耐力型项目运动员运动后即刻的心率为（159.42±17.84）次/分，力量型项目运动员运动后即刻的心率为（170.00±11.69）次/分；耐力型项目运动员恢复 15 分钟后的心率为（72.46±13.07）次/分，力量型项目运动员恢复 15 分钟后的心率为（71.92±13.94）次/分。根据整体结果计算可知，耐力型项目运动员的心率下降速率为 55%，而力量型项目运动员的心率下降速率为54%，可见耐力型项目运动员的心率下降速率比力量型项目运动员的心率下降速率快约 1%。有研究结果表明，冷疗恢复与动态恢复方式相比能够更快降低心率，但是并没有显著性[68]，这与本研究的研究结果一致。

从心率下降趋势图中也能看出，在进入冷水浸泡的 0～3 分钟，力量组的心率下降速度快于耐力组，但是从 3 分钟之后耐力组和力量组的恢复趋势基本一致。从整体来看，耐力型项目运动员的心率下降速率快于力量型项目运动员。其原因可能是相比较于力量型项目运动员，耐力型项目运动员长期大运动量的训练导致其左心室腔、主动脉内径、左室壁厚度明显大于力量型项目运动员，所以其心脏收缩功能更强，每搏输出量更大，所以在定量负荷恢复期，其心率恢复较快。

实验数据分析结果显示，力量型项目运动员运动后即刻进行冷疗恢复的心率为（170.00±11.69）次/分，恢复 15 分钟之后的心率为（77.69±15.34）次/分；在运动后即刻进行安静恢复的心率为（164.69±12.50）次/分，恢复 15 分钟之后的心率为（83.00±13.17）次/分。计算可知，通过冷疗恢复的心率递减率为54%，安静恢复的心率递减率为 50%，可见冷疗恢复对力量型项目运动员的心率快速下降有较明显效果。

这与国外研究结果类似[48]，原因可能是下肢冷疗会对机体产生一定程度的冷刺激，机体会相应产生冷应激反应，副交感神经的兴奋性响应时间较交感神经兴奋性时间短，因此表现出迷走神经快速再活化，而被激活的迷走神经恰恰能够快速调节和控制心率变异性，加快心率恢复速度。

4.1.2　冷疗恢复对不同类型运动员血乳酸的影响分析

血乳酸是羟基酸的一种，在供氧不足的情况下，经糖酵解途径产生，骨骼肌是血乳酸生成的主要场所。在运动训练测试和训练强度监控的过程中，血乳酸水平检测已经被广泛使用，通过测定运动过程中的血乳酸浓度和运动后恢复阶段的血乳酸清除速率，来进一步评定训练负荷效果和机体恢复水平。

实验数据分析结果显示，耐力型项目运动员运动后即刻血乳酸为（7.16±3.65）毫摩尔/升，力量型项目运动员运动后即刻血乳酸为（5.94±2.24）毫摩尔/升，二者有显著性差异（$p<0.05$）。从各个时间点的数据来看，耐力型项目运动员的血乳酸在运动后 3 分钟达到峰值，然后逐渐降低；力量型项目运动员的血乳酸在运动后5 分钟达到峰值，下降幅度不明显。

其原因可能是耐力型项目运动员的有氧代谢能力比力量型项目运动员更强，在恢复过程中其血乳酸下降速率更快，恰恰表示其有更高的有氧代谢能力。

实验数据分析结果显示，力量型项目运动员在冷疗恢复即刻的血乳酸为（5.93±2.24）毫摩尔/升，在进行安静恢复即刻的血乳酸为（5.46±1.93）毫摩尔/升。对两种干预方式各个时间点的血乳酸值进行独立样本 T 检验，结果无显著性差异。从趋势来看，安静恢复干预过程中，血乳酸在恢复期第 3 分钟达到峰值，后期逐渐下降；而冷疗恢复干预过程中，血乳酸上升不明显，且始终低于安静恢复。

可见，冷疗恢复对力量型项目运动员运动后血乳酸的主要影响是抑制血乳酸堆积，对血乳酸的消除有积极的作用。

4.1.3　冷疗恢复对不同类型运动员心输出量的影响分析

心输出量是指每分钟一侧心室射出的血液总量，又称每分输出量，是反映心脏功能和血液循环系统功能的重要指标，也是血流动力学的重要参数之一，在文献中显示其多用于评价循环系统的效率。其主要受心肌收缩性、前负荷、后负荷、心率等因素影响。心输出量=每搏输出量×心率，正常值为 4～8 升/分钟。心输出量的增加与心率有关，也和每搏输出量有关。

有研究表明，冷疗通过水的低温和静水压力压迫的双重作用促进机体疲劳的快速恢复，其中，静水压力能够使外周的血液转移至心脏，进而提高心输出量、促进血液流动、加快排除机体由于疲劳累积而形成的代谢废物[11, 69]。

Park 等的研究也表明，在冷水浸泡的过程中能够增加中枢血容量和心输出量[70]。

心阻抗法是 Kubicek 等研究的根据胸腔阻抗变化测定血流动力学参数的无创测量技术。其基本原理是当心脏收缩时，血容量的增加、血流速度的加快及血红细胞的有序排列等均会降低胸腔阻抗，反之亦然。所以，连续测量心动周期中由血流量变化引起的胸腔阻抗变化，可用于实现心输出量等心血管参数的连续监测[71]。所以，本研究采用了 NICOM Reliant 系统，它是一种基于生物电抗技术的便携式、无创心排量监护设备。

实验数据分析结果显示，耐力组的运动后即刻心输出量为（16.88±2.20）升/分钟，恢复 15 分钟之后的心输出量为（7.66±2.12）升/分钟；力量组的运动后即刻心输出量为（18.41±5.36）升/分钟，恢复 15 分钟之后的心输出量为（9.26±2.40）升/分钟。采用独立样本 T 检验得出的结果显示，两组在各个时间点上的心输出量结果均无显著性差异。计算得出耐力组的心输出量递减率为 55%，而力量组的心输出量递减率为 49%，可见，冷疗对于耐力组和力量组来说均能够使心输出量在一定程度上下降，但耐力组大于力量组。

从趋势图中可以看出，耐力组和力量组的心输出量的趋势变化，可见在 0～3 分钟力量组的心输出量下降更快，但在 3 分钟之后就趋于平缓；而耐力组在 0～3 分钟的下降速度比耐力组慢，但是在 3 分钟之后，由于耐力型项目运动员的心脏功能强大，在心率变化无差异的情况下，心脏每搏输出量大，使其心脏的心输出量下降明显。但二者在各个时间点上进行独立样本 T 检验，结果显示无显著性差异。

其原因可能是耐力型项目运动员常年进行耐力型项目的训练和比赛，在心脏形态方面，相对于力量型项目运动员，耐力型项目运动员的左心室、右心室和左心房明显扩大，在心脏功能上相比力量型项目运动员有更强的收缩功能，耐力型项目运动员主要靠有氧代谢供能，需要维持较长时间运动，从而导致心脏前负荷加大，即容量负荷加大，舒张末容积增加，室壁应力增加。而力量型项目运动员运动时主要靠无氧代谢供能，只能维持较短的时间，这种短时间运动不足以刺激肌肉产生明显肥大[17]。

所以，在受到冷水环境低温刺激后，心输出量下降更快。原因是运动员进入冷水环境，会有一种由强烈的低温刺激产生的不适感，通过神经中枢刺激呼吸中枢产生呼吸加深加快，由于耐力型项目运动员强大的心脏功能，在心率接近的情况下，每搏输出量很大，随着恢复时间的延长，心输出量下降更多。

实验数据分析结果显示，力量型项目运动员在冷疗恢复即刻的心输出量为（18.41±5.36）升/分钟，在进行安静恢复即刻的心输出量为（17.18±5.00）升/分钟。对两种干预方式各个时间点的心输出量值进行独立样本 T 检验，结果无显著性差异。

从趋势来看，冷疗恢复干预过程的心输出量在各个时间点上均高于安静恢复干预过程的心输出量。

其原因是冷水浸泡相较于被动恢复在心脏自主调节功能上有较好的促进作用，并能够改变心脏神经活动，且由于外周血管明显收缩，致使核心血容量和心输出量增加。

4.1.4　冷疗恢复对不同类型运动员每搏输出量的影响分析

每搏输出量是指一次心搏一侧心室输出的血量，简称搏出量。安静状态下，正常成人的每搏输出量约为 60～80 毫升。每搏输出量主要受到前负荷、后负荷和心肌收缩能力三面因素的影响。

实验数据分析结果显示，耐力型项目运动员和力量型项目运动员相比，每搏输出量在各个时间点上无显著性差异。运动后即刻，耐力型项目运动员和力量型项目运动员的每搏输出量分别为（120.31±22.56）毫升、（129.28±33.16）毫升，而在恢复期第 3 分钟，耐力型项目运动员和力量型项目运动员的每搏输出量分别为（131.52±46.74）毫升、（128.12±31.29）毫升。耐力型项目运动员的和力量型项目运动员的每搏输出量峰值到恢复结束，分别平均降低了 18.76 毫升、12.17 毫升，耐力型项目运动员每搏输出量下降的幅度明显大于力量型项目运动员。

其原因可能是耐力型项目运动员的心脏收缩功能更强，所以在受到低温刺激时其每搏输出量和心率都大大提高，而进入低温环境 3 分钟后机体逐渐产生适应性，力量型项目运动员由于在平时训练或比赛中主要依靠无氧代谢供能，其心脏特点主要是后负荷高，易引起动脉血压的上升，但每搏输出量低于耐力型项目运动员。

实验数据分析结果显示，力量型项目运动员在冷疗恢复即刻的每搏输出量为（129.28±33.16）毫升，在进行安静恢复即刻的每搏输出量为（115.63±32.25）毫升。对两种干预方式各个时间点的每搏输出量值进行独立样本 T 检验，结果无显著性差异。

从趋势图来看，冷疗恢复干预过程的每搏输出量在各个时间点上均高于安静恢复干预过程的每搏输出量值。

其原因是在低温刺激和静水压力的双重作用下，机体产生冷应激使血管收缩，进而提高每搏输出量。

4.1.5　冷疗恢复对不同类型运动员血流灌注指数的影响分析

血流灌注是指单位时间内流入器官内的血液量，血流灌注指数反映了脉动血流情况，即反映了血流灌注能力，是分析微循环系统功能的重要指标。脉动的血流越大，脉动分量就越多，PI 值就越大。所以，不同的测量部位会影响血流灌注指数的值，因而其没有统一的正常值。

研究发现[72]，微循环状态的正常与否决定着人体的代谢功能和机能状态，而运动训练对机体微循环功能造成较大影响，进而对运动员机能状态产生影响，对运动性疲劳的产生和消除起着十分重要的作用。

有研究报道[68]，在高温高湿环境下采用冷疗恢复和动态恢复两种方式对运动员肢体血流量、核心温度、心率、血乳酸及再运动能力等指标进行测试，结果表明，冷疗恢复过程中的手臂血流量显著低于动态恢复，但是对腿部血流量的比较来说，无显著性变化。可以看出，冷疗对肢体血液的流动有很大的影响，而对恢复之后的再运动能力的提高，可能正是得益于核心体温的下降和血液流动的加速。但是在冷疗恢复之后，肢体末端的血流量明显高于主动恢复方式和被动恢复方式的肢体末端血流量，因为冷疗恢复之后，机体体温回升，血液进行再分布，大量的血液从心脏流入骨骼肌和肢体末端，致使血流灌注量提高。

相关文献指出，冷疗恢复过程测得的血流变化量在大多数的时间点上均显著低于安静恢复过程，其相差的最大值出现在恢复过程的第 15 分钟，可以看出运动后进行冷疗恢复能够降低血管灌注和肌肉代谢活动[73]。

本研究选择指夹式血流灌注指数测试仪进行测试，对恢复过程中的肢体末端血流灌注情况进行定点监测。

实验数据分析结果显示，耐力型项目运动员和力量型项目运动员在进行冷疗恢复即刻的血流灌注指数分别为（7.51±4.92）%和（5.06±2.37）%，耐力型项目运动员和力量型项目运动员的血流灌注指数峰值到恢复期结束，呈下降趋势。

其原因可能是冷疗对肢体血液流动起到了促进其重新分布的作用，两种类型的运动员在受到低温刺激后较安静时均大幅度提高，但耐力型项目运动员平时大运动量、高强度训练致使其机体血液循环系统功能更强，大部分血液回流至心脏后由于其静脉回心血量更高，心输出量更大，所以在一定程度上耐力型项目运动员的肢体末端血流灌注能力强于力量型项目运动员。

根据实验数据进行独立样本 T 检验，结果显示，力量型项目运动员运动后即刻进行冷疗恢复的血流灌注指数为（5.06±2.37）%，在运动后即刻进行安静恢复的血流灌注指数为（10.76±6.44）%，二者有非常显著性差异（$p=0.006$）；在进行冷疗恢复第 3 分钟的血流灌注指数为（8.15±5.57）%，在进行安静恢复第 3 分钟血流灌注指数为（15.74±5.29）%，二者有非常显著的差异（$p=0.008$）；在进行冷疗恢复第 5 分钟的血流灌注指数为（9.34±5.08）%，在进行安静恢复第 5 分钟血流灌注指数为（15.30±5.15）%，二者有非常显著的差异（$p=0.007$）；在进行冷疗恢复第 7 分钟的血流灌注指数为（9.23±4.86）%，在进行安静恢复第 7 分钟血流灌注指数为（13.47±5.37）%，二者有显著性差异（$p=0.04$）。

从趋势图可以看出，力量型项目运动员在采用冷疗恢复方式进行恢复的全程血流灌注指数均低于安静恢复方式的血流灌注指数。

由此可见，当机体运动后受到低温刺激后，随着皮肤温度的降低和心率的提高，大部分血液进行了一次再分布，肌肉中的血液由于中枢核心区的需要快速回流到心脏供血，导致肢体远端的血流灌注量下降。本研究也得出了相同的结果。

4.2　冷疗恢复对不同类型运动员氧运输系统的影响分析

血氧饱和度是指血液中氧合血红蛋白（HbO_2）的容量占全部可结合的血红蛋白容量（hemoglobin，Hb）的百分比，即血液中血氧的浓度，它是呼吸循环的重要生理参数。目前对于血氧浓度的测量主要采用光学法和电化学法，本研究通过将血氧饱和度测试仪夹在受试者非惯用手的无名指上，在恢复过程中对血氧浓度进行取点测量。

实验数据分析结果显示，耐力型项目运动员和力量型项目运动员相比，在恢复期各个时间点上的血氧饱和度指标差异性不显著。可见，冷疗恢复对耐力型项目运动员和力量型项目运动员的血氧饱和度的影响无显著差异。

其原因可能是本研究对受试者进行的是下半身冷水浸泡，而本研究对血氧饱和度的采集位置在受试者非惯用手的无名指，所以对该指标进行数据分析时并不能完全从数据角度解析冷疗对两种类型运动员的差异。

实验数据分析结果显示，力量型项目运动员在冷疗恢复即刻的血氧饱和度为（98.77±0.73）%，在进行安静恢复即刻的血氧饱和度为（98.08±0.86）%，对两种干预方式各个时间点的血氧饱和度值进行独立样本 T 检验，在恢复即刻有显著性差异（$p<0.05$）。其余各时间点无显著性差异（$p>0.05$）。

通过趋势图看，冷疗恢复干预过程的血氧饱和度值在各个时间点上均高于安静恢复干预过程的血氧饱和度值。

其原因可能是低温刺激使机体产生冷应激，呼吸频率加快，呼吸深度增加，甚至在进入冷环境的开始阶段会出现过度换气综合征。由于水温较低,在呼吸过程中必须动用更多的呼吸肌群来提高呼吸力量,所以更多的氧气进入到血液当中,血氧分压升高,导致血氧饱和度升高。

4.3 冷疗恢复对不同类型运动员体温的影响分析

人体皮肤有温觉、冷觉感受器,能感受环境温度的变化,引起人体的体温调节活动。通过相关文献总结,低温刺激人体会产生一系列冷应激反应,包括寒战、甲状腺激素增加、肾上腺素和去甲肾上腺素释放等。

寒战时人体的产热量可增加 3～4 倍。当血管运动的调节不能弥补寒冷引起的散热时,人体就会发生寒战。

4.3.1 冷疗恢复对不同类型运动员耳温的影响分析

耳蜗温度测试的方法是指测试机体耳部鼓膜的温度,它是无创式核心体温测试方法中最为准确的。本研究采用红外线式耳温计测量体温,其具有较高的可靠性和真实性,能够达到测量核心体温的要求,因为耳鼓膜和大脑体温调节中枢下丘脑很接近,且由颈动脉供血,当人体核心体温发生变化时,耳鼓膜温度很快就会表现出来[65]。

实验数据分析结果显示,耐力型项目运动员和力量型项目运动员相比,耳温在各个时间点上均无显著性差异。

实验数据分析结果显示,力量型项目运动员在冷疗恢复即刻的耳温为(35.91±0.43)℃,在进行安静恢复即刻的耳温为(35.83±0.67)℃。对两种干预方式各个时间点的耳温进行独立样本 T 检验,结果无显著性差异。

从趋势来看,冷疗恢复过程的耳温在各个时间点上均高于安静恢复过程的耳温。

原因可能是两种类型运动员在常温常湿环境中进行,运动后即刻的身体核心温度并没有显著提高,所以在短期恢复过程中,冷水浸泡并不能起到迅速降低身体核心温度的作用,反而会因为机体产生应激反应促使交感神经紧张度增加提高代谢活动,促进产热。

4.3.2 冷疗恢复对不同类型运动员体表温度的影响分析

体表温度指机体表层,包括皮肤、皮下组织和肌肉等的温度,也叫皮肤表层温度。

有研究报道,在水中浸泡产生较高的肱动脉血流量可能导致两种现象:心输出量的增加和体表温度的增加。其研究结果表明，皮肤温度的变化可能会增加外周血流量。局部体温的升高说明水浸泡会导致小动脉扩张，增加局部血流量，导致皮肤温度增加[74]。

Kennet 等在比较冷水浸泡方式、碎冰敷（crushed ice，CI）方式、凝胶包（gel pack，GP）方式和冰塑料包（frozen peas，FP）方式时发现，冷水浸泡方法高效且操作简单，温度能够在安全范围内得到有效的控制，简单易行。同时，采用非接触式红外热像仪对皮肤温度进行检测，冷水浸泡方式相比于其他方法，其降温效率是最高的，并且具有最高的持续性降温效果[75]。

实验数据分析结果显示，在恢复期第 0～10 分钟，耐力型项目运动员和力量型项目运动员相比无显著性差异。在恢复期第 15 分钟，耐力组（34.67±0.83）℃的体表温度和力量组（35.28±0.57）℃的体表温度存在显著性差异（$p<0.05$）。但从整体趋势来看，力量组在各个时间点的体表温度均稍高于耐力组。

原因可能是力量型项目运动员在平时训练或比赛中多使用磷酸原和糖酵解供能系统功能，而耐力型项目运动员在平时的训练和比赛中多使用有氧氧化系统供能。本研究选择的 Wingate 无氧功率自行车测试负荷设置能够更加明显地刺激到力量型项目运动员，促使机体产生更多的热量，而耐力型项目运动受到的相应刺激较少，机体产热量亦较少。

实验数据分析结果显示，力量型项目运动员在冷疗恢复即刻的体表温度为（33.33±1.69）℃，在进行安静恢复即刻的体表温度为（32.58±1.41）℃。对两种干预方式各个时间点的体表温度进行独立样本 T 检验，结果显示，在第 5～15 分钟的恢复期内，冷疗恢复干预过程的体表温度与安静恢复干预过程的体表温度有显著性差异，且恢复期过程的各个时间点上均高于体表温度。

这个结果与之前关于冷疗的相关研究结果有较大不同，原因可能是本研究是在常温常湿环境下进行的，而其他相关冷疗实验多是在高温高湿环境下进行研究的，从其他相关冷疗实验的结果来看，对于皮肤表面温度的测量值，冷疗恢复明显低于被动恢复，由于人体在高温高湿环境中完成实验，机体的皮肤温度和核心温度都处在很高的状态，此时立即进入冷水环境中，人体皮肤直接接触低温冷水，该环境会对人体产生两种刺激，包括低温刺激和静水压力刺激。在双重刺激影响下人体会产生冷应激反应，包括心跳加快、呼吸加快加深、寒战等反应，但由于从高温高湿环境到常温常湿环境的转换，人体的基础体温很高，并且代谢速度很快，在通过皮肤大量产热的时候到了冷水浸泡的环境中，毛孔会迅速收缩，降低皮肤温度。

而本研究得出的结果和前者有着相反的趋势，可能原因是在常温常湿环境中运动，身体基础体温没有在高温高湿环境中运动之后那么高，所以在进入冷水浸泡的时候，机体产生的冷应激更加明显，副交感神经被快速再活化，通过下丘脑对体温进行调节程度加深，因此，皮肤表面温度从恢复期第 5 分钟之后提高明显。

4.4　冷疗恢复对不同类型运动员自主神经系统的影响分析

心率变异性是指心跳间期的有节律的波动。HRV 分析是一种无创性检测心脏自主神经张力的方法，反映自主神经系统对心血管系统的调控及该系统对各种因素的应答。HRV 是定量判断心脏自主神经功能状态的一项非常有意义的指标[57]，且 HRV 信号中蕴含了大量心血管神经调节功能的信息[76]。

其中，HRV 的分析方法包括时域、频域和非线性分析法。虽然对频域分析中一些指标意义的认识仍存在差异，但绝大多数研究者已取得一些共识，认为 HRV 频域指标中的低频功率反映了交感神经和迷走神经的共同作用，该指标更多反映出交感神经与迷走神经随总功输出变化而产生的调节变化，其中交感神经占优势；而高频功率成分主要是由迷走神经的张力所决定的，它代表迷走神经活动水平；LF/HF 反映了交感神经与迷走神经的平衡性，HF norm 和 LF norm 为高频段功率和低频段功率的标化值，更能直接反映迷走神经、交感神经调节的变化。

本研究属于短程心率变异性的分析。而相关文献表明[77, 78]，在进行短程心率变异性分析时更多采用频域分析法，因为该方法能够更加全面和细化的反映迷走神经和交感神经各自的调节变化。

相关文献指出[79]，在 Wingate 测试结束后对心率变异性进行测试，结果显示，在运动后恢复期内，副交感神经系统在调节心率变异性的过程中占主导作用，并且在恢复阶段末期，迷走神经的活化程度优于交感神经活化程度。在进行短程心率变异性分析时主要采用频域分析法，有研究表明，频域分析和时域分析总结得出的结果其代表的意义趋于一致，但频域分析法得到的结果能更全面、更细化的反映迷走神经和交感神经各自的调节变化，明显优于时域法。

实验数据分析结果显示，对耐力型项目运动员和力量型项目运动员恢复期的各心率变异性指标进行独立样本 T 检验，结果均无显著性差异。但从 HF 指标数据分析得出，耐力型项目运动员和力量型项目运动员进行冷疗恢复的 HF 值相比于安静恢复的 HF 值分别平均提高 173.68 和 337.92。

可见冷水浸泡疗法对力量型项目运动员副交感神经的刺激较明显。

实验数据分析结果显示，力量型项目运动员在进行安静恢复后的 HF norm 为（37.92±21.06），冷疗恢复后的 HF norm 为（56.72±22.59），冷疗恢复与安静恢复相比，差异具有显著性（$p=0.04$，$p<0.05$）。在进行安静恢复后的 LF norm 为（62.08±21.06），冷疗恢复后的 LF norm 为（43.28±22.59），冷疗恢复与安静恢

复相比，差异具有显著性（p=0.04，p<0.05）。结果说明，由于高频功率主要是迷走神经的张力所决定的，并且代表了迷走神经活动水平，而 HF norm 为高频率段功率的标化值，更能直接反映迷走神经活动水平，因此，冷疗恢复相比于安静恢复手段能够显著促进迷走神经激活，提高副交感神经调节水平，进而促进疲劳的快速恢复。

由于低频功率主要反映出交感神经于迷走神经随总功输出变化而产生的调节变化，代表了交感神经活动水平，而 LF norm 为低频段功率的标化值，更能直接反映交感神经活动水平，所以结果表明，冷疗恢复手段相比于安静恢复手段能够显著抑制交感神经调节活动。

从实验数据结果来看，安静恢复和冷疗恢复之后的 LF/HF 分别为（2.76±0.86）和（1.18±1.25），二者在统计学上无显著性差异，但是结合之前 LF 和 HF 分析来看，冷疗恢复手段有效降低了交感神经和副交感神经的平衡性，促进迷走神经调节激活。

4.5　冷疗恢复对不同类型运动员运动能力的影响分析

有研究表明，冷疗的低温刺激会在机体外部呈现肌肉组织硬度的提高，肌肉温度显著降低[80]；在机体内部由于低温影响导致酶促反应下降，降低横桥之间的交互作用，进而降低肌肉性能[81]。

Viera 等对比了冷水浸泡和冰敷两种方法，结果表明，两种方式都会使肌肉激活表现和肌肉再运动能力降低，此外，冷水浸泡会明显降低肌肉向心收缩力[82]。

本次试验对跳跃能力进行测试，其中包括爆发力、下肢力量与速度两项测试。爆发力是指在最短时间内使器械（或人体本身）移动到尽量远的距离，它包括高爆发力、中爆发力和低爆发力。本研究中运动员进行 5 次全力下蹲跳，要求是高度尽可能高；下肢力量与速度测试要求运动员进行 10 次全力快速弹跳，要求是高度尽可能高、速度尽可能快。

实验数据分析结果显示，对耐力型项目运动员和力量型项目运动员恢复期的各跳跃能力进行独立样本 T 检验，力量型项目运动员相比于耐力型项目运动员在冷疗恢复之后的平均跳跃高度和平均滞空时间有显著差异（p<0.05）。力量型项目运动员相比于耐力型项目运动员在冷疗恢复之后的最大跳跃高度有非常显著型差异（p<0.01）。

其原因可能是力量型项目运动员本身下肢肌肉爆发力高于耐力型项目运动员，两种类型运动员在冷疗之后爆发力虽有不同程度的下降，但是对于耐力型项目运动员的爆发力影响更加明显。

实验数据分析结果显示，与安静恢复相比，力量型项目运动员进行冷疗恢复后的跳跃次数平均减少 1 次，没有显著性差异（$p > 0.05$）。分析其原因可能是受试者在起跳落地的过程中容易产生身体倾斜和踏出起跳板的情况，会对数据信号采集和分析造成一定的影响。

5 结论与建议

5.1 结论

（1）冷疗恢复提高耐力型项目运动员运动后即刻心输出量、降低耐力型项目运动员恢复期第 15 分钟肢体末端血流灌注量和力量型项目运动员恢复期第 0～7 分钟肢体末端血流灌注量，促进耐力型项目运动员恢复期第 15 分钟血氧饱和度恢复，使机体外周的血液转移到心脏，从而加快运动疲劳的恢复。

（2）冷疗恢复能够加强力量型项目运动员迷走神经活动，促进副交感神经激活，加快运动疲劳的恢复。

（3）运动后即刻冷疗恢复会减少耐力型项目运动员的跳跃次数，限制肌肉的运动表现，降低运动员的运动能力。

5.2 建议

（1）今后的研究中，建议提高对皮肤表面温度测定的准确性和稳定性。

（2）今后的研究中，建议选取更加符合不同运动专项特点的疲劳指标来更深入地探讨冷疗恢复在不同运动专项中运用的效果。

（3）对于心率变异性的分析，建议今后采用精确性和稳定性更高方法进行测量，如超声心动图并结合心电图进行综合分析。

（4）对于肌肉表现来说，运动后即刻下肢冷水浸泡恢复会对下肢肌肉工作能力有所限制，建议在今后的研究中添加适当辅助热身活动以促进机体运动能力提高。

参 考 文 献

[1] 胡扬. 体能训练新理念新方法 [M]. 北京：北京体育大学出版社. 2011.

[2] Bompa T O，Carrera M. Periodization training for sports Champaign[J]. Human Kinetics，2005，I：11.

[3] Müehlbauer T，Schindler C，Panzer S. Pacing and sprint performance in speed skating during a

competitive season[J]. International Journal of Sports physiology and Performance，2010，5 （2）：165-176.

[4] 黎涌明，纪晓楠，资薇. 人体运动的本质[J]. 体育科学，2014，34（2）：11-17.

[5] Cochrane D J. Alternating hot and cold water immersion for athlete recovery：a review [J]. Physical Therapy in Sport，2004，5（1）：26-32.

[6] Bleakley C M，Davison G W. What is the biochemical and physiological rationale for using cold water immersion in sports recovery? A systematic review[J].British Journal of Sports Medicine，2010，44（3）：179-187.

[7] Chow G C C，Fong S S M，Chung J W Y. Post-exercise cold water immersion on sports performance recovery：a review[J]. Journal of Sports Research，2015，2（2）：37-51.

[8] 毕学翠. 高压氧疗法对大学生无氧运动疲劳恢复的实验分析[J]. 中国学校体育，2015，5（2）：82-87.

[9] 宋昆鹏. 全身冷冻治疗技术在男子摔跤运动员机体快速恢复中的应用研究[D]. 苏州：苏州大学，2013.

[10] Vaile J，Halson S，Gill N，et al. Effect of cold water immersion on repeat cycling performance and thermoregulation in the heat[J]. Journal of Sports Sciences，2008，26（5）：431-440.

[11] Wilcock I M，Cronin J B，Hing W A. Physiological response to water immersion：a method for sport recovery[J]. Sports Medicine，2006，36（9）：747-765.

[12] Ihsan M，Watson G，Abbiss C R. What are the physiological mechanisms for post-exercise cold water immersion in the recovery from prolonged endurance and intermittent exercise [J]. Sports Medicine，2016，46（8）：1095-1109.

[13] Poppendieck W，Paude O，Wegmann M，et al. Cooling and performance recovery of trained athletes：a meta-analytical review[J]. International Journal of Sports Physiology and Performance，2013，8：227-242.

[14] Herrera E，Sandoval MC，Camargo D M，et al. Motor and sensory nerve conduction are affected differently by ice pack，ice massage，and Cold Water Immersion [J]. Phys Ther Sport，2010，（90）：581-591.

[15] Parouty J，Haddad H A，Quod M，et al. Effect of cold water immersion on 100-m sprint performance in well-trained swimmers[J]. European Journal of Applied Physiology，2010，109（3）：483-490.

[16] 常芸，高晓嶙，熊正英. 中国不同项目优秀运动员安静心率研究[J]. 中国运动医学杂志，2007，26（1）：34-38.

[17] 胡小琴，马云. 优秀耐力、力量项目运动员心脏形态功能特点[J]. 中国运动医学杂志，2008，27（6）：732-734.

[18] 陈俊飞.耐力性和力量性项目运动员白细胞介素-6 基因多态性研究[D]. 北京：北京体育大学，2009.

[19] 李游，杨健科，邓伟. 水浴疗法对运动员体能恢复影响的研究进展[J]. 成都体育学院学报，2014，40（5）：67-71.

[20] Versey N G，Halson S L，Dawson B T. Water immersion recovery for athletes：effect on exercise performance and practical recommendations [J]. Sports Medicine，2013，43（11）：1101-1130.

[21] Lucy Hammond Gsr B，Msc；J M，Richard Moss Gsr M，et al. Whole Body Cyotherapy A Cool New therapeutic thechnolgy [J]. Sport EX Dynamics，2013，35：30-34.

[22] Lubkowska A. Cryotherapy physiological considerations and applications to physical Therapy[J]. Physical Therapy Perspectives in the 21st Century - Challenges and Possibilities.2012.

[23] Krüger M d M M，Dittmar KH. Whole-body cryotherapy's enhancement of acute recovery of running performance in well-trained athletes[J]. International Journal of Sports Physiology and Performance，2015，10（5）：605-612.

[24] 徐萌，郎健，王长权. 超低温全身冷冻预冷却对女子橄榄球运动员下肢爆发力影响的实证研究[J]. 首都体育学院学报，2016，28（4）：370-375.

[25] 周超彦，冯连世，韩照岐. 全身冷冻疗法在运动医学中的应用研究进展[J]. 中国运动医学杂志，2012，31（1）：82-87.

[26] Ascensão A，Leite M，Rebelo A N，et al. Effects of cold water Immersion on the recovery of physical performance and muscle damage following a one-off soccer match[J]. Journal of Sports Sciences，2011，29（3）：217-225.

[27] Kaczmarek M，Mucha D，Jarawka N. Cold water immersion as a post-exercise recovery strategy[J]. Med Sport，2013，17（1）：35-39.

[28] 檀志宗. 冷冻疗法在运动领域中的研究进展[J]. 体育科研，2014，35（4）：50-61.

[29] Delextrat A，Calleja-González J，Hippocrate A，et al. Effects of sports massage and intermittent cold water immersion on recovery from matches by basketball players [J]. Journal of Sports Sciences，2013，31（1）：11-19.

[30] Machado A F，Ferreira P H，Micheletti J K，et al. Can water temperature and immersion time influence the effect of cold water immersion on muscle soreness？A systematic review and metaanalysis[J]. Sports Medicine，2015，46（4）：503-514.

[31] De Oliveira Ottone V，De Castro Magalhaes F，De Paula F，et al.The effect of different water immersion temperatures on post-exercise parasympathetic reactivation [J]. PLoS One，2014，9（12）：e113730.

[32] Stanley J，Buchheit M，Peake J M.The effect of post-exercise hydrotherapy on subsequent exercise performance and heart rate variability [J]. European Journal of Applied Physiology，

2012，112：951-961.

[33] 顾家续. 水疗法对散打运动性肌肉疲劳恢复的作用机制[J].中华武术研究，2012，1（11）：78-84.

[34] 李守江. 高等院校非体育专业大学生运动后疲劳恢复方法研究[J]. 喀什师范学院学报，2015，36（3）：55-58.

[35] Elias G P.A review of the effects of cold water immersion and contrast water therapy on enhancing athletic performance and reducing perceived fatigue following team sport activity [J]. Journal of Australian Strength and Conditioning，2014，22（2）：85-90.

[36] Torres-Ronda L，Schelling I Del Alcázar X.The Properties of Water and their Applications for Training [J]. Journal of Human Kinetics，2014，44（1）：237-248.

[37] Pournot H，Bieuzen F，Duffield R，et al. Short term effects of various water immersions on recovery from exhaustive intermittent exercise[J]. European Journal of Applied Physiology，2011，111（7）：1287-1295.

[38] Peiffer J J，Abbiss C R，Watson G，et al. Effect of cold water immersion duration on body temperature and muscle function [J]. Journal of Sports Sciences，2009，27（10）：987-993.

[39] Quod M J M D T，Laursen P B. Cooling athletes before competition in the heat comparison of techniques and practical considerations [J]. Sports Medicine，2006，36（8）：671-682.

[40] 张泰铭.不同预冷方式对高温高湿环境下运动员功率自行车递增负荷运动能力的影响[D].北京：首都体育学院，2015.

[41] Aguilera Eguia R A，Ibacache Palma A. Cold water immersion versus passive therapy to decrease delayed onset muscular soreness：a CAT [J]. Medwave，2014，14（5）：e5967.

[42] Glasgow P D，Ferris R，Bleakley C M. Cold water immersion in the management of delayedonset muscle soreness：is dose important? A randomized controlled trial[J]. Phys Ther Sport，2014，15（4）：228-233.

[43] Vaile J，Halson S，Gill N，et al. Effect of hydrotherapy on the signs and symptoms of delayed onset muscle soreness [J]. European Journal of Applied Physiology，2008，102（4）：447-455.

[44] Bleakley C，Mcdonough S，Gardner E，et al. Cold water immersion（Cryotherapy）for preventing and treating muscle soreness after exercise [J]. Cochrane Database Syst Rev，2012，2：CD008262.

[45] Gillian E White，Greg D Wells. Cold water immersion and other forms of cryotherapy：physiological changes potentially affecting recovery from high-intensity exercise [J]. Extreme Physiology & Medicine，2013，2（1）：1-11.

[46] Yeung S S，Ting K H，Hon M. Effects of cold water immersion on muscle oxygenation during repeated bouts of fatiguing exercise[J]. Medicine（Baltimore），2016，95（1）：e2455.

[47] 钟运健.心率变异性（HRV）在运动性疲劳诊断中应用的实验研究[D].江西师范大学，2004.

[48] Bastos F N，Vanderlei L C，Nakamura F Y，et al. Effects of cold water immersion and active recovery on post-exercise heart rate variability [J]. International Journal of Sports Medicine，2012，33（11）：873-879.

[49] Herrera E，Sandoval Mc，Dm C. Motor and sensory nerve conduction are affected differently by ice pack，ice massage，and Cold Water Immersion [J]. Phys Ther Sport，2010，（90）：581-591.

[50] 王慧丽.冬泳对人体健康的影响[J]. 西安体育学院学报，2003，20（2）：63-64.

[51] Datta A，Tipton M. Respiratory responses to cold water immersion：neural pathways，interactions，and clinical consequences awake and asleep [J]. Journal of Applied Physiology，1985，2006，100（6）：2057-2064.

[52] 罗兰. 心率变异（HRV）测量系统以及运动训练对人心率变异影响的研究 [D]. 上海：上海交通大学生命科学技术学院，2010.

[53] Buchheit M，Peiffer J J，Abbiss C R，et al. Effect of cold water immersion on postexercise parasympathetic reactivation[J].American Journal of Physiology-Heart and Circulatory Physiology，2009，296（2）：H421-427.

[54] Almeida A C，Machado A F，Albuquerque M C，et al. The effects of cold water immersion with different dosages（duration and temperature variations）on heart rate variability post-exercise recovery：a randomized controlled trial[J].Journal of Science and Medicine in Sport，2016，19（8）：676-681

[55] Stanley J，Peake J M，Coombes J S，et al. Central and peripheral adjustments during highintensity exercise following cold water immersion[J]. European Journal of Applied Physiology，2014，114（1）：147-163.

[56] 安楠，于允，冯连世. 心率变异性检测在女足高原训练监控中的应用[J]. 山东体育科技，2012，34（5）：64-67.

[57] 高炳宏，陈佩杰，李之俊. 运动与心率变异性[J]. 中国运动医学杂志，2003，22（5）：490-492.

[58] 赵杰修，周萍. 人体体温测定方法及其在体育科学领域的应用[J]. 中国运动医学杂志，2012，31（8）：749-752.

[59] Moran D S，Mendal L. Core temperature measurement：methods and current insights [J]. Sports Medicine，2002，32（14）：879-885.

[60] Muller，M D，Kim，C-H，Seo，Y，et al.Hemodynamic and thermoregulatory responses to lower body Water Immersion [J]. Aviation，Space，and Environmental Medicine，2012，83（10）：935-941.

[61] 转引自张辉，过平江. Wingate 试验的研究综述[J]. 山东体育学院学报，2004，20（65）：41-43.

[62] 转引自匡卫红，陈佩杰. 无氧功测试方法 Wingate 试验[J]. 中国临床康复，2002，6（17）：2601-2602.

[63] 匡卫红，陈佩杰. 影响 Wingate 测试结果的因素[J]. 中国临床康复，2002，6（19）：2925-2926.

[64] 吴昊，冯美云. Wingate 测试法的代谢研究[J]. 北京体育大学学报，1997，20（1）：30-37.

[65] 周迎春. 口腔温度与耳温比较研究[D]. 浙江：浙江大学，2013.

[66] 崔冬冬. 中国女足国家队运动员体能评价研究[D]. 上海：上海体育学院，2010.

[67] 崔冬冬，王美. OmegaWave 系统评价足球运动员身体机能的实验研究[J]. 山东体育学院学报，2011，27（4）：45-48.

[68] Vaile J，O'Hagan C，Stefanovic B，et al. Effect of cold water immersion on repeated cycling performance and limb blood flow [J]. British Journal of Sports Medicine，2011，45：825-829.

[69] Wilcock I M，Cronin J B，Hing WA.Water immersion：does it enhance recovery from exercise [J]. International Journal of Sports Physiology and Performance，2006，1（3）：195-206.

[70] Park K S，Choi J K，Park Y S.Cardiovascular regulation during water immersion. [J]Applied Human Science：Journal of Physiological Anthropology，1999，18：233-241.

[71] 赵泽，王玲，潘颂欣. 心输出量监测技术的原理及发展[J]. 中国生物医学工程学报，2010，29（4）：619-626.

[72] 朱欢，高炳宏，张昊楠等.当前无创微循环指标在运动员身体机能状态监控中的应用[J]. 体育科研，2016，（1）：71-75.

[73] Ihsan M，Watson G，Lipski M，et al. Influence of postexercise cooling on muscle oxygenation and blood volume changes [J]. Medicine & Science in Sports & Exercise，2013，45（5）：876-882.

[74] Ayme K，Gavarry O，Rossi P，et al. Effect of head-out water immersion on vascular function in healthy subjects [J]. Applied Physiology，Nutrition，and Metabolism，2014，39：425-431.

[75] Kennet J，Hardaker N，Hobbs S，et al. Cooling efficiency of 4 common cryotherapeutic agents[J]. Journal of Athletic Training，2007，42（3）：343-348.

[76] 王松涛，樊晨光.有氧运动对自发性高血压大鼠自主神经失衡状态的影响[J]. 体育科学，2010，30（11）：56-61.

[77] 刘凌，曹佩江，徐岩.心率变异性各指标在运动适应性评定中的应用[J]. 体育与科学，2008，29（6）：60-62.

[78] 刘凌，曹佩江，徐岩.摔跤及柔道运动员的心率变异性特征[J]. 南京医科大学学报（自然科学版），2007，27（11）：1264-1266.

[79] Niewiadomski W, Siorowska A G, Krauss B, et al. Suppression of heart rate variability after supramaximal exertion[J]. Clin Physiol Funct Imaging, 2007, 27 (5): 309-319.

[80] Sekihara C, Izumizaki M, Yasuda T, et al. Effect of cooling on thixotropic position-sense error in human biceps muscle[J]. Muscle and Nerve, 2007, 35 (6): 781-787.

[81] Dewhurst S, Macaluso A, Gizzi L, et al. Effects of altered muscle temperature on neuromuscular properties in young and older women[J]. European Journal of Applied Physiology, 2010, 108 (3): 451-458.

[82] Vieira A, Oliveira A B, Costa J R, et al. Cold modalities with different thermodynamic properties have similar effects on muscular performance and activation[J]. International Journal of Sports Medicine, 2013, 34 (10): 873-880.